KB078950

독소를 비우는 몸

THE COMPLETE GUIDE TO FASTING

Heal Your Body Through Intermittent, Alternate-Day, and Extended Fasting

독소를 비우는 몸

The Complete Guide to Fasting

비만과 독소를 한번에 해결하는 완벽한 단식의 기술

제이슨 펑 · 지미 무어 지음
이문영 옮김 | 양준상(가정의학과 전문의) 감수

라이팅하우스

PART 2 ● 단식하는 법

PART 3 ● 단식을 돕는 레시피

베리 파르페 · 방탄 커피 · 필수 사골국 · 곡물 없는 팬케이크 · 미니 프리타타 · 간단 홈메이드 베이컨 · 곡물 없는 콜리플라워 피자 · 치킨 돼지껍질말이 · 닭다리 베이컨말이 · 닭고기 피망 · 운동회 윙 · 홈메이드 치킨 핑거 · 스테이크 파지타 · 아루굴라와 프로슈토 샐러드 · 잣 넣은 배 아루굴라 샐러드 · 딸기 케일 샐러드 · 토마토, 오이, 아보카도 샐러드 · 아보카도 튀김 · 머스터드 껍질콩 · 콜리플라워 라이스

머리말

_제이슨 펑 | 의사

——— 나는 캐나다 토론토에서 성장해 토론토 대학교에서 생화학을 공부했고, 같은 대학의 의대를 졸업한 후 내과 수련의를 마쳤다.

수련의 과정을 마친 후에 나는 로스앤젤레스에 소재한 캘리포니아 대학교 세다스-시나이 메디컬센터(Cedars-Sinai Medical Center)와 웨스트 로스앤젤레스 VA 메디컬센터(VA 워즈워스라고도 함)에서 신장학(신장 질환)을 연구하기로 결정했다. 내과의 각 분야는 저마다 고유한 특성을 지니는데, 신장학은 '사색가의 전문 분야'로 명성이 자자하다. 신장 질환은 체액과 전해질과 관련한 복잡한 문제를 수반하며, 나는 이러한 문제의 답을 찾는 퍼즐을 즐긴다. 2001년에 나는 토론토로 돌아와 신장 전문의로 일하기 시작했다.

제 2형 당뇨병은 누가 뭐래도 신장병의 주요 원인이므로 나는 수백 명의 당뇨병 환자를 치료했다. 대부분의 제 2형 당뇨병 환자는 비만으로도 고통을 받는다. 2010년 초반에, 비만과 제 2형 당뇨병을 전문으로 치료하던 나는 이 질병들을 둘러싼 수수께끼를 풀고자 식이요법과 영양학을 집중적으로 파고들었다.

주류 의학을 지지했던 내가 어떤 연유로 단식을 포함한 집중 식단 전략을 처방하는 의사가 되었을까? 여러분의 추측과는 달리, 영양은 의과 대학에서 광범위하게 다루어지는 주제가 아니다. 토론토 대학을 포함한 대부분의 의과대학에서는 가장 기본적인 영양학 교육만을 한다. 내가 의대 1학년일 때는 영양학 강의가 소수 있었지만, 그 후 의대 과정과 인턴십, 수련의, 펠로우십 과정에서는 영양에 관한 강의가 거의 없었다. 9년간 정규 의학 교육을 받으면서 내가 들은 영양학 강의는 고작 4시간 정도였을 것이다.

결과적으로 2000년대 중반까지 나는 일시적인 흥미 외에는 영양에 관해 관심을 갖지 않았다. 그 당시에는 저탄수화물 식단을 권하는 앳킨스 다이어트가 한창 인기를 끌고 있었다. 우리 가족 중에도 앳킨스 다이어트를 시도하고 그 결과에 열광하는 사람들이 있었다. 그러나 전통적인 의학 교육을 받은 대부분의 의사들처럼, 나는 그들의 동맥이 결국 대가를 치를 것이라고 믿었다. 나를 포함한 수천 명의 의사들은 저탄수화물 다이어트는 지나가는 유행일 뿐이며 저지방 다이어트가 최선임이 밝혀질 것이라고 배웠고 또 그것을 확고하게 믿었다.

그때 저탄수화물 식이요법에 관한 연구들이 세계에서 가장 권위 있는 의학 학술지인 〈뉴잉글랜드 의학 저널(New England Journal of Medicine)〉에 실리기 시작했다. 앳킨스 다이어트와 대부분의 의사가 권장하는 일반적인 저지방 식이요법을 비교한 무작위 통제 실험의 결과들이었다. 이 연구들은 놀랍게도 하나같이 저탄수화물 식이요법이 저지방 식이요법보다 체중 감량에 현저히 탁월하다는 동일한 결과를 내놓았다. 훨씬 더 놀라운 건, 콜레스테롤, 혈당, 혈압 등 심혈관 질환의 모든 위험 요인이 저탄수화물 식단을 이용한 피험자들에게서 한층 개선되었다는 사실이다. 이것은 정말이지 알 수 없는 수수께끼였다. 그리고 이때부터 나의 탐구 여정이 시작되었다.

비만의 원인을 알아내다

새로운 연구 결과들은 저탄수화물 접근법의 효과를 입증했다. 그러나 여전히 전통적인 칼로리 인, 칼로리 아웃(Calorie-in, Calorie-out, CICO) 접근 방식에 젖어 있었던 나에게는 이것이 말도 안 되는 이야기였다(CICO란 체중을 감량하기 위해서는 소비하는 칼로리보다 적게 먹는 방법밖에 없다는 생각). 예를 들자면, 앳킨스 방법론에 기초한 식이요법에서는 칼로리 섭취를 반드시 제한하지 않았지만 사람들은 여전히 체중을 줄이고 있었다. 뭔가 앞뒤가 맞지 않았다.

한 가지 가능성이 있다면, 새로운 연구가 잘못되었다는 것이다. 그러나 여러 연구가 모두 같은 결과를 보여 주었기 때문에 그럴 가능성은 거의 없었다. 게다가 연구자들은 앳킨스 식이요법으로 체중을 감량했다고 보고한 환자 수천 명의 임상 경험을 확인했다.

논리적으로는, 연구가 정확하다는 사실을 받아들인다면 CICO 접근 방식은 잘못된 것이었다. 나는 이를 부인하고 싶었지만 CICO 가설을 변호할 증거는 없었다. 그것은 완전히 틀린 것이었다. CICO 가설이 틀렸다면, 무엇이 맞는 걸까? 체중 증가의 원인은 무엇일까? 비만이라는 병의 근본 원인은 무엇일까?

의사들은 이 질문을 거의 생각하지 않는다. 왜일까? 해답을 이미 알고 있다고 생각하기 때문이다. 우리는 칼로리 섭취가 과하면 비만을 유발한다고 생각한다. 그리고 칼로리를 너무 많이 섭취하는 게 문제라면, 그 해결책은 칼로리를 덜 섭취하고 활동을 늘려 칼로리를 더 많이 태우는 것이다. 이는 "덜 먹고 더 움직여라!" 접근법이다. 그러나 여기에는 분명히 문제가 있다. 지난 50년 동안 "덜 먹고 더 움직여라"를 죽어라 실천했지만 효과가 없었다. 사실 효과가 없는 이유는 중요하지 않다(5장에서 살펴볼 것이다). 핵심은, 우리가 열심히 노력했는데 효과가 없다는 것이다.

비만의 근본 원인은 칼로리가 아닌 호르몬 불균형으로 밝혀졌다. 인슐린은 지방을 저장하는 호르몬이다. 우리가 음식을 먹으면 인슐린이 증가해 음식 에너지를 나중에 사용하기 위해 지방으로 저장하도록 신호를 보낸다. 이는 수천 년 동안 인간을 기근에서 살아남게 한 자연적이며 필수적인 과정이지만, 과도하게 높은 인슐린 수치가 지속되면 가차 없이 비만이 유발될 수 있다. 이를 이해하면 자연스럽게 해결책이 생긴다. 과도한 인슐린이 비만을 일으킨다면, 분명히 해답은 인슐린을 줄이는 데 있다. 케토제닉 다이어트(저탄수화물, 중단백질, 고지방 식단 : 한국에서의 정식 명칭은 '케톤 생성 식이요법'임 - 감수자 주)와 간헐적 단식은 모두 높은 인슐린 수치를 낮추는 훌륭한 방법이다.

인슐린과 제 2형 당뇨병

그러나 제 2형 당뇨병 환자들을 치료하면서 나는 서로 밀접하게 얽혀 있는 당뇨병과 비만의 치료법에 모순되는 부분이 있음을 깨달았다. 인슐린을 줄이면 비만을 줄이는 데 효과적일 수 있지만, 나 같은 의사들은 제 1형과 2형 당뇨병 치료제로 인슐린을 처방하고 있었다. 인슐린은 확실히 혈당을 낮추지만, 또 한편으로는 확실히 체중 증가를 일으킨다. 나는 그 해답이 정말로 아주 간단하다는 걸 마침내 깨달았다. 우리는 잘못 치료하고 있었던 것이다.

제 1형 당뇨병은 제 2형 당뇨병과는 완전히 다른 병이다. 제 1형 당뇨병 환자의 면역체계는 췌장의 인슐린 생산 세포를 파괴한다. 결과적으로 인슐린 수치가 낮아지면 혈당치가 높아진다. 그러므로 우선 인슐린 수치가 낮기 때문에 인슐린을 보충해 문제를 치료하는 것이 이치에 맞는다. 그리고 이는 확실히 효과가 있다.

그러나 제 2형 당뇨병에서는 인슐린 수치가 낮지 않고 높다. 혈당이 높아지는 이유는 인체가 인슐린을 만들지 못해서가 아니라 인슐린에 내성을 갖기 때문이다. 우리는 제 2형 당뇨병 치료를 위해 더 많은 인슐린을 처방함으로써, 인슐린 저항성이라는 고혈당의 근본적인 원인을 치료하지 않는다. 시간이 지나면서 제 2형 당뇨병이 악화되고 인슐린 처방 용량이 늘어나는 이유가 이 때문이다.

그렇다면 애초에 높은 인슐린 저항성을 유발한 것은 무엇일까? 이것이 진짜 질문이었다. 결국, 원인을 알지 못했기 때문에 질병을 근본적으로 치료할 가능성이 없었다. 결과적으로 인슐린은 인슐린 저항성을 유발한다. 인체는 저항성을 높임으로써 과한 수준의 물질에 반응한다. 알코올을 많이 마신다면 몸은 우리가 '내성'이라고 부르는 수준까지 저항력을 높일 것이다. 헤로인과 같은 마약을 한다면, 인체에 저항력이 생긴다. 벤조디아제핀과 같은 처방전 수면제를 사용해도 인체에 저항력이 생긴다. 인슐린도 마찬가지다.

과도한 인슐린은 비만을 유발하고 인슐린 저항성을 일으키는데, 이것이 바로 제 2형 당뇨병이다.

이러한 이유로, 의사가 제 2형 당뇨병을 치료하는 방법에 문제가 있음이 명확해졌다. 과도한 인슐린이 문제인 환자에게 우리는 인슐린부터 처방했다. 대부분의 환자들은 우리의 처방이 잘못되었다는 것을 본능적으로 알고 있었다. 그들은 나에게 "선생님은 항상 제 2형 당뇨병의 치료에 체중 감량이 중요하다고 말씀하시고서, 살을 찌게 하는 인슐린을 처방해 주셨어요. 인슐린이 어떻게 좋을 수 있죠?" 나는 이 질문에 적당한 대답을 하지 못했다. 이제 나는 그 이유를 안다. 그들이 백번 옳았다. 인슐린은 그들에게 좋지 않았다. 환자가 인슐린을 투약하면 체중이 늘고 제 2형 당뇨병이 악화되어 인슐린이 더 많이 필요하게 된다. 그래서 순환이 반복된다. 그들은 인슐린을 더 투약해 살이 찌고, 살이 찌면 인슐린이 더 필요하다. 전형적인 악순환인 것이다.

우리 의사들은 제 2형 당뇨병을 완전히 잘못 치료해 왔다. 적절하게 치료하면 이 병은 고칠 수 있는 병이다. 제 2형 당뇨병은 비만과 마찬가지로 인슐린이 너무 많아 생기는 병이다. 치료법은 인슐린을 늘리는 게 아니라 줄이는 것이다. 우리는 병을 키우고 있었다. 우리는 휘발유를 부어 불을 끄려고 했던 것이다.

나는 비만과 제 2형 당뇨병 환자가 인슐린 수치를 낮추는 일을 도왔어야 했지만, 무엇이 최선의 방법이었을까? 물론 이를 위한 약은 없었다. 비만대사 수술(보통 '위밴드 수술'이라고 함)과 같은 수술이 도움이 될 수 있지만, 이는 몸에 칼을 대는 수술이며 돌이킬 수 없는 부작용이 많다. 남은 방법은 식이요법밖에 없었다. 식습관을 바꿔 인슐린 수치를 낮추는 방식이었다.

2012년에 나는 실과 바늘의 관계와도 같은 비만과 제 2형 당뇨병의 치료법으로 식단에 초점을 맞추는 '집중 식이관리 프로그램(Intensive Dietary Management Program)'을 개발했다. 처음에 나는 저탄수화물과 초저탄수화물 다이어트를 처방했다. 정제된 탄수화물은 인슐린을 매우 자극하기 때문에 탄수화물을 줄이는 것이 인슐린을 낮추는 효과적인 방법이었다.

나는 환자들에게 장시간의 강의를 열어 식단에 대한 조언을 했고, 그들의 음식 일지를 검토했다. 나는 애원했고, 간청했으며, 구슬리기도 했다. 하지만 식단은 효과가 없었다. 환자들은 내 조언을 따르기가 어려운 것 같았다. 그들은 생활이 바쁜데다가, 내가 권하는 식단이 일반적으로 권장하는 저지방, 저칼로리 식단과 매우 다르다 보니 식습관을 바꾸기가 힘들었다.

하지만 나는 포기할 수 없었다. 그들의 건강 그리고 그들의 삶은 정말로 인슐린 수치를 줄이는 데 달려 있었다. 그들이 특정 음식을 피하기가 어렵다면, 최대한 단순하게 만들면 되지 않을까? 그냥 아무것도 먹지 않으면 되지 않을까? 내가 찾은 해결책은, 한마디로 단식이었다.

제이슨 펑 | 의사

나의 단식 실험

_지미 무어

──── 이제 당신은 치료를 목적으로, 또는 그것의 놀라운 건강 혜택을 경험하기 위해 생활 속에서 단식을 실천하는 방법을 배우게 될 것이다. 하지만 그보다 먼저 단식을 하면 실제 어떤 일이 벌어지는지가 궁금할 것이다. 특히 단식에 극도로 회의적이었던 사람은 스스로 시도해 보기 전까지 아마 내내 그럴 것이다. 이번 장에서는 바로 그 궁금증을 풀어 줄 것이다.

내 이름은 지미 무어다. 나는 『지방을 태우는 몸』, 『확실히 알자, 콜레스테롤(Cholesterol Clarity)』의 저자이자 아주 오래 롱런하고 있는 건강 팟캐스트 〈리빙 라 비다 로우캅 쇼(The Livin' La Vida LowCarb Show '저탄수화물 생활'이라는 뜻-옮긴이)〉의 운영자이다. 제이슨 펑 선생님이 단식을 이용해 놀랄 만한 성과를 냈을 때 나는 그와 협력해 최대한 많은 사람들에게 단식에 관한 포괄적인 정보를 알려야겠다고 생각했다. 하지만 나는 원래 단식에 열광했던 사람이 아니었다.

"농담해 지금?"

10년 전쯤 단식이 전반적인 건강 증진에 유익하다는 말을 처음 듣고 입에서 상욕이 튀어나올 뻔했다. 도대체 무엇 때문에 밥을 굶어? 일부러

배를 곯는 걸 어떻게 좋다고 생각할 수가 있지? 농담해 지금?

성말로 나는 이 책을 읽는 많은 독자들이 나와 똑같은 생각을 가지고 있다는 걸 알고 있다. 2006년에 나는 콜레스테롤과 혈당에 미치는 놀라운 효과를 포함해서 단식이 언젠가 나에게 줄 긍정적인 이득을 충분히 이해하지 못했다.

나는 베스트셀러 저자인 마이클 이드(Michael Eades)의 『단백질 파워(Protein Power)』를 통해 간헐적 단식의 개념에 대해 처음으로 알게 되었다. 2006년 이드 박사는 간헐적 단식(IF : Intermittent Fasting)이 환자들의 체중을 줄이는 데 커다란 효과가 있고 다른 건강상의 이점 역시 크다는 글을 쓰기 시작했다. 당시에는 정기적으로 음식을 전혀 먹지 않는다는 것이 새로운 생각이었지만, 오후 6시까지만 먹고 다음 날은 오후 6시까지 아무것도 먹지 말라는 그의 설명을 보니 비교적 쉽게 할 수 있는 방식 같아 보였다. 이는 하루도 곯는 날은 없지만 내리 24시간을 꼬박 굶어야 하는 방식이었다.

인정하건대 나는 그렇게 오랫동안 굶어 본 적이 한 번도 없었기 때문에, 전반적인 단식뿐 아니라 간헐적 단식에 대해서도 매우 회의적이었다. 왜일까? 한때 무려 186kg까지 나갔다는 사실에서 알 수 있듯이, 내가 먹는 걸 너무 좋아했기 때문이다. 물론 그 몸무게에도 나는 내일이 없는 사람처럼 가공된 정크푸드와 단 음료수를 마구 먹어 댔다. 성장기에도, 대학생 시절에도, 20대에 결혼했을 당시에도, 30대 초반에도 나는 인체 대사를 해치는 최악의 식습관을 갖고 있었다.

2004년 고맙게도 나는 우연히 저탄수화물 다이어트를 알게 되어, 1년 동안 82kg을 빼고 고콜레스테롤, 고혈압, 호흡 문제를 치료하는 3가지 처방약을 끊었다. 이 식단으로 건강이 놀랍도록 개선된 나는 내 성공 스토리를 사람들과 공유하기로 결심하고, 〈리빙 라 비다 로우캅 쇼〉라는 팟캐스트를 만들었다. 나는 이 팟캐스트를 이용해 사람들을 교육시키고 격려하며 영감을 불어넣었다. 나는 책을 쓰고, 세계를 다니며 강연하며, 영양과 건강의 새로운 물결을 선도하는 가장 영향력 있고 지적인 사람들과 인터뷰를 했다. 이는 내 인생을 통틀어 가장 만족스러운 작업이었고, 나는 이러한 직업을 갖게 된 것을 영광으로 생각한다.

식단은 바뀌었지만 나는 여전히 먹는 걸 즐겼다! 그래서 나는 간헐적 단식에 회의적이었다. 하지만 이드의 말에 흥미를 느꼈고 집에서 자료를 찾아보기로 했다. 여기서 나는 한 가지 사실을 알게 되면서 비로소 단식에 비상한 관심을 갖게 되었다. 2009년에 나는 칼슘 제한 케톤 식단을 이용해 뇌암을 포함한 암을 예방하고 치료하는 대체 치료법을 연구하는, 보스턴 칼리지의 생물학 교수 토마스 세이프리드와 인터뷰를 했다. 30분 동안 이어진 인터뷰의 말미에서 그는 흥미롭고 기억에 남는 이야기를 했다. 세이프리드 박사는 대담하게도 1년에 한 번 7~10일간 물만 먹는 단식을 하면 암 예방에 유용할 수 있다는 주장을 했다. 정말로? 그러나 간헐적 단식에 회의적이었듯이, 나는 일주일 단식이라는 말에 더더욱 기겁을 했다. 실제로 누가 일주일 동안 굶을 수 있을까?

하지만 그때까지 나는 단식이 좋다는 이야기를 귀가 따갑게 들었던 터라 한번 시도해 보기로 했다. 말할 필요도 없이, 장기 단식을 시도하기 전에 간헐적 단식에 대해 먼저 이해해야 했다. 나는 겁 없이 덤비는 모험가였기 때문에 마침내 간헐적 단식을 시도하기로 결정했다. 맙소사, 내가 무슨 짓을 하려는 거지?

첫 번째 단식 시도

이제, 단식의 장점을 이야기하기 전에 단식의 단점을 솔직히 이야기해야 겠다. 처음 시도한 24시간 간헐적 단식(24시간은 음식을 먹고 다음 24시간은 단식하는 방법)에 대해 내가 할 수 있는 말은 웩, 웩, 웩이 전부다. 이 단식은 정확히 4일, 19시간, 15분 동안 지속되었다. 하지만 나에게는 그 시간이 영원처럼 느껴졌다! 내가 몇 가지 지침을 잘못 이행하는 바람에 단식이 훨씬 고통스러웠다. 하지만 나의 실수에서 배울 만한 교훈들을 설명하기 전에, 2006년에 처음으로 시도한 간헐적 단식의 불쾌한 경험을 통해 나 자신에 대해 알게 된 것을 말하고 싶다.

❶ 당시 나는 카페인 중독이 심한 상태였다. 단식 첫날에는 온종일 두통이 심해서 고통스러웠다. 그러나 둘째 날에는 두통이 가라앉았다.

❷ 오랜 시간 허기를 느끼지 않았다. 82kg을 감량한 후, 내 철칙은 예전의 식습관으로 돌아가지 않도록 배고프지 않게 하는 것이었다(아이러니하게도, 저지방 다이어트를 하던 시절에 나는 공복통에 시달렸다). 이제는 예전처럼 음식에 유혹을 느끼지 않기 때문에 몸의 소리에 귀를 기울이는 것이 내게도 이롭다.

❸ 배가 고파 죽을 것 같아 과식을 했다. 두 번째 단식 날이 끝날 무렵, 아내 크리스틴과 무제한 소갈비 뷔페를 먹으러 스테이크 & 에일에 갔다. 손님이 많은 탓에 스테이크가 평상시보다 늦게 나왔다. 나는 배가 고파서 샐러드 한 접시를 몇 분 만에 바닥내고, 첫 번째 갈비를 걸신들린 듯 먹고, 20분을 기다린 후에

두 번째 갈비를 해치웠다. 그리고 30분이 지난 후(음식이 내 위장에서 다소 정착을 한 후)에 또 하나가 나왔다. 나는 갈비를 먹기 시작했다. 하지만 반 정도 먹었을 때 배가 불렀다. 그냥 배가 부른 게 아니라 배가 터질 것만 같았다. 집에 돌아왔을 때 나는 배를 두드리며 얼마간 누워 있어야 했다. 나는 굶주린 짐승처럼 먹어 댔던 것이다.

❹ 나는 매일 운동을 했기 때문에 음식을 충분히 먹는 일이 중요했다. 단식 첫날에 나는 엘립티컬 운동기구의 저항과 속도를 전처럼 유지하려 했지만 그렇게 되지 않았다. 평소에 나는 8.5mph에서 저항 13으로 운동했지만, 평소 운동 시간을 유지하려면 7.0mph에서 저항 7로 낮춰야 했다. 당연히 내 칼로리 소모량도 내려갔다. 심지어 음식을 먹은 날에도 매우 뚜렷하게 에너지 부족이 지속되었고 이는 간헐적 단식 실험이 끝날 때까지 회복되지 않았다. 힘과 지구력이 원래 상태로 돌아가기까지 몇 주가 걸렸다.

❺ 그 당시 24시간 동안 내리 굶는 것은 나에게 현실성이 없었다. 첫날에는 카페인 금단 증상으로 머리가 너무 아파 허기와 살짝 어지러운 증상을 거의 알아채지 못했다. 그러나 단식 둘째 날에는 사무실을 둥둥 떠다니는 느낌 때문에 금방이라도 고꾸라질 것만 같았다. 내 몸은 거의 잠을 자는 상태여서 내가 마치 현실 세계에 있지 않은 듯, 모든 것에서 분리된 것처럼 느껴졌다. 동업자들은 내가 평소처럼 명랑 쾌활한 모습을 보이지 않자 수시로 나에게 괜찮느냐고 물어보았다.

1주일도 못 채우고 간헐적 단식 실험을 끝낸 나를 겁쟁이라고 불러도 좋지만, 내가 특별한 경우는 아니다. 그리고 거기에는 몇 가지 이유가 있다.

첫째, 단식하는 동안 나는 여전히 다이어트 음료를 마시고 있었고, 그것이 허기와 음식 갈망을 부채질했다. 둘째, 단식 중에 소금을 충분히 섭취하지 않아 피로와 에너지 소모가 발생했다. 다이어트 소다보다는 전해질을 공급하고 포만감을 주는 바닷소금을 넣은 사골국이 나았을 것이다. 그리고 마지막으로 내 마음 자세가 적절치 못했다. 처음 시작할 때 얼마나 힘들지 예상하지 못했고, 현실적으로나 상상으로나 배고픔을 감당할 준비가 되어 있지 않았다.

간헐적 단식 시도가 장렬히 실패하고 난 뒤, 나는 다시는 단식을 시도하지 않을 거라고 생각했다. 그러나 2011년에 롭 울프와 같은 간헐적 단식 옹호자들이 부드러운 자극을 준 덕분에, 나는 다시 한 번 시도해 보기로 결심했다.

간헐적 단식의 성공과 커지는 야망

두 번째로 단식을 시도하면서 나는 끼니 사이에 18시간에서 20시간의 공복을 유지했는데, 이는 24시간 공복을 유지하는 것보다 훨씬 좋았다. 실제로, 아침 9시경에 식사를 하고 나서 오후 2시경에 식사를 하는 건 아주 쉬웠다. 그 날의 식사는 오후 2시에 끝나, 오후 2시부터 다음 날 오전 9시경까지 19시간 정도 단식했다. 때때로 나는 이를 조금 변용해 정오에 첫 식사를 하고 오후 5시 30분에 두 번째 식사를 해서 공복 시간을 조금 줄였다. 나는 이 방식이 무척 편안했고 매우 자연스러워졌다.

하지만 나는 건강 증진을 위한 한 가지 방법으로 장기간 단식을 할 수 있다는 생각을 잊지 않았다. 2009년, 토마스 세이프리드 박사와 팟캐스트 인터뷰를 할 때, 그는 매년 일주일씩 단식을 하면 암 예방 전략으로 유용할 것이라고 단호히 말했다. 물론, 대부분의 사람들은 이를 할 수 없을 것이다(또는 더 현실적으로 말하면, 하지 않을 것이다). 하지만 실제로 내가 해보면 어떨까? 2011년, 간헐적 단식이 더욱 자연스럽게 느껴지기 시작하자 나는 단식 기간을 1주일로 늘려 보기로 결정했다. 더 길게 단식할 수 있을까? 그 당시에는 몰랐지만, 지금 와서 돌이켜 보면 두려움을 물리치고 일주일 단식을 감행하기를 잘했다고 생각한다.

간헐적 단식이 점점 더 쉬워지기도 했지만, 두 가지 이유 때문에 나는 장기 단식에 자신감이 생겼다. 먼저, 전립선 문제를 개선하고자 의사의 제안에 따라 일주일 단식을 1년 동안 3회 실시했던 내 블로그 독자가 객관적이고 균형감 있는 시각을 제공했다. 그는 다음과 같이 설명했다.

단식할 때의 신체 느낌은 단식하지 않을 때의 신체 느낌과 사실상 동일하다. 이것이 매우 중요한 이유는, 평소에 느끼는 허기가 단식할 때 느끼는 허기와 다르지 않기 때문이다. 달리 말해, 단식의 공복감은 평소의 공복감과 동일하다. 일주일 동안 아무것도 먹지 않았을 때 느끼는 배고픔이 평소에 느끼는 배고픔과 똑같다면, 3시간 전에 음식을 먹고 나서 어떻게 배가 고플 수 있는지 스스로에게 질문해 봐야 한다. 우리가 생각하는 배고픔은 사실은 배고픔이 아니다. 먹고 싶은 욕구를 심각하게 받아들여서는 안 된다.

정말로? 따라서 배고픔을 올바른 시각으로 바라볼 수 있다면, 단식 중에 어쩔 수 없이 엄습하는 유혹을 더 잘 이겨낼 수 있다. 내 독자가 간단 명료하게 말했듯이 "단식을 하면 허기를 새로운 관점에서 인식하게 되어, 배가 고파도 음식을 먹지 않을 수 있다" 이 말 속에 우리 모두가 배울 점이 있다고 생각한다. 한편, 이 독자는 1주일 단식을 몇 번 해서 전립선 질환을 치료하는 데 '대단한 성공'을 거뒀다. 이 사실은 내가 단식이 정말로 강력한 치료법임을 확신하는 데 한몫했다.

둘째로, 내가 1주일 단식을 감행할 수 있었던 이유는 영양적 케톤 상태에서 얻을 수 있는 혜택들을 이미 많이 알고 있었기 때문이다. 그리고 단식과 케톤 상태는 베이컨과 달걀처럼 완벽하게 어울린다. 저탄수화물, 중단백질, 고지방 다이어트(케토제닉 다이어트) 식단을 먹으면 단식하기가 훨씬 쉬워진다. 탄수화물을 제한하고 단백질을 적당히 섭취하면 혈당과 인슐린 수치가 조절되고, 건강한 포화/불포화지방을 적당량 섭취하면 배고픔을 막을 수 있다. 그리고 케톤 식단이 단식에 매우 좋은 이유는 이렇다. 케톤 상태에 이르면 몸이 당이 아닌 지방을 태우게 된다. 그리고 이는 단식 중에 일어나는 일이기 때문에, 당신이 케토제닉 다이어트를 통해 이미 케톤 상태에 있다면 몸은 이미 연료를 제대로 사용하고 있는 것이다.

이렇게 생각해 보라. 지금 당신의 체내에 40,000칼로리가 넘는 지방이 있지만 당은 2,000칼로리밖에 없다고 하자. 당신의 몸이 지방을 태우는 경우, 단식을 시작하면 몸은 지방을 주연료로 사용한다. 하지만 당신의 몸이 당을 태운다면, 체내 2,000칼로리의 당을 모두 태우고 나서 지방을 사용하는 데 적응할 때까지 허기를 느낀다. 당질을 연소하는 몸이라면 단식 중에 훨씬 더 빠르고 강렬하게 배고픔을 느낄 것이다. 이런 이유로 케톤 상태(내가 쓴 『지방을 태우는 몸』에서 자세히 다루었다)는 간헐적 단식과 장기 단식 모두를 위한 가장 좋은 첫걸음이다.

1주일 단식을 시도했을 때 내 몸은 케톤 상태가 아니었지만, 오랫동안 저탄수화물 식단을 먹고 있었기 때문에 내 몸이 장기 단식을 감당할 수 있을 거라고 안심했다.

장기 단식 1
일주일 단식

2011년 4월 10일 저녁, 나는 40년에 가까운 내 생애 중에 가장 예상치 못한 행동을 하기로 결정했다. 나는 단순히 결과가 궁금해서 1주일 단식을 시작했다.

당시에 많은 사람들이 체중 감량이 목적이냐고 물었고, 내 대답은 "천만에요"였다. (정기적인 간헐적 단식과 달리) 장기 단식으로 빠진 체중은 음식을 다시 먹게 되면 그대로 유지될 가능성이 크지 않다. 그렇다고 끈질기게 남아 있는 지방 몇 kg이 빠지지 않을 거라는 뜻은 아니니 나쁠 건 전혀 없었다. 나의 주된 목적은 1주일 동안 음식을 먹지 않으면 어떨지 관찰하는 것이었다. 결과는 내 상상을 훨씬 뛰어넘었다.

단식하면 어떤 느낌일까

첫 3일은 내 몸이 먹을 걸 달라고 비명을 지르는 것 같아 무척 힘들었다. 주변의 모든 것이 느리게 움직이는 느낌 때문에 기분이 묘할 때가 많았다. 생각은 또렷했고, 음식을 먹지 않아도 내 기능은 정상이었다. 그리고 솔직히 말해, 단식 기간 내내 대체로 몸 상태가 좋았다. 많은 사람들이 이야기하듯, 4일, 5일째에는 새로운 활력이 솟구쳐 컨디션이 가장 좋았다. 6일째 아침에는 음식을 먹고 싶은 강렬한 욕구와 싸워야 했고, 7일째에 교회 성찬식에 참석했을 때 혈당이 떨어져 에너지가 곤두박질치는 느낌이 오면서 몸 상태가 극도로 안 좋아졌다. 혈당을 확인하니 50대였고, 2시경에 일어서는 것조차 힘들 지경이 되자 나는 단식을 중단할 때가 되었다고 생각했다.

혈당과 체중에 미치는 영향

혈당을 매일 측정하지는 않았지만, 60대를 기록한 적이 몇 번 있었다. 물론 이는 내가 건강한 저탄수화물 식단을 섭취했을 때 보통 나타나는 80대보다 낮은 수치였지만, 음식을 전혀 먹지 않으면 이 수치가 나타난다. 혈당을 조절하고 1주일 동안 췌장에게 인슐린을 만들지 않는 휴식 시간을 주는 것이 이 단식을 시도하는 훌륭한 이유다.

단식을 시작하고 첫 며칠 동안 하루에 약 0.5kg이 빠졌고, 4~7일째에 몇 kg이 더 빠졌다. 살을 빼기 위해 단식을 한 것은 아니었지만, 1주일 사이에 무려 6kg이 빠질 만큼 확실한 감량 효과가 있었다. 나중에 알게 되었지만, 1주일 단식으로 빠진 체중은 대부분 수분의 무게인데, 그 이유는 단식으로 글리코겐 저장고가 소모되기 때문이다.

운동

믿거나 말거나, 단식 기간에 나는 매일 하던 운동을 계속하기로 결심했고, 생각보다 훨씬 잘 해냈다. 너무 고강도로 하면 안 된다는 것을 알았기 때문에, 아내에게 현기증 같은 느낌이 들면 운동을 중단하겠다고 말했다. 그 와중에 나는 배구 경기를 두 번 했고 필라테스/요가 수업에 두 번 참석했지만 문제가 없었다. 배구 코트에서 좀 멍한 느낌이 있었지만, 달리고, 점프하고, 앞줄에서 스파이크를 막는 등 성과가 꽤 좋았다.

화장실

말하기 좀 거북하지만, 이것도 단식 경험의 일부이다. 처음 며칠 정도는 당연히 변기의 여신을 자주 방문할 거라고 예상했었지만, 주 후반에도 여전히 막대한 양을 봐서 정말 의아했다. 여러 날 동안 아무것도 먹지 않았는데 나올 게 뭐가 있지? 우리 몸에는 우리가 생각하는 것보다 훨씬 많은 노폐물이 있으며, 단식을 하면 몸의 독소를 배출하는 데 도움이 된다는 사실을 다시금 깨달을 수 있었다.

영양 보충제

나는 단식 기간 동안 영양제 복용을 중단하지 않았다. 나는 수년간의 저탄수화물 라이프스타일의 일부였던 종합 비타민제, 비타민 D3, 마그네슘, 프로바이오틱스, 기타 비타민들을 계속 복용했다. 아마도 1주일 동안 복용을 중단할 수도 있었겠지만 나는 중단하지 않았다.

단식을 어떻게 견뎠을까

내가 하루 이상 단식을 시도한 건 이번이 처음이었기 때문에, 다른 사람들에게서 들은 이야기 말고는 무슨 일이 벌어질지 전혀 알 수 없었다. 내가 풀어야 할 숙제 중 하나는 경미한 어지러움과 무기력과 같은 단식의 증상을 어떻게 피하는가였다. 나는 물을 많이 마시고 있었지만(단식하는 사람에게는 매우 중요함), 더 마시기로 결정했다. 그래서 공복을 견디는 데 도움을 받기 위해 다이어트 음료를 추가했다. 지금은 마시지 않지만, 다이어트 음료는 공복을 견디는 데 다소 도움이 되었다(펑 선생님이 이를 권하지 않는다는 걸 안다. 아마 이 음료 때문에 나의 첫 번째 단식 시도가 너무 어려웠던 것인지 모른다). 나는 전해질 불균형을 해결하기 위해 수프용(부용bouillon) 큐브도 이용했다. 나중에 알았지만, 이러한 유용한 효과들을 얻기 위해서는 콤부차(Kombucha)와 바닷소금을 넣은 육수를 마시는 것이 더 좋고 건강한 방법이다.

사람들의 반응

소셜미디어에서 나의 단식 경험을 공유하기 시작했을 때 얻은 반응은 아마도 내 단식 경험을 통틀어 가장 놀라운 부분일 것이다. 사람들의 반응은 참으로 다양했다. 정말로 대단한 아이디어라고 격려 일색인 사람들에서 내가 스스로를 죽이고 있으며 내가 홍보하는 저탄수화물 생활방식의 원칙을 훼손하고 있다고 말하는 사람들까지, 반응이 각양각색이었다. 내가 마치 교회에서 상스러운 욕이라도 한 듯 반응하는 사람들도 있었다.

다른 방식으로 했으면 더 좋았을까?

처음으로 1주일 단식을 시도하면서 뭔가를 달리 했다면 좋았을 것이라고 말하고 싶지는 않다. 내 경험은 그것대로 의미가 있었고, 내 눈을 뜨게 했다. 그때 나는 참을 수 없이 배가 고프면 코코넛 오일을 먹을 계획이었지만 그렇게 하지 않았다. 하지만 지금은 코코넛 오일이나 다른 전략을 추가했다면 좀 더 낫지 않았을까 하고 생각하지 않을 수 없다. 이런 것들을 추가했더라면 배고픔을 부추겼을 수도 있고, 어쩌면 그렇지 않았을 수도 있다. 이런 생각을 하면서 나는 미래에 단식을 시도할 때 어떻게 조정하고 개선할 것인지를 궁리한다.

나는 단식이 끝나고 나서 나를 일주일 단식으로 이끈 장본인인 세이프리드 박사에게 편지를 쓰기로 했다. 나는 그 해 메릴랜드 주 볼티모어에서 열린 비만학회에서 그를 만난 적이 있었다. 내가 단식한 경험을 털어놓자 그는 내가 단식에서 '살아남아' 기쁘다고 말했다. 그는 내가 복용한 비타민과 단식하면서 추가한 다른 것들이 '인체에 복잡한 신호'를 보내 단식이 더 어려워졌을 거라고 말했다. 세이프리드 박사는 암 예방을 위한 단식에서는 아마도 증류수 이외의 다른 것들을 사용하지 않아야 할 것이라고 강조했다. 그는 또한 혈중 케톤(지방을 태울 때의 신체 부산물) 수치를 측정하지 않았다고 나를 책망했다(나는 이 내용을 더 배워 1년 후에 이를 실험하기 시작했다). 그는 내 혈중 케톤 수치가 높아져서 일주일 동안 단식을 견디는 데 도움이 되었을 거라고 짐작했다.

세이프리드 박사는 내 실험에 무척 감명을 받은 나머지 그가 쓴 암 교재,『암은 대사질환이다』에서 내 사례를 소개했다.

지미 무어는 팟캐스트 영상에서 7일간 거의 물만 마셨던 자신의 단식 경험을 이야기했다. 무어는 저탄수화물 다이어트의 건강 혜택을 알리는 유명한 블로거다. 그는 단식하는 동안 경험한 생리적 변화를 누구나 이해할 수 있는 언어로 기록할 수 있었다. 무어는 대부분 허버트 쉘튼이 표준이라고 인정할 만한 방식을 따랐지만, 단식에 수프용 큐브를 추가했다. 닭고기와 쇠고기 수프용 큐브에 든 칼로리와 염분은 종양 세포에 최대의 대사 압력을 가하는 데 필요한 포도당의 최저 수치에 도달하는 것을 방해할 수 있다. 그러나 단식 기간 동안 무어의 혈당 수치는 종양을 치료할 수 있을 만큼 상당히 떨어져 있었다. 단식하는 동안에 수프용 큐브와 기타 저칼로리/저탄수화물 식품이 혈당 및 케톤 수준에 미치는 영향을 입증하기 위해서는 더 많은 연구가 필요하다. 그럼에도 불구하고, 암 환자들이 무어의 팟캐스트를 통해 단식이 해롭지 않다는 사실을 인식하는 것이 중요하다.

단식과 영양적 케톤 상태의 병행

어느새 2012년이 되었고 나는 1년 계획으로 영양적 케톤 상태를 실험하기 시작했다. 나는 저탄수화물, 중단백질, 고지방 식단을 이용해 주연료로 포도당을 태우는 몸에서 지방을 태우는 몸으로 바꿀 수 있었다. 실험의 일부로 나는 세이프리드 박사가 제안한 대로 혈중 케톤을 측정해 기록하기 시작했다.

나는 단식을 케톤 실험의 일부로써 실시할 의도가 전혀 없었다. 그러나 곧바로 내 혈중 케톤 수치가 1.0밀리몰을 넘자 저절로 단식을 하게 된다는 것을 깨닫기 시작했다. 지금도 기억이 나는데, 실험을 시작하고 몇 주 지나지 않았을 때 아내가 나에게 음식을 마지막으로 먹은 게 언제냐고 물었다. 나는 시계와 음식 기록을 보고서야 28시간 정도가 지났다는 걸 알았다. 나는 먹는 걸 까맣게 잊고 있었던 것이다. 그동안의 내 식습관을 생각하면 그야말로 기절초풍할 일이었다!

내 몸이 포도당 연소 모드에서 지방 연소 모드로 바뀌자, 아침 식사, 간식, 점심식사, 간식, 저녁 식사, 간식, 야식을 먹는다는 것이 어리석게 느껴졌다. 배가 고프지도 않은데 왜 그렇게 자주 음식을 먹지? 내 몸은 이제 강박적으로 음식을 생각하지 않아도 괜찮다고 분명히 말하고 있었다. 우리 몸은 지금처럼 많이 먹거나 자주 먹어서는 안 되며, 적절한 칼로리와 함께 저탄수화물, 중단백질, 고지방 식단의 천연 식품을 섭취해 케톤 상태에 이르면, 12시간에서 24시간 동안 자연스럽게 단식할 수 있다(『지방을 태우는 몸』을 읽으면 케토제닉 식단으로 간헐적 단식을 쉽게 할 수 있는 방법을 알 수 있다).

단식의 고수 ─ 에이미 버거　나는 고객이 단식을 시도하기 전 얼마 동안 영양이 풍부한 양질의 저탄수화물 식단을 유지해 지방에 적응하게 한다. 내 생각으로는, 몸이 탄수화물을 달라고 비명을 지르지 않아야 단식이 쉽고 즐거워진다.

여기서 가장 중요한 점은 내가 영양적 케톤 상태일 때, 다시 말해, 내 몸이 당질 연소 모드가 아닌 지방 연소 모드가 되었을 때, 단식이 완전히 자연스러워졌다는 것이다. 물론, 이 책을 읽는 독자 중 많은 사람들이 케토제닉 다이어트 식단을 먹거나 영양적 케톤 상태를 추구하지는 않을 것이다. 그건 괜찮다. 펑 선생님은 단식 요법으로 케톤 상태에 있지 않은 많은 환자들을 성공적으로 치료했다. 그러나 내 단식 경험에 의하면, 케톤 상태에 이르기 전에는 단식이 어려웠지만 케톤 상태가 된 이후에는 단식이 아주 자연스럽고 쉬웠다.

일주일의 단식 기간 동안 충분한 활력과 편안함을 유지했던 나는 케톤의 힘을 절실히 깨달았다. 단식을 시작할 때 나는 케톤 상태가 아니었지만, 단식을 하는 동안 내 몸은 지방을 태우며 케톤을 생산했고, 컨디션이 아주 좋았다. 다음을 꼭 기억해야 한다. 일단 단식에 익숙해지면 단식이 매우 자연스러워지며 단식을 몇 번 경험하고 나면 많이 배고프거나 불편하지 않다. 그리고 이 책의 조언을 따르면 처음 몇 번을 잘 실행하는 데 도움이 될 것이다. 인정하건대, 처음 몇 번은 힘들 수 있다. 하지만 어려움이 불가능을 의미하지는 않는다. 내 첫 번째 단식 경험은 끔찍했지만, 이제 나는 마음 내키면 단식을 할 수 있고, 단식을 할 때 기분이 아주 좋다. 내가 여러분에게 유일하게 해 줄 수 있는 말은, 직접 해보고 무슨 일이 일어나는지 지켜보라는 것이다. 하루에 24시간, 일주일에 7일, 일 년에 365일 음식 생각을 하지 않는다는 건 엄청난 자유다. 여전히 내가 욕을 하는 것 같은가?

간헐적 단식을 하는 동안 배가 고프거나 느낌이 좋지 않으면 어떻게 할까? 무언가를 먹으면 된다! 단식은 그리 복잡한 일이 아니다. 첫 며칠 동안에는 배고픔과 불편감을 느끼는 게 정상이지만, 경미한 불편감과 옆 사람이라도 잡아먹고 싶을 정도의 불편감은 다르다. 기력이 떨어져 회복되지 않거나, 자신이 다른 사람처럼 느껴지거나, 배가 고파 미칠 지경이라면 강행하지 마라. 단식은 육체적으로 고통스러워서는 안 된다. 단식을 중지하고 뭔가를 먹어라. 그리고 일주일 정도 후에 다시 시도하라.

물론 내 블로그 독자가 말했듯이, 진정한 허기는 우리가 예상하는 것과는 많이 다르다. 슬픈 사실은 대부분의 사람들이 몸의 소리에 귀를 기울이지 않는다는 것이다. 대신 그들은 무엇보다도 습관적으로, 또는 마음을 달래기 위해, 아니면 지루함 때문에 많이 먹는다. 단식을 시도하고 싶다면 이를 이해하는 게 매우 중요하다.

전에 간헐적 단식을 해본 적이 없다면, 24시간 동안 음식을 먹지 않는다는 것이 정말로 고문처럼 들릴 수 있다. 당신의 몸은 정해진 시간에 음식을 먹는 데 익숙하기 때문에 때가 되면 먹으라는 신호를 보낼 것이다. 전에 나는 이를 진짜 배고픔이라고 생각했지만, 사실은 그렇지 않다. 이는 단순히 체내 시계가 평소의 식사 시간을 알려 주는 것이다. 하지만 이 신호가 배고픔을 느낄 때 먹고 싶은 욕망에 굴복해야 한다는 뜻일까? 전에 나는 그렇게 생각했지만 경험의 지혜가 그 대답은 단호히 '아니'라는 걸 가르쳐 주었다. 실제로 주변 사람들 모두가 '때가 되었다'는 이유로 음식을 먹더라도 단식하는 동안 당신의 위장은 지극히 만족스러울 수 있다.

2004년 이전, 체중이 180kg이 넘었을 적에 나는 음식을 아무리 많이 먹어도 거의 항상 허기를 느꼈다. 크게 보면 나는 허기를 통제하고 진짜 허기가 어떤 느낌인지를 깨달았기에 단식에 성공할 수 있었고, 여러 해가 지난 지금까지도 그것이 나를 지탱해 주고 있다.

영양적 케톤 상태 덕분에 많은 사람들이 나처럼 하루 1~2회의 식사를 문제없이 편안히 먹을 수 있기 때문에 단식 기간을 꽤 자연스럽게 보낼 수 있다. 그러나 단식을 하게 되면 사교 생활에 어려움이 생길 수 있다. 친구나 가족의 식사에 초대받았을 때, 배가 고프지 않거나 장기 단식 중인 경우 어떻게 해야 할지 난감할 수가 있다. 당신은 모임에 결례가 되지 않기를 원하며, 초대한 사람은 자신이 뭔가 잘못했다고 느끼고 싶지 않을 것이다. 기억할 점은, 이러한 행사의 목적은 음식보다는 친교라는 사실이다.

친교에 초점을 맞추고 그들이 마음껏 먹도록 내버려 두라. 대부분의 사람들은 당신이 거의 먹지 않는다는 걸 알아채지 못할 것이다. 그들이 알아채더라도 그건 당신의 문제가 아니라 그들의 문제다. 물론 최선의 방책은 중요한 축하연이나 행사를 피해서 단식을 계획하는 것이다. 생일 파티나 결혼식 3일 전에 7일 단식을 시작하지 마라. 그러나 일상에서나 갑작스런 모임에서는 평소대로 행동하면서 음식에 신경 쓰지 말고 사람들과 어울려라.

두 번째 단식 시도
3주 단식

2012년과 2013년에 케토제닉 다이어트 실험을 성공한 이후 나는 영양적 케톤 상태를 더 깊이 이해하게 되었고, 단식을 다시 해보면 유용할 것이라고 생각했다. 물론 나는 간헐적 단식을 '시도'할 필요가 없었다. 왜냐하면 케톤 상태에서는 간헐적 단식이 너무나 쉬웠기 때문에 사실상 매일 할 수가 있었기 때문이다. 그래서 더 긴 단식을 시도해 일주일을 넘길 수 있는지 알아보기로 결정했다. 나는 2015년 9월 제이슨 펑 선생님을 만났다. 그가 다양한 단식 치료법을 이용해 수천 명 환자의 건강을 개선시켰다는 걸 알고 나는 1주일 이상의 단식에 흥미가 생겼다. 이번에는 21일 동안 단식을 지속할 수 있을까?

2015년 9월, 나는 물과 콤부차, 바닷소금을 넣은 사골국을 매일 총 200칼로리 이하로 섭취하는 21일 단식을 시작했다. 엄밀히 말해 약간의 칼로리를 섭취하기 때문에 이는 순수한 단식은 아니었다. 펑 선생님은 이 방식으로 물만 먹는 단식으로 얻을 수 있는 이점을 대부분 얻을 것이라고 조언했다. 단식을 하는 동안 나는 매일 내 페리스코프 채널에 진행 상황을 공유했다. 예상대로 혈당 수치와 함께 체중이 급속히 감소했다. 혈당 수치는 저혈당 증상 없이 70대, 심지어는 60대까지 내려갔다. 혈중 케톤도 검사했는데, 처음에는 매우 낮았던 케톤 수치가 단식 4일째가 되자 2.5밀리몰 이상으로 치솟았다. 나는 말할 수 없이 상태가 좋았고 놀랍도록 활력이 넘쳤다. 과거에 장기 단식을 했을 때와는 달랐다.

나는 이미 케토제닉 다이어트로 24시간 단식에 익숙했기 때문에 첫날은 누워서 떡 먹기였다. 나에게는 둘째 날이 가장 어려웠다. 먹고 싶은 욕망이 예상보다 훨씬 강렬했다. 하지만 둘째 날이 지나고 나니 믿을 수 없는 일이 벌어졌다. 단식이 의외로 간단해졌다. 먹지 않는 것이 너무나 쉬웠다. 음식을 먹지 않으면 시간이 갈수록 배고픔이 점점 더 심해질 거라는 생각은 정말로 사실이 아니다. 실제로 며칠 동안 단식을 한 후에는 아마도 그 어느 때보다도 정상적인 느낌이 들 것이다. 그리고 무엇을 먹을지, 언제 먹을지, 어디서 먹을지, 그리고 음식을 둘러싼 온갖 관습들을 많이 신경 쓰지 않는다면, 다른 것들을 할 수 있는 자유가 생긴다. 먹고 싶은 충동과 욕구는 신체적이기보다는 정신적이라는 것을 깨닫게 될 것이다.

그렇다면 나의 21일 단식 시도는 어떻게 되었을까? 나는 17.5일 만에 중단하고야 말았다. 정말로 예상치 못했던 복병, 즉 여행 스트레스 때문이었다. 단식 15일째 되는 날 아내와 나는 친구들과 사우스캐롤라이나의 머틀 비치로 휴가를 갔다. 17일째 저녁에 45분 동안 계속 배에서 꼬르륵 소리가 났다. 취침 시간이 가까웠기 때문에 다음날 아침에 배고픔이 사라질지 보기로 했다. 다음날 아침에도 배고픔이 사라지지 않자 나는 원래의 목표보다 며칠 일찍 단식을 마쳤다. 하지만 나는 내 몸의 소리에 귀를 기울였고, 이는 단식을 할 때 언제나 매우 중요하다.

단식을 중단할 때가 왔다는 것이 분명해지면 단식을 끝내도 괜찮다. 나는 그때까지 했던 단식보다 거의 세 배의 시간을 지속했기 때문에 정말 기뻤다. 그러나 단식을 중단한 일로 스트레스가 얼마나 큰 영향을 미칠 수 있는지 알게 되었고, 그때부터 스트레스를 줄이기 위한 적극적인 조치를 취하기 시작했다. 명상, 온라인 접속 시간 단축, 요가 수업, 정기적인 마사지 등을 했다. 당시에 나는 수년간 지속된 열악한 영양 상태로 인해 인슐린 저항성이 심각했기 때문에, 아마도 스트레스가 내 몸에 엄청난 영향을 주었을 거라고 생각한다. 스트레스가 건강에 미치는 영향에 대한 수수께끼를 내가 풀 수 있다면, 아마도 미래에 『확실히 알자! 스트레스(Stress Clarity)』라는 책이 나올 수도 있을 것이다. 계속 지켜보라!

단식의 고수 ─ **롭 울프**　　　단식은 스트레스다. 유익한(호르몬) 스트레스인지 잠재적으로 해로운 스트레스인지는 대체로 삶의 다른 스트레스 요인이 어떻게 작용하는지에 따라 결정된다.

예상할 수 있듯이, 이 단식으로 나는 8.6kg을 뺐다. 감량이 주목적은 아니었지만, 기분 좋은 보너스였다. 가장 매혹적인 사실은, 단식을 끝내고 한 달이 지난 후에 체중을 재 보니 여전히 7.2kg이 빠진 상태였다는

것이다. 이는 굉장한 사건이었다. 그리고 나는 검사 수치에 관해서라면 바보스러울 정도로 철저했기 때문에, 단식이 어떠한 영향을 미치는지 알아보기 위해 17일 반나절 단식을 하기 전과 후에 혈액검사를 실시했다. 이 결과 중 일부는 예측할 수 있었지만 어떤 결과들은 무척 놀라웠다. 다음은 단식 전과 직후에 나타난 다양한 혈액검사 결과이다.

이 수치의 대부분은 정밀 콜레스테롤 검사를 포함해 심혈관 건강과 관련이 있다. 잠시 나에게 일어난 일을 이야기하겠다. 어떤 수치가 가장 눈에 띄게 변화했는지 알겠는가? 그렇다, 콜레스테롤 수치였다. 총 콜레스

	단식 전	단식 후
총 콜레스테롤	295	195
LDL-C	216	131
HDL-C	61	50
중성지방	90	68
LDL-P	2889	1664
Small LDL-P	1446	587
Lp(a)	441	143
공복 인슐린	13.9	10.0
고감도 C반응성 단백질	1.6	0.94

테롤 수치는 스타틴과 같은 콜레스테롤 저하제 없이 3주 미만의 단식 기간 동안 100이 떨어졌다. 환자들은 콜레스테롤을 낮추어 심장마비를 예방하는 유일한 방법은 약이라는 이야기를 자주 듣지만, 약을 전혀 먹지

않고 콜레스테롤을 낮추는 방법이 여기 있다.

예상할 수 있듯이 '좋은' 콜레스테롤로 알려진 HDL 수치는 61에서 50으로 떨어졌다. HDL 콜레스테롤에 필요한 기본 물질 중 하나는 지방, 특히 포화지방이다. 따라서 음식을 전혀 섭취하지 않으면 HDL이 떨어질 것이라고 예상할 수 있다. 총 콜레스테롤 수치 감소는 대부분 216에서 131로 떨어진 LDL 수치 때문이었지만, 이 수치가 내 심장 건강의 개선에 대해 모든 걸 말해 주는 건 아니다. 단식은 약이 한 번도 하지 못한 일을 해냈다.

NMR 리포프로파일(lipoprofile) 테스트라고 알려진 콜레스테롤 정밀 검사는 실제의 LDL 입자 수와 크기를 보여 준다. 내가 단식을 시작했을 때 총 LDL 입자(LDL-P)는 2889였고 작은 LDL-P(정말로 나쁜 LDL)는 1446이었다. 단식 이후에 이 수치는 각각 1664와 587로 떨어져 상당한 개선을 보였다. 그러나 아마도 이러한 검사 전체에서 가장 놀라운 결과는 심혈관 질환 발병의 위험 요소인 Lp(a)[리포프로틴(Lipoprotein) a]였을 것이다. 처음에 내 Lp(a) 수치는 441로 매우 높았지만(언제나 그랬었다) 143으로 떨어졌다. 이것은 단식의 치료 효과를 알려 주는 강력한 지표다.

마지막으로 소개할 두 가지 혈액검사는 공복 인슐린과 주요 염증 지표인 hsCRP(고감도 C-반응성 단백질)이다. 다행히도 단식을 시작하기 전에 이 수치들이 나쁘지 않았고 단식 후에는 개선되었다. 공복 인슐린이 거의 4포인트 떨어졌고 hsCRP가 거의 절반으로 떨어졌다.

결과적으로, 이 수치는 3주간의 단식이 내 몸 건강에 대성공이었음을 보여 준다. 그러나 나는 아직 갈 길이 더 남아 있었다.

세 번째, 네 번째, 다섯 번째 장기 단식 시도
또다시 일주일 단식, 단식 주기, 음식 없이 한 달 버티기

2015년 10월 중순에 나는 주요 수치에서 비슷한 변화가 생기는지 알아보기 위해 또다시 일주일 단식을 시도했다. 흥미롭게도 내 혈당은 또다시 70대와 80대로 떨어졌고 체중은 6kg이 빠졌다. 하지만 이번에는 빠진 체중이 유지되지 않았다. 아마도 나는 빠진 체중을 유지하려면 단식을 더 길게 해야 하는 사람인 것 같다.

다음의 단식 실험은 2015년 12월에 있었다. 어떤 결과가 나타나는지 보기 위해 단식과 음식 섭취를 번갈아 실시해 보았다. 나는 6일 동안 단식한 다음 7일째에 먹고, 다시 5일을 단식한 다음 13일째에 먹고, 또 그다음 4일을 단식하고 단식을 끝냈다. 방법을 조금 바꿔 보는 건 재미있는 일이었지만, 거의 3주를 연속으로 단식한 것과 같은 결과를 보지는 못했다. 혈당과 혈중 케톤 수치가 장기 단식에서 기대했을 법한 수준으로 떨어지지 않았다. 체중이 8.2kg 빠졌는데, 한 달 후에 재 보니 2.3kg 빠진 상태가 유지되고 있었다. 마침내 나는 단식에 관해 가장 논쟁을 불러일으킬 만한 생각을 갖게 되었다.

2016년 1월에 나는 1개월 단식을 해볼 생각을 했다. 그렇다. 한 달 말이다. 나는 31일 연속으로 단식을 해보고 싶었다. 두려웠지만 나는 두 번의 장기 단식의 결과에 고무된 상태였기 때문에 한번 해보기로 했다. 이번에는 이중에너지X선흡광도측정법 스캔(골밀도 측정기, 주로 DXA 스캔이라고 부름)을 이용해 단식 기간 동안 체지방과 근육량이 어떻게 달라지는지 알아보면 흥미로울 것 같았다. 소셜미디어에서 관심을 보인 일부

팔로워들은 단식 실험으로 근육량이 엄청나게 빠질 거라고 우려했다. 그래서 나는 2016년 1월 이전과 이후에 정밀 촬영을 했다. 잠시 후에 그 결과를 알려 줄 것이다.

단식은 순조롭게 진행되어, 혈당이 70대와 60대로 다시 떨어지고 혈중 케톤은 다시 2.5밀리몰을 훌쩍 뛰어넘는 훌륭한 결과를 보였고, 몸 상태가 아주 좋았다. 사실 나는 11일째에 혈당과 혈중 케톤을 매 정시마다 검사하기로 결심했다. 결과는 다음 쪽의 표에 나와 있다.

수치가 아주 좋게 나왔고, 그 시점까지 11일 동안 굶었음에도 나는 믿기 어려울 정도로 하루 종일 컨디션이 좋았다.

13일째에 나는 버지니아로 가서 아내의 친정 식구들과 함께 있었기 때문에 단식을 중단하고 먹어야 했다. 다시 한 번 스트레스가 나를 강타한 탓에 단식하는 능력이 크게 떨어졌다. 고맙게도 나는 하루 중단하고 다시 단식을 했고, 3일 후에 운전을 해서 집으로 돌아갈 때까지 문제가 없었다. 그런데 또다시 스트레스로 인해 단식이 중단되었다. 운전을 하는 동안, 배고픔과 기력 저하, 심상치 않은 느낌이 벽돌 1톤의 무게로 나를 강타했다. 그리고 나는 그 느낌을 무시해서는 안 된다는 걸 알기에, 16일째에 또다시 음식을 먹었고 그다음 날 다시 단식을 시작했다. 나는 그 후 6일간 단식을 더 하고, 22일째에 마지막으로 단식을 중단한 다음, 마지막 9일 동안 단식을 지속했다. 결국 나는 2016년 1월의 31일 중 28일을 단식했다.

나는 가끔씩 단식을 중단했기 때문에 혈당과 혈중 케톤 수치가 오르락내리락했지만 그래도 체중이 10kg이 빠졌고 그다음 달에는 6.3kg 빠진 상태가 유지되었다.

시간	혈당	혈중 케톤	섭취한 음식
7:30 a.m.	66	3.1	
8:30 a.m.	67	3.1	–
8:45 a.m.	–	–	콤부차
9:30 a.m.	72	3.9	–
10:30 a.m.	70	2.9	–
10:30 a.m.	–	–	바닷소금을 넣은 닭뼈 육수
11:30 a.m.	73	2.9	–
12:30 p.m.	71	2.6	–
1:30 p.m.	70	3.8	–
2:30 p.m.	68	4.3	–
3:30 p.m.	79	3.8	–
4:30 p.m.	71	3.7	–
5:30 p.m.	72	4.2	–
6:30 p.m.	68	3.9	–
7:30 p.m.	60	4.7	–
8:30 p.m.	62	4.5	–
9:30 p.m.	74	3.7	–

DXA 스캔 결과는 어땠을까? 무척이나 흥미로웠다. 스캔 결과 나는
체지방 4.5kg과 '근육 조직' 4.5kg이 빠져 있었다. 이는 몸체 부분에서
'근육 손실'이 발생했음을 말해 준다. 하지만 실제로 내 팔과 다리에는

근육이 증가해 있었다. 이 결과를 두고 펑 선생님은 DXA 검사가 장기 소식의 지방 손실을 근육 손실로 오해할 수 있다고 지적했다. 달리 말해, 근육이 아니라 내장지방이 빠졌을 가능성이 크다는 얘기다. 아주 좋은 일이었다!

그래서 나는 2주 동안 저탄수화물, 케토제닉 식단을 섭취한 후에 다시 DXA 스캔을 했다. 단식 중에 빠진 것으로 보였던 근육 조직에 어떤 일이 벌어졌을까? 이른바 근육 손실은 자취를 감췄고 근육량은 단식 이전 수준으로 회복된 상태였다. 이 사실로 이 측정은 단지 도구일 뿐이며 잘못된 가정을 해서는 절대로 안 된다는 점을 알 수 있다. 실제로 18일의 단식 기간 동안에 내 근육은 전혀 줄지 않았는데, 이는 꽤 주목할 만한 사항이다! 이는 일반적으로 알려진 단식의 부작용과 반대되는 사실이다 (3장에서 펑 선생님이 단식이 근육 손실을 초래한다는 오해에 대해 설명한다).

결론
단식 지지자 탄생!

나는 단식에서 최고의 효과를 얻기 위해서는 단식 기간이 조금 더 길어야 하지 않을까 생각해서 내 나름대로 단식을 조금씩 조정하고 있다. 그리고 경험을 통해 알았듯이 스트레스가 많을 때에는 단식을 시도하지 않는 것이 대단히 중요하다. 그것이 비록 행복한 스트레스일지라도 말이다. 여행 중에는 장기 단식을 할 수 없기 때문에(단, 비행시간이 4시간 미만이면 간헐적인 단식을 쉽게 할 수 있다) 나는 책 집필이나 학회 참석과 같이 평소에 하지 않던 활동을 한다. 이는 내가 단식 실험을 통해 배운 커다란 교훈이다.

이제 당신이 단식을 해보고 싶은 마음이 생겼다면, 해보기를 권한다. 처음에는 점심을 건너뛰는 것으로 시작하더라도 며칠간의 단식으로 발전할 수 있으며 그 혜택이 엄청날 것이다. 펑 선생님이 앞으로 나올 장에서 이러한 혜택을 더 자세히 이야기하겠지만, 우선 비만과(또는) 제 2형 당뇨병으로 고생하는 경우, 단식이 체중과 혈당에 놀라운 영향을 미칠 수 있다고만 말해 두자. 단식에 회의적이었던 나도 내 눈으로 그것을 확인했다.

일정 기간 굶는 것이 무척 힘들 수 있다는 걸 잘 알고 있다. 먹을 게 지천인 현대 사회에서는 특히 그렇다. 하지만 이러한 세태에 맞서기로 결정해 단기간이라도 음식을 멀리하면서 자신이 어떻게 변화하는지 지켜보면 어떨까? 미리 걱정하지 말고 새로운 경험에 도전해 보라. 단식이 체중과 건강 문제를 모두 해결할 것이라고 말하려는 게 아니다. 단식은 분명히 만병통치약이 아니다. 그러나 단식은 자신의 건강을 통제할 수 있는 가장 실용적인 도구가 될 수 있다. 이는 우리 모두가 추구해야 할 목표다!

지미 무어 │ 『지방을 태우는 몸』 저자

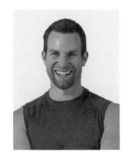

아벨 제임스 | Abel James

아벨 제임스는 뉴욕타임스 베스트셀러 작가이
자 현대의 르네상스적 교양인이다. 그는 ABC
텔레비전에서 유명인의 코치로 출연했으며 〈피
플 매거진〉, 〈와이어드〉, 〈엔터테인먼트 투나
잇〉과 NPR에 등장했다. 8개국 이상에서 1위를
차지한 팟캐스트 〈팻버닝맨(Fat-Burning Man)〉의 진행자인 아벨은 최첨단
과학과 야외 운동, 훌륭한 식단으로 수백만 명이 건강을 되찾고 최고의
활력을 발휘할 수 있도록 도왔다.

아벨은 연방정부에서 기조연설을 했고 아이비리그 대학에서 강연했으
며 마이크로소프트, 다나허, 록히드 마틴 사를 포함한 포춘 500대 기업
에 조언을 제공했다. 2015년과 2016년에는 그레이티스트(Greatist)가 선
정한 건강과 피트니스 분야의 가장 영향력 있는 100인에 이름을 올렸다.

다트머스 대학의 선임연구원인 아벨은 뇌과학과 음악, 기술에 특화된
커리큘럼을 만들었다. 그가 후에 자신의 뇌 연구 결과를 바탕으로 쓴 『음
악적인 뇌(Musical Brain)』는 베스트셀러가 되었다.

작곡가이자 다문화주의자인 아벨은 '작곡 분야의 괄목할 만한 성과'를
포함해 글쓰기와 공연 예술 분야에서 여러 개의 상을 받았다.

아벨은 텍사스 주 오스틴에서 아내와 함께 살고 있다. 그는 진한 커피와 치즈케이크를 함께 먹는 걸 즐긴다. 웹 사이트 : fatburning man.com

에이미 버거 | Amy Berger

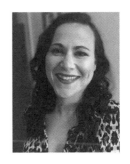

에이미 버거(석사, 임상전문 간호사, 영양 치료사)는 『알츠하이머 해독제(The Alzheimer's Antidote)』라는 책의 저자이다. 영양학 석사학위가 있으며 공인 영양 전문가이자 영양 치료사이다. 미 공군 베테랑인 그녀는 제 2형 당뇨병 및 비만과 같은 대사질환을 개선할 뿐만 아니라 뇌 건강(외상성 뇌 손상 포함)에도 유익한 케토제닉 다이어트에 특별한 관심을 갖고 있다.

체중을 감량하고 최적의 건강을 유지하기 위해 건강과 영양 전문가들이 권하는 '올바른 것들'을 모두 실천하며 수년의 시간을 보냈지만 기대했던 결과를 얻지 못하자, 에이미는 저칼로리, 저지방 식이요법과 운동에 관한 기존의 조언이 약속된 결과로 이어지지 않는다는 사실을 깨달았다. 그녀는 영양학과 생리학을 공부하면서 '건강한 식단'에 대해 현재 우리가 믿는 내용이 틀렸으며, 많은 경우 완전히 틀렸음을 알게 되었다.

어렵사리 이러한 교훈을 얻은 에이미는 활기찬 건강을 얻기 위해서 배고픔이나 박탈감을 느끼며 체육관에서 사는 일이 필요치 않다는 것을 열심히 알리고 있다. 남자든 여자든 양상추만 먹고는 살 수 없다. 진짜 사람에게는 진짜 음식이 필요하다. 그녀의 블로그 www.tuitnutrition.com에서 더 많은 정보를 얻을 수 있다.

마이클 러시오 | Dr. Michael Ruscio

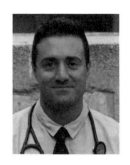

의사인 마이클 러시오는 사람들이 병의 원인을
파악하고 자연스럽게 회복할 수 있도록 돕는다.
그는 실험실 기반의 자연의학 치료법을 활용하
여 운동선수에서 만성질환자에 이르기까지 전
국의 다양한 환자들이 건강 문제를 극복해 최적
의 건강과 행복을 얻도록 돕는다. 웹 사이트 : DrRuscio.com

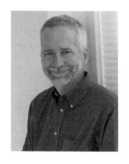

버트 헤링 | Dr. Bert Herring

의사인 버트 헤링은 매일 하는 간헐적 단식을
개척했으며, 1995년에 처음으로 단식을 시도한
후 공부를 계속해 2005년에 매일 하는 단식/식
이 주기, 단식-5 식단과 단식-5 라이프스타일
을 처음으로 소개했다.

버트는 아이들이나 직업인들처럼 단식이 어려운 이들에게 실생활에
적용할 수 있는 실질적인 해결책을 제시하는 데 집중한다. 그는 하루에
충분히 운동할 수 없는 사람들에게 어떠한 방법이 효과가 있을지에 관심
을 기울이며, 실험실 쥐로만 실험한 결과와 고작 몇 주간의 연구, 사람들
을 관찰한 결과에는 매우 회의적이다(하이젠베르크가 말했듯이, 관찰은 사물을
변화시킨다).

버트는 또한 일시적인 해결책에는 거의 관심이 없다. 일시적인 해결책
은 효과가 있을 수 있지만, 그 효과가 유지되지 않는다면 그것은 생활방
식이 될 수 없다. 그는 사람들에게 과식을 조장하는 문화와 싸울 수 있는

도구를 제공하는 한편, 그들이 건강한 균형을 이루고 장기적으로 효과 있는 단순한 생활방식을 찾도록 돕는다.

건강은 다이어트를 훨씬 넘어서고 이 관점은 버트 역시 마찬가지다. 50만 회가 넘는 뷰를 기록한 테드 톡 '단식-5와 다이어트의 비밀'을 보거나 그의 웹 사이트 bertherring.com을 방문하면 더 많은 정보를 얻을 수 있다.

메건 라모스 | Megan Ramos

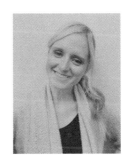

메건 라모스는 집중 식이관리 프로그램(Intensive Dietary Management Program)을 공동 창설하기 전에 16년 넘게 의학 연구자로 펑 박사와 함께 일했다. 전 세계적으로 수백 명의 환자를 단식으로 인도한 그녀보다 임상적 전문성을 갖춘 사람은 없을 것이다. 자세한 내용을 알고 싶다면 intensivedietarymanagement.com을 방문하라.

토마스 N. 세이프리드 | Dr. Thomas N. Seyfried

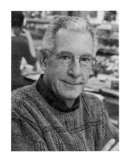

세이프리드 박사는 보스턴 칼리지의 생물학 교수이며 1976년 일리노이 대학교에서 유전학 및 생화학 박사학위를 받았다. 뉴잉글랜드 대학교에서 학부 연구를 했으며 최근에는 이 학교에서 탁월한 동문 공로상을 수상했다. 또한 일리노이 주립대학에서 유전학 석사학위를 취득했다. 그는 예일대 의과대학

신경과학 박사후 연구원이었으며 신경학과 부교수로 일했다. 베트남전쟁 중 미육군 제 1기갑 부대에서 공훈을 세웠으며 수많은 메달과 훈장을 받았다.

또한 미국오일화학회, 국립보건원, 미국신경계학회, 미국간질협회의 케토제닉 다이어트 특별 그룹(Ketogenic Diet Special Interest Group)과 같은 다양한 조직에서도 상을 받았다. 세이프리드 박사는 한때 전국 테이-삭스병(National Tay-Sachs)과 연합질병협회(NSA)의 과학자문위원회 위원장을 지냈으며 현재 영양 및 대사, 신경화학 연구, 지질 연구 저널 및 〈ASN 뉴로〉를 포함한 다수의 편집 위원회에서 수석 편집자를 맡고 있다. 그는 170개 이상의 상호심사 연구논문을 발표했으며, 『암은 대사질환이다』의 저자이다. PubMed(http://www.ncbi.nlm.nih.gov/pubmed)에서 상호심사된 출판물 전체 목록을 볼 수 있다.

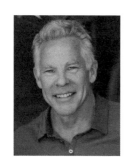

마크 사이슨 | Mark Sisson

마크 사이슨은 베스트셀러 『원시의 계획(The Primal Blueprint)』과 『원시의 계획 요리책(Primal Blueprint Cookbook)』의 저자이자 인기 있는 건강 피트니스 블로그 MarksDailyApple.com의 운영자이다. 그는 또한 깨끗한 단백질과 건강한 지방, 무가당으로 만든 건강하고 훌륭한 음식을 개발하고 제조하며 유통하는 '원시의 부엌(Primal Kitchen)'의 설립자이기도 하다.

롭 울프 | Robb Wolf

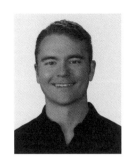

연구 생화학자였던 롭 울프는 뉴욕타임스 베스트셀러 『팔레오 솔루션 : 원시 인류 식단(The Paleo Solution : The Original Human Diet)』의 저자이다. 『구석기 다이어트』의 저자인 로렌 코데인 교수의 제자인 롭은 인기 절정의 팟캐스트와 책, 세미나를 통해 전 세계 수십만 명의 삶을 변화시켰다.

롭은 〈영양과 대사 저널(The Journal of Nutrition and Metabolism)〉의 편집자였으며, 영양 및 운동 트레이닝 저널 〈퍼포먼스 메뉴〉의 공동 창립자이자, 〈맨스 헬스〉 잡지가 선정한 미국 상위 30개 체육관 중 하나인 '노컬 스트렝스 & 컨디셔닝'의 공동 소유주이며 해군 특수전 프로그램 컨설턴트이다. 그는 스페셜티 헬스 주식회사, 팔레오 FX, 팔레오 매거진의 이사회와 고문단의 일원이다.

롭은 전에 캘리포니아 주 파워리프팅 챔피언(565파운드 스쿼트, 345파운드 벤치, 565파운드 데드리프트)이었으며 6승 0패 전적의 아마추어 킥복싱 선수이다. 그는 최고 수준의 선수들을 지도하고 MMA, 모터크로스, 조정, 철인3종 경기의 올림픽 참가 선수와 세계 챔피언들을 컨설팅한다. 그는 NASA, 해군 특수전, 캐나다 경보병대, 미국 해병대를 비롯한 여러 기관을 대상으로 영양과 힘, 훈련에 관한 세미나를 제공했다.

네바다 주 리노에서 아내 니키와 두 딸 조, 새건과 함께 살고 있다.

F EARS
두려움 – 잊어라

A DVANTAGES
혜택 – 너무 많다

S CHEDULE
주기 – 필요할 때마다

T HERAPEUTIC
치료 효과 – 비만, 당뇨, 암, 알츠하이머병과 같이 아주 많은 질병에
효과가 있다

* FAST 단식

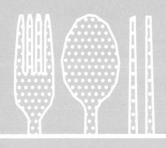

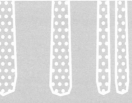

PART 1

단식이란 무엇이고
왜 도움이 되는가?

CHAPTER 1

단식이란 무엇인가?

──── 단식으로 비만과 제 2형 당뇨병을 치료할 수 있다고 내가 말할 때마다 사람들은 토끼눈을 뜨며 똑같은 반응을 보인다. 굶는다고요? 그게 방법이라고요? 사람들을 굶긴다고요? 아니다. 전혀 그렇지 않다. 나는 사람들을 굶기지 않을 것이다. 나는 그들에게 단식을 요구할 것이다.

단식은 한 가지 중요한 측면에서 굶기와는 완전히 다르다. 굶는 건 어쩔 수 없이 먹지 못하는 것이다. 계획적이지도 않고 관리되지도 않는다.

굶는 사람들은 언제 어디에서 다음 번 식사를 할지 전혀 모른다. 이런 일은 전쟁이나 기근 시에 발생한다. 반면에 단식은 영적인 목적이나 건강 또는 다른 이유로 자발적으로 먹지 않는 것이다. 언제든 먹을 수 있지만 먹지 않기로 결정한 것이다. 그 이유가 무엇이든, 단식이 자발적이라는 사실은 중요한 차이점이다. 굶주림과 단식을 결코 혼동해서는 안 되며, 용어를 절대로 혼용해서는 안 된다. 단식과 굶주림은 완전히 딴 세상이다. 건강을 위한 달리기와 사자에 쫓겨 달리는 것은 다르다. 기아는 외부의 힘에 의해 어쩔 수 없이 먹지 못하는 것이다. 반면에 단식은 몇 시간이든 몇 달이든 일정 기간이 지나면 끝낼 수 있다. 당신은 원하는 시간에 단식을 시작하고 또 끝낼 수 있다. 어떤 이유로든 혹은 아무 이유 없이 단식을 시작하거나 중단할 수 있다.

단식에는 정해진 기간이 없다. 그저 먹지 않는 것이기 때문에, 먹지 않는 시간에는 사실상 단식을 하고 있는 것이다. 예를 들어, 저녁 식사와 다음 날 아침 식사 사이 약 12시간 동안 단식을 할 수 있다. 그런 점에서 단식은 일상의 일부로 간주해야 한다. 아침식사(breakfast)라는 말을 생각해 보자. 이 단어는 '단식(fast)을 깨는(break)' 식사라는 의미를 지닌다. 이 단어는 단식이 혹독하고 이례적인 형벌이 아니라 단시간일지라도 매일 이루어지는 것임을 암시한다. 단식은 이상한 것이 아니라 우리 생활의 일부이다.

나는 때때로 단식을 체중 감량을 위한 '고대의 비밀'이라고 부른다. 왜일까? 2장에서 설명하겠지만 단식은 수천 년의 역사를 지닌 오래된 기법이다. 단식은 어떤 식이요법보다 훨씬 오래된 것으로, 인류만큼 오래되었다. 그런데 어째서 단식이 '비밀'이 되었을까?

단식은 수천 년 동안 행해졌음에도 식이요법으로서는 대부분 잊혀졌다. 단식에 관한 책도 거의 없고, 이를 중점적으로 다루는 웹 사이트도 거의 없다. 신문이나 잡지에서도 거의 언급되지 않는다. 단식 이야기를 꺼낼라치면 의혹의 눈초리를 피할 수 없다. 단식은 공공연한 비밀인 것이다. 어쩌다 이렇게 되었을까?

대형 식품회사들은 광고의 힘을 이용해 단식에 대한 우리의 생각을 서서히 바꿔 놓았다. 단식은 이제 몸을 정화하는 건강한 전통이 아닌, 두렵고 어떡해서든 피해야 하는 것으로 여겨진다. 단식은 기업에 극도로 불리한 이슈다. 사람들이 먹지 않으면 식품을 판매하기 어렵기 때문이다. 단식은 서서히 그러나 불가피하게 금기시되었다. 이제 영양 단체들은 한 끼만 건너뛰어도 건강에 심각한 결과를 초래할 것이라고 주장한다.

- 아침을 꼭 먹어야 한다.
- 온종일 끊임없이 간식을 먹어야 한다.
- 숙면을 돕는 취침 전 간식을 먹어야 한다.
- 절대로 끼니를 거르면 안 된다.

이 메시지는 TV, 신문, 서적 등 어디서나 볼 수 있다. 같은 말을 자꾸 반복해서 들으면 그것이 의심의 여지 없이 절대 진실이며 과학적으로 입증되었다는 착각에 빠진다. 진실은 정반대이다. 꼬박꼬박 챙겨 먹는 식사와 건강 사이에는 상관관계가 없다.

때때로 전문가들은 밥을 굶으면 몸이 축나기 때문에 단식을 하면 안 된다고 설득하려 들 것이다. 단식은 너무 어렵다… 단식은 불가능하다… 하지만 진실은 역시 정반대이다.

단식의 고수 ─ 마크 사이슨　　나는 단식이 노화 방지에 탁월하다는 글을 무수히 읽었지만, 소중한 내 근육을 잃을까 두려워 단식 시도를 망설였다. 그러던 중, 장시간 비행기

여행을 하던 중에, 전날 밤부터 음식을 먹을 수 없는 상황이 되어 의도치 않게 36시간 단식을 하게 되었다. 당시 나는 활력을 유지했고 정신도 또렷했다. 그 경험을 바탕으로 나는 먹지 않고(사실은 식욕을 느끼지 않고) 얼마나 버틸 수 있는지 실험하기 시작했다. 나는 내가 꽤 긴 시간을 견딜 수 있고, 단식으로 가장 중요한 근육량이나 힘이 줄어들지 않는다는 걸 깨달았다.

단식이 가능할까? 그렇다. 수천 년 동안 그야말로 전 세계 수백만 명의 사람들이 단식을 해 왔다.

단식이 건강에 해로울까? 아니다. 실제로 건강에 아주 이롭다.

단식을 하면 체중이 줄까? 하루 내내 아무것도 먹지 않으면 살이 빠질 거라고 생각하는가? 물론이다.

단식은 효과적이고, 간단하며, 조절하기 쉽고, 실용적이며, 사실상 효과가 보장된다. 아이에게 어떻게 살을 빼느냐고 물어보면, 아마 몇 끼 굶으면 된다고 말할 것이다. 그렇다면 무엇이 문제일까? 우리가 단식을 하면 아무도 돈을 벌 수 없다. 대형 식품업체도, 대형 제약회사도 말이다. 아무도 우리가 살을 빼는 고대의 비밀을 알기를 바라지 않는다.

일일 단식이 사라지다

1970년대에 미국인은 일반적으로 간식 없이 하루에 아침, 점심, 저녁 세 끼를 먹었다. 국민건강영양조사(National Health and Nutrition Examination Survey)에서 수집한 자료를 보면 당시에는 하루 평균 세끼를 먹는 환경이었다. 나는 1970년대에 자랐기 때문에 잘 기억한다. 우리가 방과 후에 간식에 손을 대려고 하면 어떤 일이 벌어졌을까? 보통 손바닥을 맞으며 "입맛이 없어져서 저녁을 못 먹어"라는 꾸지람을 들었다.

대개 아침 식사는 오전 8시, 점심은 정오, 저녁은 6시에 먹었다. 다시 말해, 음식을 먹는 시간 10시간과 금식을 하는 14시간이 적절히 균형을 이루었다는 의미다. 그 시대는 어떠했을까? 오늘날처럼 비만과 제 2형 당뇨병이 문제가 되지 않았다.

그림 1-1 성인의 식사 횟수와 간식 횟수는 1977~78년 하루 3회에서 2003~06년 거의 하루 6회로 증가했다.

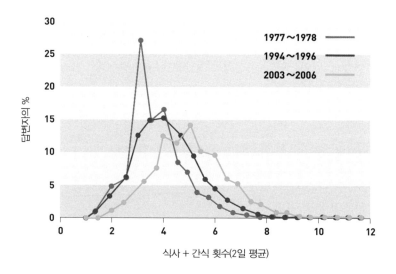

출처 : 팝킨과 더피, 「배고픔과 포만감 때문에 먹는 걸까?」

오늘날은 어떤가? 간식을 못 먹게 하지 않고 성인과 어린이 모두에게 간식을 권한다. 터무니없게 들리지만, 간식을 자주 먹으면 체중 감량에 도움이 된다고 생각하는 사람들도 있다. 내 아들의 평소 하루 일정을 살펴보자. 아들은 일어나서 바로 아침을 먹는다. 학교에서는 오전 간식, 점심식사, 방과 후 간식, 저녁 식사, 그리고 축구

경기 중간에 간식을 먹고, 잠자기 전에도 아마 간식을 먹을 것이다. 그는 하루에 6~7번을 먹는다! 이는 결코 특별한 경우가 아니다. 국민건강영양조사 자료에 따르면, 미국인은 하루 평균 5~6회 먹는다.

따라서 우리는 지금 음식 섭취와 단식이 균형을 이루는 대신, 하루 중 16~18시간 동안 먹고, 금식하는 시간은 잠자는 6~8시간에 불과하다. 비만이 유행처럼 번진 것이 놀랍지 않다.

단식이 대부분의 사람들이 생각하는 것보다 더 유익한 이유를 알아보기 위해, 먼저 우리가 먹을 때와 단식할 때 실제로 우리 몸속에서 어떠한 일이 일어나는지 알아보자.

음식을 먹으면 무슨 일이 벌어질까?

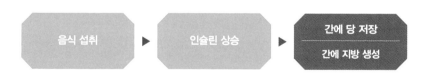

음식을 먹을 때 우리는 즉시 사용할 수 있는 양보다 더 많은 음식 에너

지를 섭취한다. 이 에너지 중 일부는 나중을 위해 저장해야 한다. 음식 에너지의 저장과 사용에 관여하는 주요 호르몬은 식사 중에 증가하는 인슐린이다. 탄수화물과 단백질은 모두 인슐린을 자극한다. 지방을 먹으면 인슐린이 극미량 분비되지만, 우리가 지방만 먹는 경우는 매우 드물다.

인슐린은 두 가지 주요 기능을 갖고 있다. 첫째, 인체가 음식 에너지를 즉시 사용할 수 있게 한다. 흡수된 탄수화물은 빠르게 포도당으로 바뀌므로 혈당 수치가 올라간다. 인슐린은 포도당이 인체 대부분의 세포로 직접 들어가서 에너지로 사용되도록 한다. 단백질은 아미노산으로 분해되어 흡수되며 여분의 아미노산은 포도당으로 전환될 수 있다. 단백질은 혈당을 높이지 않지만 인슐린 수치를 높일 수 있다. 그 효과는 다양하다. 많은 양의 단백질이 일부 탄수화물 식품만큼 인슐린을 자극할 수 있다는 사실을 알고 놀라는 사람들이 많다. 지방은 곧바로 지방으로 흡수되며 인슐린에 최소한의 영향을 미친다.

둘째, 인슐린은 여분의 에너지를 저장하는 데 도움을 준다. 에너지를 저장하는 방법은 두 가지다. 포도당 분자는 글리코겐이라는 긴 사슬에 연결되어 간에 저장될 수 있다. 그러나 저장될 수 있는 글리코겐의 양은 제한적이다. 이 한도에 도달하면 인체가 포도당을 지방으로 전환하기 시작한다. 이 과정을 지방 형성(lipogenesis)이라고 한다(문자 그대로 '새로운 것에서 지방을 만든다'는 의미).

새로 생성된 지방은 간이나 체내 지방에 축적될 수 있다. 포도당을 지방으로 바꾸는 일은 글리코겐으로 저장하는 것보다 복잡한 과정이지만, 생성할 수 있는 지방의 양에는 제한이 없다.

단식을 하면 어떤 일이 벌어질까?

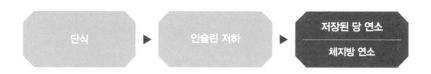

단식을 하면 먹은 음식 에너지를 사용하고 저장하는 과정이 거꾸로 진행된다. 인슐린 수치가 떨어지면서 저장된 에너지를 태우라는 신호가 떨어진다. 글리코겐(간에 저장된 포도당)은 가장 쉽게 접근할 수 있는 에너지원이며, 간은 대략 24시간 동안 에너지를 공급할 만큼 충분히 저장한다. 그 후에 인체는 에너지를 생성하기 위해 저장된 체지방을 분해하기 시작한다.

따라서 인체는 사실상 두 가지 상태, 즉 음식을 섭취한(높은 인슐린) 상태와 단식(낮은 인슐린) 상태에서만 존재한다. 우리 몸은 음식 에너지를 저장하는 중이거나 음식 에너지를 태우는 중이거나 둘 중 하나다. 식사와 단식이 균형을 이루면 체중이 전혀 늘지 않는다.

그러나 우리가 음식물 에너지를 저장하는 데 대부분의 시간을 보낸다면(섭취 상태이므로), 시간이 지나면서 체중이 늘어날 것이다. 그때 필요한 것은 음식 에너지를 태우는 시간을 늘림으로써(단식 상태로 들어감으로써) 균형을 회복시키는 일이다.

섭취 상태에서 단식 상태로의 전환은 단식 생리학 분야의 손꼽히는 전문가인 조지 케이힐(George Cahill) 박사가 고전적으로 설명했듯이 아래와 같이 몇 가지 단계를 거쳐 발생한다.

❶ **음식 섭취 :** 음식을 흡수하면 혈당 수치가 올라가고, 포도당을 세포 속으로 밀어 넣기 위해 인슐린 수치가 올라가며, 세포는 이 포도당을 에너지로 사용한다. 여분의 포도당은 간에 글리코겐으로 저장되거나 지방으로 전환된다.

❷ **흡수 후 단계(단식을 시작하고 6~24시간 이후) :** 이때 혈당과 인슐린 수치가 떨어지기 시작한다. 에너지를 공급하기 위해 간은 글리코겐을 분해하여 포도당을 방출하기 시작한다. 저장된 글리코겐은 약 24~36시간 동안 지속된다.

❸ **포도당신생합성(단식을 시작한 후 24시간~2일) :** 이때 글리코겐 저장량이 바닥난다. 간은 포도당신생합성(말 그대로 새로운 포도당을 만든다는 의미)이라는 과정을 통해 아미노산으로 새로운 포도당을 만든다. 당뇨병이 없는 경우, 포도당 수치가 떨어지기는 하지만 정상 범위를 유지한다.

❹ **케톤 상태(단식을 시작한 후 2~3일) :** 인슐린 수치가 낮으면 지방 분해(에너지 생성을 위한 지방 분해 작용)가 촉진된다. 저장을 위해 사용되는 지방 형태인 중성지방은 글리세롤 뼈대와 3개의 지방산 사슬로 분해된다. 글리세롤이 포도당신생합성(gluconeogenesis)에 사용되므로 아미노산은 단백질 합성을 위해 저장될 수 있다. 지방산은 뇌를 제외한 신체 대부분의 조직에 의해 곧바로 에너지로 사용된다. 인체는 지방산을 사용해, 혈액-뇌 장벽을 넘을 수 있고 뇌에서 에너지로 사용되는 케톤체를 생성한다. 단식 후 4일이 지나면, 뇌에서 사용하는 에너지의 약 75%를 케톤이 공급한다. 생산되는 케톤의 두 가지 주요 유형은 베타-하이드록시부티레이트와 아세토아세테이트이며, 이는 단식 중에 70배 이상 증가할 수 있다.

❺ 단백질 보존 단계(단식 후 5일) : 높은 수준의 성장호르몬은 근육량과 지방 없는 조직을 유지한다. 기본적인 대사를 위한 에너지는 거의 전적으로 지방산과 케톤에 의해 공급된다. 혈당은 글리세롤을 사용하는 포도당신생합성에 의해 유지된다. 노르에피네프린(아드레날린) 수치가 증가해 대사율이 감소하는 것을 방지한다. 정상적으로 단백질 양이 변화하지만, 단백질이 에너지로 사용되지는 않는다.

본질적으로 이는 포도당 연소에서 지방 연소로 전환하는 과정을 설명한다. 지방은 단순히 인체에 저장된 음식 에너지다. 음식이 부족하면 자연스레 저장된 음식이 방출되어 빈 곳을 메운다. 인체는 저장된 지방을 모두 소모할 때까지 자급을 하기 위해 '근육을 태우지' 않는다(3장에서 이 내용이 자세히 나온다).

명심할 한 가지 사항은 이러한 메커니즘이 완전히 자연스럽고 정상적이라는 점이다. 인류 역사에서는 언제나 식량이 부족한 시기가 자연스럽게 발생했으며, 우리 몸은 이러한 구석기시대의 삶에 적응하기 위한 메커니즘을 발달시켰다. 그러지 않았으면 인류는 하나의 종으로 살아남지 못했을 것이다. 영양실조인 경우를 제외하고는 이러한 방식을 활용해도 건강에 부정적인 영향이 오지 않는다(물론 영양실조 상태에서 단식을 해서는 안 되며 극단적인 단식은 영양실조를 유발할 수 있다). 인체는 '정지'되지 않고 다만 인체의 연료원이 음식에서 체내 지방으로 바뀔 뿐이다. 인체는 이때 단식에 적응하기 위해 몇 가지 호르몬의 도움을 받는다.

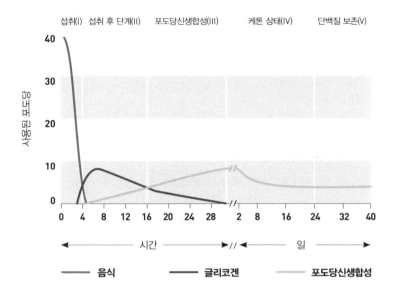

그림 1-2 대사의 5단계. 단식 중에는 저장된 글리코겐을 분해하고 포도당신생합성을 통해 새로운 포도당이 생산되어 혈당 수치가 유지된다.

	섭취 (I)	섭취 후 단계 (II)	포도당신생합성 (III)	케톤 상태 (IV)	단백질 보존 (V)
혈당의 원천	음식	글리코겐 포도당신생합성	포도당신생합성 글리코겐	포도당신생합성	포도당신생합성
포도당을 사용하는 조직	모두	간 빼고 전부. 근육과 지방에서 사용량 감소	간 빼고 전부. 근육과 지방에서 사용량 더욱 감소	뇌, 적혈구, 신장 수질. 근육에서 사용량은 매우 감소	뇌에서 사용량 감소. 적혈구, 신장 수질
뇌의 주연료	포도당	포도당	포도당	포도당 케톤체	케톤체 포도당

출처 : 케이힐, 「단식 중 연료 대사」

독소를 비우는 몸

인슐린의 감소

인슐린 수치의 감소는 단식의 가장 일관된 호르몬 효과 중 하나이다. 모든 음식은 인슐린을 어느 정도 올린다. 정제된 탄수화물이 인슐린을 가장 많이 올리고 지방이 많은 식품이 인슐린을 가장 적게 올리지만, 두 경우 모두에서 인슐린이 증가한다. 따라서 인슐린을 줄이는 가장 효과적인 방법은 모든 음식을 먹지 않는 것이다.

단식 초기에는 인슐린과 혈당 수치가 떨어지지만 정상 범위에 있으며, 포도당신생합성과 글리코겐 분해에 의해 유지된다. 글리코겐이 다 소모되면 지방을 태워 에너지를 만드는 몸으로 바뀌기 시작한다. 장기간 단식을 하면 인슐린이 더 급격히 감소한다.

자주 인슐린 수치를 낮추면 인슐린 민감도가 향상된다. 달리 말해, 인체가 인슐린에 더 잘 반응하게 된다. 인슐린 민감성의 반대 개념인 높은 인슐린 저항성은 제 2형 당뇨병의 근원이며 다음과 같은 여러 질환과 관련된다.

- 심장 질환
- 뇌졸중
- 알츠하이머병
- 제 2형 당뇨병
- 지방간
- 다낭성 난소 증후군
- 통풍
- 죽상동맥경화증

- 위 식도 역류 질환

- 폐쇄성 수면 무호흡증

- 암

그림 1-3 **4일 이상의 장기 단식은 인슐린과 혈당치를 떨어뜨린다.**

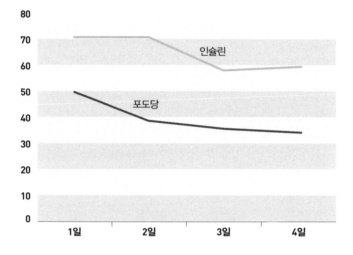

출처 : 자우너 외 「짧은 기간 굶으면 혈청 노르에피네프린이 증가해 휴식 에너지 소비가 증가한다」

    인슐린 수치가 낮아지면 체내 여분의 소금과 수분도 빠져나간다. 인슐린은 신장의 소금과 물을 보유한다고 알려져 있다. 저탄수화물 다이어트가 종종 이뇨를 일으키는 이유도 이 때문이다. 실제로 저탄수화물 다이어트의 초기에 빠지는 체중은 대부분 수분이다. 이러한 이뇨작용 때문에 복부 팽만감이 줄어 몸이 더 가볍게 느껴진다. 일부는 혈압이 낮아지는 경우도 있다.

안정적으로 유지되는 전해질

전해질은 혈액 속에 있는 특정 미네랄들이다. 전해질에는 나트륨, 염화물, 칼륨, 칼슘, 마그네슘, 인이 들어 있다. 몸은 건강을 유지하기 위해 전해질의 혈중 농도를 매우 엄격하게 관리한다. 단식을 장기 연구한 결과, 전해질 불균형의 증거는 발견되지 않았다. 인체는 단식 중에 전해질을 안정적으로 유지하는 메커니즘을 갖추고 있다.

나트륨과 염화물 : 이 미네랄들은 주로 소금에서 발견된다. 하루에 필요한 염분의 양은 매우 적기 때문에, 우리 대부분은 이 수치를 훌쩍 뛰어넘는다. 따라서 단기간의 단식 기간 동안 염분 고갈은 걱정할 필요가 없다. 긴 단식(1주일 이상) 기간 동안에는 신장이 몸에 필요한 대부분의 염분을 재흡수해 보유할 수 있다. 그러나 드물게는 염분 보충이 필요할 수 있다.

칼륨, 칼슘, 마그네슘, 인 : 칼륨 수치는 단식 중에 약간 감소할 수 있지만 정상 범위를 유지한다. 마그네슘, 칼슘, 인의 수치도 단식 중에 안정적이다. 이러한 미네랄들은 뼈에 많이 저장된다(체내 미네랄의 99%). 일반적으로 일부 미네랄은 대변과 소변으로 배출되지만, 단식 중에는 아주 적은 양만 배출된다. 하지만 이러한 미네랄이 지속적으로 필요한 어린이와 임산부, 모유 수유 여성은 단식이 바람직하지 않다.

기타 비타민과 미네랄 : 일반적인 종합 비타민 보충제를 매일 복용하면 미량 영양소의 일일 권장량을 섭취할 수 있다. 건강에 해로운 영향을 미치지 않는 종합 비타민제만 복용하며 382일 동안 단식을 유지한 남성이 있었다. 실제로 그는 단식 기간 내내 몸 상태가 매우 좋았다.

최대 117일 동안 물과 비타민만 먹는 엄격한 단식 연구에서 연구자들은 혈청 전해질이나 지질, 단백질, 아미노산에 변화가 없다는 점을 확인했다. 또한 이 장기 단식 기간 동안 참가자들은 사실상 배고픔을 느끼지 않았다.

아드레날린이 증가하고 대사 속도가 빨라진다

대부분의 사람들은 단식을 하면 피곤하고 기력이 떨어질 것이라고 예상한다. 하지만 대다수의 사람들이 정반대의 경험을 한다. 단식 중에 사람들은 오히려 활력을 느끼고 기운이 샘솟는다.

그 이유 중 하나는 인체가 여전히 연료를 공급받기 때문이다. 음식이 아니라 지방을 연소해서 에너지를 얻는 것이다. 하지만 이는 아드레날린의 작용으로 저장된 글리코겐을 방출하고(혈당이 높더라도 관계없이) 지방 연소를 촉진하기 때문이기도 하다. 증가된 아드레날린 수치는 인체에 활력을 주고 대사를 자극한다. 실제로 연구 결과, 4일간 단식을 한 후에 휴식 에너지 소비가 12% 증가한다고 밝혀졌다. 단식은 대사를 늦추기는커녕 향상시킨다.

성장호르몬이 증가한다

성장호르몬은 뇌하수체에서 만들어진다. 이름에서 알 수 있듯이 이 호르

그림 1-4 전해질은 장기 단식 기간 동안 안정적으로 유지된다.

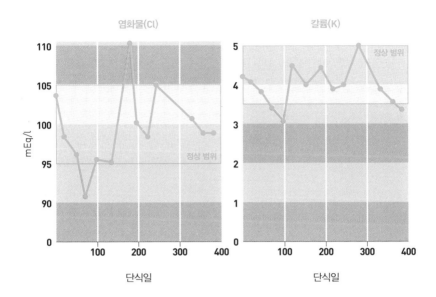

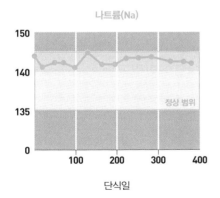

출처 : 스튜어트와 플레밍의 자료, 「382일간의 성공적인 단식 치료법의 특징」

몬은 어린이와 청소년의 정상적인 발달에 큰 역할을 한다. 성장호르몬 수치는 사춘기 동안에 최고조에 달하며 나이가 들면서 점차 감소한다. 성인의 성장호르몬 수치가 지나치게 낮으면 체지방 증가, 근육량 감소, 골밀도 감소(골 감소증)로 이어질 수 있다.

코르티솔과 아드레날린과 함께 성장호르몬은 대응조절 호르몬이다. 이 호르몬은 몸에 신호를 보내 포도당의 가용성을 증가시킨다. 쉽게 얘기하면, 인슐린의 영향에 대응해 혈당치를 높인다. 대응조절 호르몬 수치는 기상 시간 직전인 새벽 4시 정도에 최고조에 달해 밤에 떨어진 혈당치를 올린다. 낮 동안에 포도당을 에너지로 이용할 수 있도록 인체를 준비시키는 것이다.

성장호르몬은 또한 지단백질 리파아제(lipoprotein lipase)와 간장 리파아제(hepatic lipase)와 같은 주요 효소의 수치를 높임으로써 연료용 지방의 가용성을 증가시킨다. 지방이 연소하면 포도당이 덜 필요하게 되므로 이는 혈당을 안정적으로 유지하는 데 도움이 된다.

많은 노화 작용이 성장호르몬 수치가 낮아서 발생할 수 있다. 노년층에게 저용량의 성장호르몬을 투여하면 노화 방지에 상당히 도움이 된다. 무작위 통제 연구에 따르면 남성들에게 6개월간 성장호르몬을 투여한 결과 놀랍게도 제지방이(뼈와 근육)이 3.7kg(8.2 파운드) 증가했을 뿐 아니라, 체지방이 2.4kg(5.3 파운드) 감소했다. 여성에게서도 비슷한 결과가 나타났다.

하지만 외인성 성장호르몬(인체에서 생성되지 않은 성장호르몬)을 사용하면 원치 않는 부작용을 겪을 위험이 있다. 혈당치가 당뇨병 전 단계 수준으로 증가할 수 있으며 혈압도 올라가고 이론적으로 전립선암이나 심장

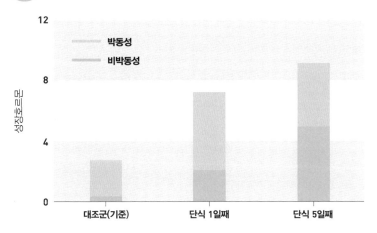

그림 1-5 단식으로 성장호르몬이 상당량 증가한다.

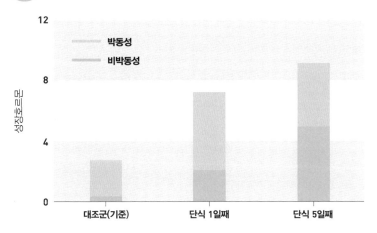

출처 : 케이힐, 「단식 중 연료 대사」

질환이 증가할 위험이 커진다. 이러한 이유로 인공 성장호르몬 주사는 거의 사용되지 않는다. 그렇다면 성장호르몬을 자연적으로 증강시키는 방법이 있을까?

식사는 성장호르몬의 분비를 매우 효과적으로 억제하므로 하루 세끼를 먹을 경우 낮 동안 성장호르몬을 효과적으로 얻지 못한다. 거기다 과식까지 하면 성장호르몬 수치가 80%까지 억제된다.

성장호르몬 분비에 가장 강력한 천연 자극제는 단식이다. 한 연구에서, 단식 5일 동안 성장호르몬 분비가 두 배 이상 증가했다. 단식 중에는 새벽에 치솟는(박동성) 성장호르몬뿐 아니라 낮 동안에도 규칙적으로 이 호르몬이 분비된다(비박동성). 그러니까 박동성과 비박동성 성장호르몬의 분비가 단식 중에 모두 증가한다. 흥미롭게도 칼로리가 매우 낮은 식단일지라도 일단 섭취하면 이와 같은 성장호르몬 반응이 일어나지 않는다.

40일간의 종교적 단식을 연구한 결과에 따르면, 이 단식으로 기준 성장호르몬 수치가 0.73ng/mL에서 9.86ng/mL로 증가했다. 이는 성장호르몬이 1250% 증가한 것으로, 약물을 전혀 사용하지 않고 얻은 결과였다. 1992년 연구에서는 이틀간의 단식으로 성장호르몬이 5배 증가했다.

운동선수들이 얻는 혜택

───── 이러한 모든 호르몬 변화는 특히 운동선수에게 유익할 수 있다. 첫째, 단식 기간 동안에 이러한 호르몬 변화로 얻는 생리학적 효과는 결국 제지방(근육과 뼈)을 유지하는 것이며, 이는 운동선수에게 엄청난 영향을 미친다. 둘째, 연구 결과는 별로 없지만, 성장호르몬 수치가 높을수록 강도 높은 운동 후에 회복 시간이 빨라질 수 있다. 또한 아드레날린이 증가해 더 강도 높은 운동을 할 수 있다. 운동선수는 더 열심히 훈련할 수 있고 더 빨리 회복할 수 있다. 다수의 정상급 운동선수들이 '단식 상태에서 훈련하기'의 이점에 점점 더 많은 관심을 보이고 있다. 단식 상태에서 훈련하기를 지지하는 운동선수들 중에 보디빌더가 많은 것은 우연이 아니다. 보디빌딩은 특히 고강도 훈련과 극도로 낮은 체지방을 요구하는 스포츠이다. 『먹고, 단식하고, 먹어라』의 저자인 브래드 필론과 단식으로 근육량 늘리는 방법을 대중화한 마틴 버크한(Martin Berkhan)은 둘 다 보디빌더이다.

건강한 식습관의 중요성

물론 단식이 만병통치약은 아니다. 건강한 식습관은 여전히 중요하다. 현대 의학이 마주한 가장 큰 도전은 비만, 제2형 당뇨병, 고혈압, 고콜레스테롤, 지방간과 같은 대사성 질환으로, 이를 한데 묶어 대사증후군이라고 부른다. 이러한 질환이 하나라도 발생하면 심장 질환, 뇌졸중, 암, 조기 사망의 위험이 엄청나게 높아진다. 대사증후군의 근본 원인은 과한 당분, 액상과당, 인공향료, 인공감미료, 정제 곡물에 지나치게 의존하는 서구식 식단에 있다.

전통적 식습관을 유지해 온 사회는 이러한 대사장애를 겪지 않는다. 이 책은 오늘날에는 사실상 기억에서 사라져 버린 전통적 식습관 중 하나인 간헐적 단식에 초점을 맞춘다. 하지만 이는 해결책의 일부에 불과하다. 최적의 건강을 원한다면, 단순히 삶에 단식을 추가하는 것만으로는 충분치 않다. 건강한 식습관에도 관심을 집중해야 한다.

'건강한 식사'가 의미하지 않는 것

요즘은 건강한 식사를 단순히 다량영양소의 조합으로 정의하는 경향이 있다. 다량영양소는 탄수화물, 단백질, 지방 이 세 가지밖에 없다. 전문가들이 권장하는 많은 '건강' 식단은 이 세 영양소의 비율이 정해져 있다. 예를 들어, 개정 전의 미국인 식단 권장안은 식이지방을 총 칼로리의 30% 미만으로 유지하라고 조언한다. 이 견해가 자리를 잡은 데는 유감스럽게도 포장식품의 성분(영양소 및 칼로리) 표시제가 널리 시행된 것이 한몫을 했다.

이 견해가 과학적으로 보일 수도 있지만, 이러한 권고는 실질적으로 근거가 없다. 다량영양소를 기초로 한 식단 권장안은 기본적으로 모든 지방이 동일하고, 모든 탄수화물이 동일하며, 모든 단백질이 동일하다는 가정을 깔고 있다. 그러나 이는 분명히 잘못되었다. 엑스트라 버진 올리브 오일은 트랜스지방 함량이 높은 마가린과 같지 않다. 둘 다 순수한 지방이지만 말이다. 우리 몸은 이 두 지방에 완전히 다르게 반응한다. 야생 연어의 단백질은 고도로 정제된 글루텐(곡물에 들어 있지만 단백질이다)과 다르다. 설탕의 탄수화물은 브로콜리나 케일의 탄수화물과 다르다. 흰빵은 흰콩과 다르다. 인체가 이러한 음식들에 다르게 반응한다는 것은 간단하고 쉬운 측정으로도 확인할 수 있다.

칼로리도 마찬가지다. 칼로리를 제한하는 식단 권장안은 모든 칼로리가 동일하다는 전제에 기초하지만, 녹색 채소 샐러드 100칼로리는 초콜릿칩 쿠키 100칼로리만큼 살을 찌우지 않는다.

다량영양소에 기초한 영양 지침이나 칼로리 제한에 의지하면 식사가 훨씬 복잡해진다. 우리는 지방, 단백질, 탄수화물을 특정 비율로 섭취하지 않는다. 우리는 음식을 먹는다. 어떤 음식은 다른 음식보다 살이 더 찐다. 따라서 최고의 조언은 특정 영양소가 아닌 특정 음식을 먹을지 말지에 초점을 맞춘다.

지속적으로 높은 인슐린 수치가 모든 대사증후군의 근본 원인이므로, 대사증후군 환자는 음식물이 인슐린 분비를 어떤 방식으로 자극하는지 관심을 갖는 것이 특히 중요하다. 물론 단식은 인슐린 수치를 낮추는 궁극의 무기다. 모든 음식이 인슐린을 어느 정도 자극하기 때문에 인슐린을 낮추는 가장 좋은 방법은 아무 음식도 먹지 않는 것이다. 그러나 우리는 무기한으로 단식을 할 수 없기 때문에 이쯤에서 인슐린 수치를 낮추는 몇 가지 간단한 규칙을 알아볼 필요가 있다.

가공하지 않은 자연 음식을 먹어라

인간은 다양한 음식을 섭취해도 건강에 해가 없도록 진화했다. 이누이트 부족은 전통적으로 동물성 식품의 비율이 매우 높은 식단을 섭취했는데, 이는 지방과 단백질의 비율이 높다는 뜻이다. 오키나와인과 같은 사람들은 뿌리채소를 기본으로 한 전통 음식을 먹었다. 즉, 탄수화물의 비율이 높다는 뜻이다. 그러나 두 집단 모두 전통적으로 대사성 질환에 걸리지 않았다. 이러한 질환들은 서구화된 식단이 증가하면서 나타났다.

인간은 고도로 가공된 식품을 먹도록 진화하지 않았다. 가공 과정에서 다량영양소와 섬유소, 미량영양소의 자연스런 균형이 완전히 파괴된다. 예를 들어 밀알을 가공하여 지방과 단백질을 모두 제거하면 흰 밀가루만 남는데 이는 거의 순수한 탄수화물이다. 밀알은 자연식품이지만 흰 밀가루는 그렇지 않다. 또한 가루를 매우 곱게 빻기 때문에 탄수화물이 혈류로 아주 빠르게 흡수된다. 대부분의 다른 가공 곡물도 같은 문제를 지닌다. 우리 몸은 자연식품을 처리하도록 진화했기 때문에, 자연식품이 아닌 것을 먹으면 질병이 생긴다.

아름다운 빨간 페라리 스포츠카를 상상해 보라. 그리고 이 차의 문과 타이어를 떼어 내고 대신 자전거 타이어와 트럭에서 뜯어낸 녹슨 문을 달아 '가공'한다고 상상해 보라. 이것이 같은 차일까? 전혀 아니다.

탄수화물 함유 식품이 본질적으로 건강에 해로운 건 아니다. 문제는 이러한 음식을 자연 상태에서 변화시켜 많은 양을 섭취할 때 발생한다.

가공된 지방도 마찬가지다. 지방을 가공하면 상대적으로 무해한 식물성 기름이 트랜스지방이 포함된 지방, 즉 이제는 위험성이 잘 알려진 독소로 변한다.

음식은 살아 있거나 땅에서 수확한 것임을 알아볼 수 있을 만큼 자연 상태여야 한다. 치리어스(미국의 유명 시리얼) 상자는 땅에서 자라지 않는다. 봉지나 상자에 포장된 식품은 피해야 한다. 영양성분 표시가 있는 경우도 피해야 한다. 브로콜리든 쇠고기든 진짜 음식에는 영양성분 표시가 없다.

건강한 식습관의 진정한 비밀은 바로 이것이다. 진짜 음식을 먹어라!

당분과 정제 곡물을 줄여라

모든 가공식품을 피하면 좋겠지만 여러 가지 이유로 이것이 항상 100% 가능한 것은 아니다. 따라서 어느 식품이 가장 해로운지를 인식해 피하는 것이 중요하다.

모든 사람, 특히 대사증후군 환자의 경우에는 밀가루와 옥수수 제품과 같은 당분과 정제 곡물을 피하는 것이 가장 중요하다. 이 식품들은 다른 식품과 칼로리가 같아도 살이 더 찐다. 저탄수화물 다이어트가 체중 감량에 효과적인 이유도 이 때문이다.

천연 지방 섭취를 늘려라

수십 년 동안 우리는 식이지방을 으뜸가는 공공의 적으로 간주했다(제5장의 저지방 식이요법과 제8장의 심장 건강에 대한 오해에서 더 이야기할 것이다). 하지만 건강 전문가들은 지방이 부당하게 공격당했음을 점차 인정하게 되었다. 사실 건강한 지방이라는 용어는 한때 모순으로 여겨졌지만, 이제 우리는 생활 속에서 이를 기꺼이 받아들인다. 올리브 오일, 견과류, 아보카도와 같이 이전에 기피 대상이었던 단일불포화지방이 많은 음식은 이제 건강에 좋은 '슈퍼푸드'로 여겨진다. 야생 연어와 같이 지방이 많은 생선을 섭취하면 심장 질환의 위험이 줄어든다는 것이 입증되었다. 고기와 유제품에서 발견되는 자연적으로 발생하는 포화지방이 우리의 건강에 해롭지 않다는 증거가 점점 쌓이는 중이다.

가공 지방을 줄여라

하지만 지방이라고 모두 좋은 건 아니다. 쇼트닝, 튀김 음식, 마가린, 케이크, 쿠키와 같은 제과류 음식에서 발견되는 부분 경화유에는 우리 몸에서 잘 처리되지 않는 트랜스지방이 들어 있다. 트랜스지방은 LDL(나쁜) 콜레스테롤 수치를 높이고 HDL(좋은) 콜레스테롤 수치를 낮추어 심장 질환과 뇌졸중의 위험을 증가시킨다.

옥수수유, 해바라기유, 카놀라유와 같이 가공된 식물성 기름은 한때 "심장 건강에 좋다"고 여겨졌다. 예를 들어, 옥수수유를 천연 지방으로 오해하기가 쉽다. 하지만 사실 옥수수는 본래 기름이 많은 식물이 아니다. 슈퍼마켓에서 저렴하게 구입할 수 있는 옥수수유 한 병을 채우기 위해서는 옥수수를 그야말로 톤으로 가공해야 한다. 그리고 최근 자료에 따르면 이러한 기름은 염증성 오메가-6 지방이 매우 높다. 오메가-6 지방은 인체에 필요하지만 현재 우리는 과거보다 10배에서 20배 정도 많은 양의 오메가-6 지방을 섭취할 가능성이 높으며, 오메가-6 지방과 오메가-3 지방(냉수어종과 견과류, 씨앗에서 발견되는) 섭취의 균형이 맞지 않으면 심장 질환, 제2형 당뇨병, 염증성 장 질환 및 기타 만성질환의 요인이 되는 전신성 염증이 발생한다.

건강한 지방을 섭취하고 부분 경화유와 고도로 가공된 식물성 기름과 같은 가공된 지방을 피하는 것이 건강의 비결이다.

! 좋은 영양의 기본은 다음의 간단한 규칙으로 요약될 수 있다.

- 가공되지 않은 자연식품을 섭취한다.
- 당분을 피한다.
- 정제된 곡물을 피한다.
- 천연 지방을 많이 섭취한다.
- 음식 섭취와 단식 간에 균형을 이룬다.

여러 종류의 단식

단식에는 여러 가지 방법이 있으며, 단식하는 '정확한' 방법은 없다. 완전 단식은 음식과 음료를 모두 금한다. 이 단식은 무슬림 전통의 라마단 성월과 같은 종교적 목적으로 행해질 수 있다. 이 기간 동안에는 일출과 일몰 사이에 음식이나 음료를 섭취하지 않는다.

의학적으로, 완전 단식은 음식과 음료를 모두 제한하므로 탈수가 발생한다. 이 때문에 완전 단식은 육체적으로 훨씬 더 어려우므로 기간을 상당히 짧게 잡는다. 이 단식은 일반적으로 건강을 위한 목적으로는 권하지 않는다. 수반되는 탈수증은 몸을 더 힘들게 할 뿐 그것을 보상할 만한 건강상의 이점을 추가로 얻을 수 없다. 의학적 합병증의 위험도 완전 단식에서 훨씬 높다.

책의 후반부에 여러 종류의 단식 일정을 소개할 것이다. 간헐적 단식은 단기 단식(24시간 미만)이나 중기 단식(24시간 이상)을 이용해 성공적으로 실시할 수 있다. 장기 단식(3일 이상) 역시 체중 감량과 기타 건강상의 이익을 위해 안전하게 이용할 수 있다.

뒤에서 단식의 '모범 사례'를 자세히 설명하겠지만 일반적으로 칼로리 없는 음료(물, 차, 커피)와 영양이 풍부한 수제 사골국을 충분히 섭취하면 좋다.

단식의 전반적인 효과

단식이 지닌 잠재적인 부작용이 있을까? 포도당이 증가할까? 아니다. 혈압이 상승할까? 아니다. 암 위험이 높아질까? 아니다. 사실, 단식은 이와 반대의 효과를 준다. 즉, 포도당이 낮아지고, 혈압이 떨어지며, 암 발생 위험이 낮아진다. 게다가 성장호르몬이 많이 분비되면서 여러 가지 혜택을 얻을 수 있다.

단식을 해도 몸이 피곤해지지 않는다. 단식은 근육을 태우지 않는다. 단식을 해도 배가 너무 고파 마치 자궁 속 태아처럼 소파 위에서 몸을 웅크릴 일은 없다.

오히려 단식을 하면 인공 성장호르몬 복용으로 인한 문제 없이 성장호르몬이 주는 노화 방지 효과를 얻을 수 있다. 앞으로 나올 장들에서는 단식이 주는 혜택, 즉 체중 감소(5장)와 제 2형 당뇨병의 개선(6장), 체력 증강과 노화 지연(7장), 심장 건강 향상(8장) 등의 내용을 상세히 알아볼 것이다. 이 모든 혜택을 약품이나 보충제, 고비용 없이 얻을 수 있다.

—— 1999년에 인슐린 저항성에서 기인한 다낭성 난소 증후군 (polycystic ovary syndrome : PCOS)을 진단받았다. 이 질환에는 체중 증가, 다모증, 피부 색소 침착증, 초기 당뇨병 발생과 같은 끔찍한 증상도 포함된다. 나는 천연 허브, 프로게스테론(황체호르몬) 치료법 등을 이용해 PCOS를 고치려고 많은 노력을 기울였지만, 아무런 효과가 없었다.

2015년 5월, 37세였던 나는 제 2형 당뇨병을 진단받았다. 나는 당뇨병을 예방하려고 노력하고 있었지만 어쨌든 그렇게 되었다. 수년간 당뇨병을 앓았던 할머니는 엄청난 혈전이 생겼고 손과 눈을 잃었으며, 결국에는 합병증으로 돌아가셨다. 시어머니는 62세에 당뇨병과 관련한 심장마비로 세상을 떠났다. 이웃에 사는 노인 두 명이 당뇨병으로 다리를 절단했다. 나는 당뇨병이 사악하고 무자비하다는 걸 이미 알고 있었다. 그 병은 매일 우리의 삶을 빼앗아 가고, 비참하게 만들며, 결국은 우리를 죽인다. 나는 내가 60세, 혹은 운이 좋아야 70세에 죽을 거라고 생각했다.

주치의 역시 나에게 어떠한 희망도 주지 않았다. 그녀는 "당뇨병은 진행성 질병입니다. 제가 처방할 약은 약 10년간 당뇨병의 결과를 지연시키는 데 도움이 될 거예요. 그러나 그 이후에는 시력이 상실되거나, 다리나 발을 사용할 수 없거나, 어쩌면 손발의 감각이 사라지거나, 뇌졸중이나 심장 발작을 일으킬 수 있는 고혈압이나 다른 신체 부위의 통증과 같은 증상의 일부 또는 전부가 발생할 수 있어요"라고 말했다. 나는 다이어트와 운동으로 이를 해결할 수 있는지 물었다. 이에 의사는 "당뇨병은 진행성 질병이에요"라고만 되풀이할 뿐이었다.

나는 지푸라기라도 잡고 싶은 심정이었다. 의사는 당뇨병과 고혈압, 고콜레스테롤 치료를 위한 4가지 처방전을 써 주었다. 하지만 나는 약을 먹을 생각이 없었다. 나는 한 가지 사실을 확실히 알고 있었다. 당뇨병 약을 먹었던 내가 아는 모든 사람은 비참하게 살다가 결국 이 병으로 죽었다는 것을…….

나는 그날 밤 몇 시간 동안 인터넷을 검색해서 제이슨 펑 선생님을 찾아냈다. 그는 내가 찾아낸 수정 식단을 옹호하고 단식이 비결이라고 콕 집어 지적한 유일한 의사이자 유일한 사람이었다.

나는 곧바로 물만 마시는 단식 요법을 시작했다. 나는 빠른 결과를 원했기 때문에 주로 3일에서 5일간의 단식을 이용했다. 그러지 않으면 뭔가를 먹어 단식을 망칠 것만 같았다. 나는 체중 감량이 아닌 당뇨병에 초점을 맞췄지만, 그래도 첫 달에 5.4kg이 빠졌고, 그 후 한 달에 2.7kg이 빠졌다. 나는 4개월 사이에 13.6kg이 빠졌다. 116kg이었던 체중이 102kg이 되었다. 격일 단식을 하면 대사 속도가 느려지지 않지만, 여러 날 단식을 하면 약간 느려지는 것 같았다. 그러나 인슐린 민감성은 짧은 단식보다 긴 단식에서 개선 효과가 더 컸다. 나는 정기적으로 단식을 했을 뿐 아니라 식단도 바꾸었다. 펑 선생님은 어떤 식단이 최고라고 지시하지 않고 가공식품을 제한하는 식단이면 무엇이든 좋다고 했다. 나는 저탄수화물 식단을 선택했다. 전에는 언제나 쌀이나 파스타가 메인인 음식을 먹었다. 하지만 그때 고기와 야채만으로도 충분하다는 걸 알게 되었다. 나는 벌거 밀(밀을 반쯤 삶아서 말렸다가 빻은 것), 잘게 썰어 기름에 재빨리 볶은 콜리플라워, 스파게티 스쿼시, 버터를 바르고 양념한 채소를 주재료로 음식을 만든다. 그리고 매끼마다 포만감을 주는 치즈와 견과류를 넣으려고 노력한다. 나는 핫소스와 발사믹 식초, 자일리톨, 윙을 구울 때 나오는 기름을 사용해 매콤달콤한 핫윙을 만드는 방법도 배웠다.

단식 치료법을 시작한 후 첫 달 동안에 나는 매일 종합 비타민과 마그네슘, B-복합 비타민, 비타민 D를 복용했다. 두 번째 달에는 마그네슘, B복합 비타민, 칼륨, 히말라야 핑크 소금만을 사용했다. 이 방식은 어떤 이유인지 수족냉증을 줄이는 데 도움이 되었다. 나는 3개월째에 들어서면서 하루에 500~1000mcg의 크롬 보충제를 복용하기 시작했다. 이는 식사 후 4시간이 아닌 2시간 이내에 식후 혈당치를 식전 수준으로 떨어뜨리는 데 정말로 도움이 되었다. 제2형 당뇨병으로 진단받고 단식을 시작한 지 4개월 후인 2015년 9월 생애 처음으로 혈당 수치가 70대로 나왔다. 이 수치가 정말로 낯설어서 전에 내 수치가 어느 정도였는지 찾아봐야 했다.

단식은 기대하지 않았던 PCOS도 해결했다. 사실, 그때까지 나는 그만큼 건강한 적이 없었다! 군에 있던 스무 살 시절, 주5일 3~5마일을 달리고 체지방이 21%였을 때에도 그 정도로 건강하지 않았다.

개선된 증상은 다음과 같다.

단식을 시작한 직후, 왼발의 따끔거림, 무감각, 붓기, 화끈거림이 사라졌다. 엉덩이 근처 왼쪽 허벅지의 화끈거림이 사라지기까지는 더 오래 걸렸지만, 4개월 후에는 완전히 나았다. 손가락이 저리는 증상이 있었지만, 지금은 거의 사라져서 왼쪽 검지에만 나타난다.

나는 만성적인 효모와 박테리아 감염으로 고통을 겪었지만, 이제 완전히 사라졌다. PCOS 관련 다모증으로 인한 얼굴 털이 사라지고 솜털처럼 부드러운 털만 남았다. 머리카락은 더 부드러워졌고, 건조하고 손상된 모발이 아니라 자연스럽게 윤기가 난다. 허리 수치가 줄었고, 남편 말을 빌리자면 엉덩이 모양이 예뻐졌다! 단식을 시작한 지 불과 2개월 만인 7월 초부터 생리 주기가 정상으로 돌아왔다.

142/92였던 혈압이 1월에 128/83으로 떨어졌다. 9월이 되자, 약을 먹지 않고도 101/75를 유지했다. 의사가 써 준 처방전은 아직 봉투 안에 있다.

CHAPTER 2

단식의 역사

새로운 것은 없다. 잊혀진 것을 제외하면.

– 마리 앙투와네트

────── 진화론적 관점에서 보면, 하루 세끼를 먹고 하루 종일 간식을 먹는 것은 생존이나 건강에 필수 사항이 아니었다. 근대 이전에는 음식을 언제 얻을지 예측할 수 없었고, 따라서 음식 섭취가 불규칙적이었다. 한편으로는 가뭄과 전쟁, 질병 같은 것들 때문에 식량 공급이 제한되었으며 때로는 기근으로 이어졌다. 계절적 요인도 한몫을 했다. 여름과 가을에는 과일과 채소가 풍부했지만, 겨울과 봄에는 부족했다. 음식이 없는 기간이 수 주 또는 수 개월 지속되기도 했다. 요한계시록의 네 기사(인류의 4대 재앙인 질병·전쟁·기근·죽음을 상징함 – 옮긴이) 중 하나가 기근인 데는 이유가 있다.

인류가 농업을 발전시키면서 기근이 점차 줄었고 결국 사라졌다. 그러나 그리스인과 같은 고대 문명인들은 주기적인 단식의 유익함을 본능적으로 알고 있었다. 비자발적인 기아가 사라지면서 고대 문화는 이를 자발적인 단식 기간으로 대체했다. 그들은 이를 주로 '씻어냄' 또는 '해독', '정화'의 기간이라고 불렀다. 고대 그리스의 가장 오래된 기록을 보면 그들이 단식의 위력을 확고부동하게 믿고 있었음을 알 수 있다. 실제로 단식은 세상에서 가장 오래되고 널리 보급된 치유의 전통이다. 지금까지 지구상의 거의 모든 문화와 종교에서 단식이 행해졌다. 단식은 유구한 세월 동안 그 효과가 입증된 고대의 전통이다.

종교적 단식

단식은 종교적인 목적으로 널리 행해지며 세계 거의 모든 주요 종교의 식의 일부로서 남아 있다. 세계 역사상 가장 영향력 있는 세 사람인 예수 그리스도, 붓다, 예언자 마호메트는 모두 단식의 치유력을 믿었다. 종교 용어로는 종종 씻어냄 또는 정화라고 부르지만 이는 사실상 모두 동일한 의미이다.

단식은 인체에 해롭지 않고 매우 유익한 것으로 여러 종교와 문화에서 제각기 발전했다. 단식은 질병 치료법이라기보다는 건강법이다. 단식을 자주 하면 질병을 예방하고 건강을 유지하는 데 도움이 된다.

아담과 이브의 이야기를 보면, 선악과를 먹는 것만이 유일하게 금지된 에덴동산에서 이브는 뱀의 유혹에 넘어가 믿음을 저버린다. 그러므로 단식은 유혹을 물리치고 하나님에게로 돌아오는 행위이다.

성경의 마태복음 4장 2절에는 다음과 같은 글귀가 나온다. "예수는 성령의 인도하심으로 광야로 가서 마귀의 유혹을 받는다. 40일 낮과 40일

밤의 단식을 끝내자 그는 허기를 느꼈다."(앞으로 단식 기간 동안 허기가 사라지는 흥미로운 이야기를 할 것이다. 이러한 기록은 역사 속에 꾸준히 등장한다.) 기독교 전통에서 단식과 기도는 종종 영혼을 깨끗하고 새롭게 하는 방법이다. 상징적으로, 신자들은 영혼을 비움으로써 하나님을 영접할 준비를 할 수 있다. 단식은 자기 부정이기보다는 이를 통해 영성에 도달해 하나님의 음성을 들으며 대화할 수 있는 방법이다. 단식으로 육체를 성령에 맡기고, 하나님 앞에서 겸손해지며, 하나님의 음성을 들을 준비를 하는 것이다.

단식을 하면 예상치 않게 고대 조상들, 특히 단식이 일상적이고 정상적이었던 여성 조상에게 강한 유대감을 느낄 수 있다. 그 여성, 그리고 그 이후의 모든 조상들은 살아남았을 뿐만 아니라 매우 건강하고 강인했을 가능성이 높다. 그들을 생각할 때 나는 깊은 호의와 애정을 느낀다. 우리는 오랜 기간 음식 없이 살도록 진화했다.
— 스텔라 B. 리즈, 영국

그리스정교회 신자들은 일 년 중 180~200일 동안 다양한 단식을 할 수 있다. 유명한 영양학 연구자인 앤셀 키스(Ancel Keys)는 종종 크레타섬을 건강한 지중해 식단의 상징으로 여겼다. 하지만 그는 크레타인들의 식단에서 결정적으로 중요한 요소 하나를 완전히 묵살했다. 대부분의 크레타인들은 그리스정교회의 단식 전통을 따랐다. 그들이 건강하게 오래 산 이유가 이 때문이었는지도 모른다.

불교 승려는 정오 이후부터 다음날 아침까지 단식한다고 알려져 있다. 그리고 며칠 혹은 몇 주 동안 물만 마시는 단식도 있을 수 있다. 그들은 인간의 욕망을 억제하기 위해 단식을 하는데, 이는 모든 욕망을 초월해 해탈에 이르고 모든 고통을 소멸하는 데 도움을 받기 위해서다. 이는 불교의 핵심 사상인 절제와 금욕과도 연결된다.

힌두교는 신체가 고통스러우면 죄가 줄어들 것이라는 믿음에서 단식을 기꺼이 받아들인다. 단식은 또한 욕망을 다스리고 마음을 평화로 인도하는 방법으로 여겨진다. 영적인 성장을 위해 육체적 욕구를 거부하는 것이다. 힌두교에서는 단식을 하는 요일과 날짜가 정해져 있다. 단식은 축제일에도 흔히 이루어진다. 전통적인 아유르베다 의학 역시 인체에 쌓인 독소가 많은 질병의 원인이라고 여겨 이 독소를 정화하기 위해 단식을 처방한다.

이슬람교도들은 성스러운 라마단 기간 동안에 해가 떠서 질 때까지 단식을 한다. 코란에 따르면 선지자 마호메트는 "라마단은 축복받은 달이며 알라가 단식을 의무화한 달이다"라고 말했다. 선지자 마호메트는 월요일과 목요일에도 단식을 권장했다. 라마단은 가장 많이 연구된 단식 방식이지만, 음료가 금지되어 가벼운 탈수증을 초래한다는 점에서 많은 단식 요법과는 다르다.

단식의 고수 — **아셀 제임스**　　정기적인 단식은 전 세계 수백만 명의 사람들에게 평범한 일이며, 수천 년 동안 종교 관행의 일부였다. 하지만 그 이전에 단식은 단순히 삶의 방식이었다. 곡물을 저장할 수 없었고 신선도를 오래 유지할 수 있는 음식이 거의 없었기 때문에, 대부분의 조상들은 풍부한 음식과 기근을 수시로 경험했다. 수렵, 채집인은 사냥감이 부족하거나, 계절이 바뀌거나, 수확량이 적을 때 음식 없이 지냈다. 항상 먹는 것은 정상이 아니다.

초기 단식 옹호자들

초기 단식 옹호자 중 한 명은 현대 의학의 아버지로 널리 여겨지는 히포크라테스(기원전 460~370년)다. 그의 생전에 사람들은 비만이 서서히 이루어지는 심각한 질병임을 깨닫게 되었다. 히포크라테스는 "갑자기 사망하는 일은 마른 사람보다 뚱뚱한 사람에게 더 흔히 일어난다"고 썼다. 그는 비만을 치료하기 위해서는 식후에 운동을 하고 고지방식을 먹어야 하며, "비만 환자는 하루에 한 끼만 먹어야 한다"고 조언했다. 즉, 그 시대에도 24시간 단식이 비만 치료에 매우 유익하다는 점을 인식했다는 얘기다. 히포크라테스에 대한 우리의 경외심을 다시 한 번 입증하듯, 그는 운동과 많은 양의 건강한 지방이 건강에 유익하다는 사실도 인식하고 있었다.

고대 그리스 작가이자 역사가인 플루타르크(46년~120년 추정) 역시 비슷한 생각을 갖고 있었다. 그는 "약보다는 단식이 더 좋다"고 썼다. 고대 그리스의 유명한 사상가인 플라톤과 그의 제자 아리스토텔레스는 단식을 확고히 지지했다.

고대 그리스인들은 자연에서 의학 치료법을 관찰할 수 있다고 믿었다. 그들은 대부분의 동물과 마찬가지로 사람도 아플 때 자연스럽게 먹는 것을 피하기 때문에 단식을 자연스런 질병 치료법이라고 믿었다. 실제로, 모든 동물─개, 고양이, 소, 양 그리고 인간─은 아플 때 음식을 피하기 때문에, 단식을 본능으로 간주할 수 있다. 가장 최근에 독감이나 감기에 걸렸던 때를 생각해 보라. 아마도 입맛이 전혀 없었을 것이다. 그래서 단식을 여러 종류의 질병을 해결하는 인간의 보편적인 본능으로 간주할 수 있다. 단식은 진정 깊이 뿌리내린 인류의 유산이며, 이는 인류만큼 오래되었다.

고대 그리스인들은 또한 단식이 정신력과 인지능력을 향상시킨다고 믿었으며, 단식 기간 중에 어려운 문제와 수수께끼를 풀 수 있다고 생각했다. 이는 이해하기 쉽다. 추수감사절 식사를 마지막으로 먹었던 때를 생각해 보라. 식사 후에 활력이 솟고 정신이 더 초롱초롱해졌는가, 아니면 졸리고 몽롱한 느낌이 들었는가? 우리 대부분은 후자를 경험한다. 음식을 많이 먹고 나면 엄청난 양의 음식을 처리하기 위해 혈액이 소화기관으로 쏠리기 때문에 뇌로 갈 혈액이 줄어든다. 그 결과는 무엇일까? 음식으로 인한 혼수상태다. 어쩌면 낮잠을 잘지도 모른다. 반대로 오랜 시간 먹지 않았던 때를 기억해 보라. 졸리고 정신이 몽롱했는가? 아마 그러지 않았을 것이다. 정신이 예리해지고 주위 환경에 완전히 적응했을 가능성이 더 높다. 이는 우연이 아니다. 구석기시대에는 음식을 찾기 위해 정신 능력과 예리한 감각이 총동원되어야 했다. 음식이 부족할 때, 기민함과 집중력은 자연스럽게 증가했다.

역사 속 여타 뛰어난 지성인들 역시 단식을 열렬히 지지했다. 스위스 의사이자 독성학의 창시자인 파라켈수스(Paracelsus, 1493~1541)는 "투약이 독을 만든다"는 유명한 말을 남겼다. 그는 자연을 비판적으로 관찰하고 현대 과학 방법론의 토대를 마련했다. 그의 발견은 의학에 혁명을 일으켰다. 외과 군의관이었던 그는 소의 배설물을 상처에 바르는 오래된 관행을 거부하며 환부를 청결하고 안전하게 유지해야 한다고 주장했다. 그는 또한 당시 통용했던 사혈 요법에 반기를 들었다. 그는 이러한 일반적인 관행을 따르는 대신 임상 진단과 구체적인 치료법을 개척했다. 뛰어나고 혁신적인 과학자였던 그는 또한 "단식은 가장 좋은 치료법이자 내면의 의사다"라고 말했다.

미국의 건국 공신 중 한 명인 벤자민 프랭클린(1706~1790)은 다양한 영역에서 광범위한 지식을 지닌 인물로 세계적으로 명성을 떨쳤다. 그는 뛰어난 과학자이자 발명가, 외교관, 작가였다. 자신의 천재성을 의학 분야로까지 확장하면서 그는 "모든 의약품 중 최고는 휴식과 단식이다"라고 썼다.

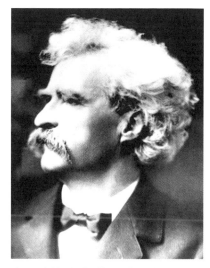

마크 트웨인은 건강을 위한 단식을 옹호했다.

마지막으로 미국의 저명한 작가이자 철학자 중 한 사람인 마크 트웨인(Mark Twain, 1835~1910)은 "아픈 사람에게는 최고의 약과 최고의 의사보다 약간의 굶주림이 더 나을 수 있다"라고 썼다.

근대의 단식

흥미롭게도 1800년대 후반과 1900년대 초반에 전문 단식가들은 오락을 위해 단식을 했다. 한 사람은 30일 동안 단식을 한 후에 자신의 소변을 다량 마셨다. 프란츠 카프카는(Franz Kafka)는 이 이야기를 바탕으로 단편소설 「단식 광대(A Hunger Artist)」를 집필했다. 단식은 유행이 곧 시들해져 다시 부활하지 못했다. 내 생각이지만 누군가가 먹지 않는 모습을 보는 건 그다지 즐거운 일이 아닌 것 같다.

1900년대 초반에 단식이 의학 문헌에 등장하기 시작했다. 1915년에 〈생화학 저널(Journal of Biological Chemistry)〉지에 단식이 "비만으로 고통받는 사람들의 체중을 줄이기 위한 완벽히 안전하고 무해하며 효과적인 방법"이라는 기사가 실렸다. 그러나 빈곤과 전염병, 전쟁으로 가득한 시대에 비만은 오늘날처럼 문제가 아니었다. 두 번의 세계대전과 그 사이에 있었던 대공황 중에는 식량 부족이 극심했다. 비만 치료는 우선순위가 아니었다.

1950년대 후반, W. L. 블룸(Bloom) 박사는 치료법으로서의 단기 단식에 대한 관심을 다시 불러일으켰지만, 장기 단식도 그의 문헌에 잘 설명되어 있다. I. C. 길리랜드(Gilliland) 박사는 1968년 발표한 연구에서 14일간의 표준적인 완전 단식으로 체중을 감량한 46명의 환자들을 치료한 경험을 보고했다.

1960년대 후반 이후에는 단식 치료법에 대한 관심이 다시 사그라진 것처럼 보였다. 그 이유는 대부분 비만이 아직 주요한 건강 문제가 아니었기 때문이다. 당시에는 관상동맥 심장 질환이 주요 관심사였고 영양 연구는 식이지방과 콜레스테롤에 집중되었다. 상업적인 이익을 추구하는 기업들이 많아지면서, 짐작할 수 있듯이 대형 식품회사들은 자기업의 존재를 위협하는 어떠한 방식도 지지하지 않았을 것이다. 따라서 식이요법으로서의 단식이 사라지기 시작했다. 저지방일 뿐 아니라 모든 영양소가 적다는 사실에도 불구하고 1980년대에 와서 단식은 거의 완전히 자취를 감췄다.

오랜 전통과 장점, 효과에도 불구하고 치료 도구로서의 단식은 지난

30년 동안 소멸한 상태였다. 단식을 언급하는 것조차 조롱거리가 되기 십상이었다. 그러나 단식의 원리는 사실 매우 간단하다. 제 2형 당뇨병과 같은 대사성 질환이 너무 많이 먹어서 발생한다면, 논리적으로 해결책은 적게 먹어 대사의 균형을 맞추는 것이다. 이보다 더 간단할 수 있을까?

단식의 고수 — 에이미 버거   인류 역사의 대부분의 기간 동안, 하루 종일 많은 양의 음식을 가까이 하기는 어려웠다. 간헐적 단식은 인류 진화 과정의 일부로서 수시로 이루어졌을 가능성이 높기 때문에, 우리 몸과 뇌는 음식이 부족한 시간을 간절히 기다리고 있을지 모른다. 21세기를 사는 우리는 1년 내내 풍족하게 먹는 축복을 누리고 있기 때문에, 치료를 목적으로 음식을 적게 먹기 위해서는 특별한 노력을 기울여야 한다.

CHAPTER 3

단식에 대한 오해

———— 역사적으로 단식은 널리 행해졌지만, 우리 대부분은 성장하면서 단식이 위험하다는 잘못된 믿음을 갖게 되었다. 우리는 이런 이야기를 너무나 자주 들었기 때문에 이를 절대 진리로 인식하는 경우가 많다. 가장 흔한 오해는 다음과 같다.

- 단식을 하면 몸이 '기아 모드'가 된다.
- 단식을 하면 근육이 연소된다.
- 단식을 하면 저혈당이 된다.
- 단식을 하면 폭식을 하게 된다.
- 단식을 하면 영양실조가 된다.
- 단식은 미친 짓이다.

이러한 오해는 오래 전에 사실이 아님이 증명되었지만, 여전히 우리는 이를 믿고 있다. 대부분의 사람들은 단식이 건강에 해롭다고 잘못 알고 있다. 진실은 정반대이다. 앞으로 나올 장들에서 살펴보겠지만, 단식은 꽤 여러 가지 건강 효과를 제공한다. 먼저, 이러한 오해들을 살펴보자.

오해 1
단식을 하면 기아 모드가 된다

'기아 모드'는 한 끼라도 거르면 큰일이 날 것처럼 겁을 주려고 만든, 말도 안 되는 허풍에 불과하다. 식사를 건너뛰는 것이 왜 그렇게 나쁠까? 자, 찬찬히 따져 보자. 1년 동안 하루에 세끼를 먹는다고 가정하면, 총 1000끼가 조금 넘는다. 1년에 단 하루 단식을 한다면 천 끼 중에 세끼를 굶는 것인데, 이것으로 회복할 수 없는 해를 입는다는 건 말이 안 된다.

'기아 모드'란 인체가 단식에 반응해 대사가 극도로 감소함으로써 인체가 '정지'한다는 의미다. 우리는 몸이 정상적으로 기능하기(폐의 호흡, 뇌 기능, 심장박동, 신장, 간, 소화기관 등이 제대로 작동하는 것) 위해 태우는 에너지의 양을 나타내는 기초대사율(BMR : Basal Metabolic Rate)을 측정함으로써 기아 상태인지 아닌지 알아볼 수 있다. 우리가 매일 소비하는 대부분의 칼로리는 운동에 사용되는 것이 아니라 이러한 기본적인 기능을 유지하기 위해 사용된다.

BMR 수치는 유동적이어서 실제로 많은 변수에 따라 최대 40%까지 증가하거나 감소한다. 예를 들어, 십대 때 나는 감기에 걸린 적이 없었다. -30℃ 추위에 스키를 타도 내 몸은 따뜻했다. 내 BMR이 높았기 때문이다. 다시 말해, 나는 체온을 높이기 위해 많은 칼로리를 태운 것이다. 나이가 들면서 이제 추위를 그만큼 잘 견디지 못한다는 걸 깨달았다. 게다가 나는 십대 때보다 훨씬 적게 먹는다. BMR이 낮아졌기 때문에 내 몸은 기본적인 인체 기능을 위해 많은 칼로리를 태우지 않는다. 그래서 대부분의 사람들이 나이가 들면서 대사 속도가 느려진다고 말하며, 북동부와 캐나다의 나이 든 '피한객들'이 은퇴 후에 플로리다와 애리조나와 같은 따뜻한 곳으로 이주하는 경향이 있는 것도 이 때문이다.

일일 칼로리 섭취량이 줄면 BMR이 급격하게 감소한다는 증거는 많다. 일일 기준 칼로리 소비량을 약 2,500칼로리로 설정한 연구에서, 오랜 기간 동안 일일 칼로리 소비를 약 1500칼로리로 줄이면 BMR이 25~30% 감소한다고 밝혀졌다. 한편, 대상자들이 평소보다 의도적으로 많이 먹게 한 과식 연구에서는 BMR이 증가했다.

대사가 줄면 일반적으로 춥고, 피곤하고, 배고프고, 활력이 떨어진다. 인체는 기본적으로 칼로리를 태워 몸을 데우고, 움직이지 않음으로써 에너지를 보존한다. 체중의 관점에서 보면, 대사 감소는 이중의 저주이다. 첫째로, 다이어트를 하는 동안 기분이 엉망이 된다. 설상가상으로, 일일 칼로리 연소량이 적기 때문에, 체중 감량이 더 어렵고 감량 후에도 요요현상이 훨씬 더 쉽게 온다. 이것이 대부분의 저칼로리 다이어트가 지닌 주된 문제다.

당신이 평소에 하루 2,000칼로리를 먹다가 1,500칼로리로 줄인다고 가정해 보라. 당신의 몸은 결핍을 무기한 버틸 수 없기 때문에(결국에는 태울 지방이 바닥난다), 이를 대비해 에너지 소비를 줄인다. 결국은 BMR이 감소한다. 이는 지난 세기 동안에 많은 실험에서 반복적으로 입증되었으며, 5장에서 이 내용을 더 자세히 설명할 것이다. 이렇듯 잘 알려진 일일 칼로리 제한으로 인한 '기아 모드' 효과 때문에 많은 사람들이 BMR 감소와 유사한 단식이 더 심각한 감소를 유발할 것이라고 짐작한다.

다행히도 이런 일은 일어나지 않는다. 단기간의 단식이 우리의 대사를 떨어뜨린다면, 종으로서의 인간은 살아남지 못했을 것이다. 풍요로움과 기근이 반복되는 상황을 상상해 보자. 구석기시대에는 긴 겨울 동안 식량을 구할 수 없는 날이 많았다. 일반적인 추측대로라면, 첫 번째 기근 후에는 대사가 떨어지면서 몸이 많이 약해질 것이다. 기근이 몇 차례 반복되면 몸이 너무 약해져서 사냥을 하거나 식량을 구할 수 없어서 몸이 더욱 약해질 것이다. 이러한 악순환 속에서 인간 종은 살아남지 못했을 것이다. 하지만 우리 몸은 단기간의 단식으로 작동이 중지되지 않는다.

사실상 단식하는 동안 인체의 대사 수준은 떨어지기는커녕 상승한다. 생존의 관점에서 보면 이는 이치에 맞는다. 음식을 먹지 않으면 인체는 우리에게 음식을 더 구해 올 힘을 주기 위해 저장된 에너지를 연료로 사용한다. 인간은 하루 세끼를 먹도록 진화하지 않았다.

음식 섭취가 0이 되더라도(단식), 우리 몸은 분명히 BMR을 0으로 낮출 수 없다. 우리는 어쨌든 생존을 위해 칼로리를 태워야 한다. 대신 호르몬이 인체의 에너지원을 음식에서 체지방으로 전환하도록 유도한다. 결국 몸에 체지방이 있는 이유가 이 때문이다. 음식이 들어오지 않을 때 사용하도록 말이다. 체지방은 외모 때문에 있는 것이 아니다. 우리는 체지방을 '연료로 사용함으로써' 음식으로서의 효용성을 현저하게 증가시키며, 이로써 에너지 소비의 증가에 부합한다.

연구 결과들을 보면 이 현상을 분명히 알 수 있다. 한 연구에서, 22일

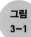

그림
3-1 단식 중에도 기초대사량과 운동 능력이 유지된다.

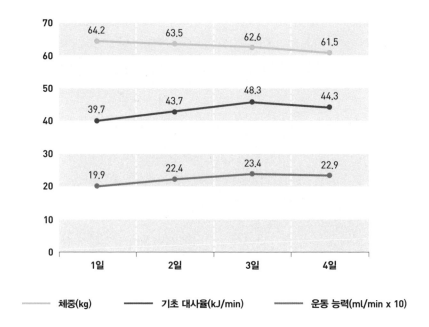

출처 : 자우너 외., 「짧은 기간 굶으면 혈청 노르에피네프린이 증가해 휴식 에너지 소비가 증가한다」

동안 격일로 단식한 후에도 BMR이 감소하지 않았다. 기아 모드가 발생
하지 않은 것이다. 지방 산화(지방 연소)는 하루 64g에서 101g으로 58%
증가했다. 탄수화물 산화는 하루 175g에서 81g으로 53% 감소했다. 이
는 인체가 전반적인 에너지 저하 없이 당질 연소에서 지방 연소로 전환
하기 시작했다는 의미다.

　다른 연구에서는, 4일 연속 단식을 한 후에 BMR이 12% 증가했다. 몸
을 움직이도록 준비시키는 신경전달물질인 노르에피네프린(노르아드레

날린이라고도 함)의 수치는 117% 증가해 에너지 수준이 높게 유지되었다. 혈중 지방산은 인체가 음식 연소 모드에서 체지방 연소 모드로 바뀌면서 370% 이상 증가했다.

우리는 5장에서 인체가 에너지를 어떻게 저장하고 그것에 어떻게 접근하는지 더 자세히 탐구할 것이다. 하지만 우선은 단식하는 동안에도 우리 몸은 제대로 기능하므로, 작동을 멈추거나 '기어 모드'로 들어가지 않는다는 점을 알아두기 바란다.

단식의 고수 ― DR. 버트 헤링　"단식은 건강에 해롭다"는 반응은 소비자의 식품 구매를 유도하려는 마케팅 전략의 결과다. 기업은 음식을 먹지 않으면 자신의 능력을 제대로 발휘하지 못할 수 있다는 생각을 소비자들에게 심어 주기 위해 매년 엄청난 양의 광고비를 지출한다. 2015년에 시작된 스니커즈(초코바―옮긴이) 광고가 완벽한 예이다. '졸릴 때', '꿀꿀할 때', '짜증날 때' 등의 문구가 쓰인 스니커즈는 음식을 섭취하면 이러한 바람직하지 않은 상태를 극복할 수 있음을 암시한다.

오해 2
단식하면 근육이 연소한다

단식에 대한 끈질긴 오해 중 하나는 단식을 하면 근육이 연소해서, 몸이 즉시 근육을 에너지원으로 사용한다는 것이다. 이런 일은 실제로 일어나지 않는다.

인체는 단식 기간 동안 생존하도록 진화했다. 우리는 음식 에너지를 체지방으로 저장해서 음식을 먹을 수 없을 때 이를 연료로 사용한다. 반면 근육은 체지방이 너무 낮아 인체가 근육을 태울 수밖에 없을 때까지 보존된다. 근육 연소는 체지방이 4% 미만일 때만 발생한다(비교하자면, 정상급 남성 마라톤 선수는 약 8%, 여성 마라토너는 이보다 조금 더 많은 체지방을 갖고 있다). 음식을 먹을 수 없을 때 근육은 보존한 채 지방을 태우지 않는다면, 인간은 종으로서 오래 살아남지 못했을 것이다. 거의 모든 포유동물이 이 같은 능력을 갖고 있다.

평소의 생활을 유지하는 사람들을 피험자로 선택한 단식 연구에 따르면, 근육 손실에 대한 일반적인 우려는 크게 잘못되었다. 70일간 격일 단식을 한 결과, 체중이 6% 줄었고 체지방량은 11.4% 감소했지만 제지방량은(근육과 뼈) 전혀 변하지 않았다.

기본적으로, 정상적으로 먹을 때 탄수화물, 지방, 단백질이 합쳐져 에너지가 발생한다. 단식을 시작하면 인체는 탄수화물 산화를 증가시킨다. 쉽게 말하면, 단식을 하고 첫 24~48시간 동안은 당질 연소 모드이다. 글리코겐이 고갈될 때까지 글리코겐의 형태로 연소한다는 뜻이다. 더 이상 태울 당이 없으면 인체는 지방 연소 모드로 바뀐다. 탄수화물 산화가 0으로 감소하면서 지방 산화가 증가한다(그림 3-2 참조).

동시에 단백질 산화, 즉 근육과 같은 단백질을 연료로 태우는 것은 실제로 감소한다. 일반적으로 단백질은 하루에 약 75g씩 연소하지만, 단식 중에는 하루 15~20g으로 떨어진다. 단식 중에는 근육을 연소하지 않고 근육을 보존하기 시작한다. 세포가 정기적으로 새로운 세포로 바뀌는 동안 분해된 많은 아미노산은 새로운 단백질로 재흡수된다.

그림 3-2 단식 중에 인체는 에너지원으로 당질(탄수화물)을 연소하는 모드에서 지방을 연소하는 모드로 바뀐다. 단백질은 사용되지 않는다.

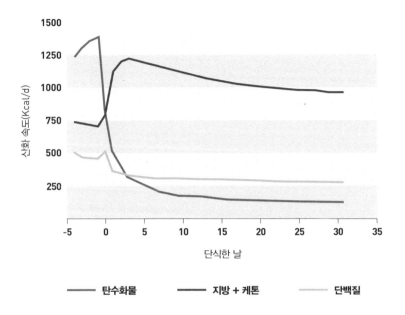

출처 : 맥큐 편, 『단식, 굶주림, 음식 제한의 비교 생리학』

단식의 고수 — **아벨 제임스**　　대부분의 미국인은 실제로 음식을 전혀 먹지 않고 몸에 저장된 지방만으로 뉴욕에서 플로리다까지 걸어갈 수 있을 것이다.

어쨌든, 연료가 떨어지자마자 단백질을 태운다면 인체가 여분의 에너지를 지방으로 저장할 이유가 있을까? 근육과 다른 단백질은 기능성 조직이며 그 목적이 여러 가지다. 이러한 단백질은 에너지로 저장되지 않는다. 에너지 저장은 글리코겐과 지방의 몫이다. 근육을 태워 에너지를 만드는 것은 장작을 쌓아 놓고선 날씨가 추워지자마자 소파를 장작 패듯이 부숴서 불에 넣는 것과 같다.

사실, 단식은 성장호르몬 분비를 위한 가장 강력한 자극 중 하나이며 성장호르몬이 증가하면 마른 체중을 유지하는 데 도움이 된다. 단식 중인 피험자에게 성장호르몬 억제 약물을 사용한 연구에서 단백질 산화가 50% 증가했다.

근육이 늘고 주는 것은 대부분 운동에 달려 있다. 먹어서 근육을 늘리기는 힘들다. 물론 보충제 회사는 그 반대의 이야기를 하려고 들 것이다. 크레아틴을 섭취하고 유청단백질 쉐이크를 마셔도 근육은 생기지 않는다. 그것은 희망 사항일 뿐이다. 근육을 만드는 방법으로 유일하게 신뢰할 수 있는 건 운동이다.

근육 손실이 걱정된다면 운동을 더 하라. 이는 그리 어려운 내용이 아니다. 식단과 운동은 완전히 별개의 문제다. 둘을 혼동하지 마라. 식단(또는 음식 부족. 즉 단식)이 근육량에 어떤 영향을 미칠지 걱정하지 마라. 운동을 하면 근육이 생기고 운동이 부족하면 근육이 줄어든다.

반면에 체중 감량과 제 2형 당뇨병이 문제라면 운동이 아닌 식단에 신경 써야 한다. 나쁜 식단을 당해 낼 수는 없다.

자, 최대한 쉽게 설명하겠다. 체지방은 근본적으로 음식이 없을 때 '먹으려고' 저장한 에너지다. 외모를 위한 것이 아니다. 그래서 단식할 때 우리는 자신의 지방을 '먹는다.' 이는 자연스러운 일이다.

이는 정상적인 과정이다. 우리 몸은 본래 그렇게 작동한다. 그렇지 않

그림 3-3

그림
3-3 격일 단식 70일 동안 제지방량 손실은 없었다.

	기준	격일 단식
	1 일째	70 일째
체중(kg)	96.4 ± 5.3	90.8 ± 4.8
BMI(kg/m^2)	33.7 ± 1.0	31.4 ± 0.9
지방량(kg)	43.0 ± 2.2	38.1 ± 1.8
제지방량(kg)	52.0 ± 3.6	51.9 ± 3.7
허리둘레(cm)	109 ± 2	105 ± 3

출처 : 부타니 외., 「격일 단식으로 관상동맥 심장 질환 위험 지표가 개선된 것은 지방 조직 조절과 관련이 있다」

았다면 구석기시대에 수시로 닥친 기근 때문에 우리는 마침내 완전한 지방 덩어리가 되었을 것이다! 단식 중에는 호르몬이 변화하면서 에너지가 증강되고 (아드레날린 증가) 근육과 뼈(성장호르몬 증가)가 보존된다. 이는 정상적이고 자연적인 현상이므로 두려워할 게 없다.

오해 3
단식은 저혈당을 유발한다

때때로 사람들은 단식 중에 혈당이 매우 낮아져 손발이 덜덜 떨리고 땀이 날 거라고 걱정한다. 다행히도 실제로 이런 일은 일어나지 않는다. 혈당 수준은 인체가 철저히 감시하며, 혈당을 적당한 범위 안에서 유지하는 여러 가지 기전이 존재한다. 단식 중에 우리 몸은 포도당을 공급하기 위해 간의 글리코겐(이는 저장 기간이 짧은 포도당임을 기억하라)을 분해하기 시작한다. 이는 혈당을 정상적으로 유지하기 위해 매일 밤 공복 상태인 수면 중에 일어난다.

24시간에서 36시간 이상 단식하면 글리코겐 저장고가 고갈된다. 간은 이때 지방 분해의 부산물인 글리세롤을 사용하여 포도당신생합성이라는 과정을 통해 새로운 포도당을 만들 수 있다. 이는 곧 혈당치를 정상적으로 유지하기 위해 따로 포도당을 섭취할 필요가 없다는 의미다.

또 하나의 오해는 뇌세포가 포도당만 에너지로 사용할 수 있다는 것이다. 이는 사실이 아니다. 동물 중 인간의 뇌는 독특하게도 케톤체(지방이 대사될 때 생성되는 분자)를 연료원으로 사용할 수 있다. 이 덕분에 음식을 쉽게 구할 수 없는 경우에도 인체가 최적의 기능을 수행할 수 있다. 케톤은 인체에 필요한 에너지의 대부분을 공급한다.

포도당이 뇌 기능에 절대적으로 필요하다면 어떠한 일이 벌어질지 생각해 보라. 24시간 동안 음식을 먹지 않으면 글리코겐 형태로 우리 몸에 저장된 포도당이 고갈된다. 그때 우리의 뇌가 정지하면서 우리는 그야말로 멍청이가 될 것이다. 구석기시대에 날카로운 발톱, 날카로운 송곳니, 불룩한 근육을 가진 야생동물에 비해 인간이 지녔던 유일한 장점은 영리한 뇌였다. 두뇌가 없었더라면 인간은 오래전에 멸종했을 것이다.

단식의 고수 — 에이미 버거　종교나 영적인 목적을 위해 단식을 할 때 사람들은 종종 정신이 매우 명료해지고 육체적, 정서적으로 평안함을 느낀다고 보고한다. 일부는 고도의

행복감을 느끼기도 한다. 그들은 이를 두고 일종의 영적 깨달음을 얻었다고 생각하지만, 진실은 훨씬 더 실용적이고 과학적이다. 비밀은 바로 케톤이다. 케톤은 뇌의 '슈퍼푸드'이다. 몸과 뇌의 주연료가 지방산과 케톤으로 바뀌면 혈당의 급변동으로 인한 '*브레인 포그', 기분 변화, 정서적 불안정이 사라지므로 생각이 또렷해지는 게 정상이다.

* 브레인 포그 : 머리가 혼란스럽고 안개같이 뿌예서 분명하게 생각하거나 표현하지 못하는 상태

포도당이 없을 때 인체는 지방을 태워 케톤체를 생성하기 시작한다. 케톤체는 혈액 – 뇌 장벽을 통과해 뇌세포에 먹이를 공급한다. 케톤으로 뇌 에너지 요구량의 75%까지를 충족시킬 수 있다. 물론, 이는 포도당이 여전히 뇌 에너지 요구량의 25%를 제공한다는 의미다. 그렇다면 두뇌가 작동하기 위해서는 먹어야 할까?

그렇지 않다. 우리가 이미 체지방의 형태로 저장한 포도당과 간에서 포도당신생합성으로 생성되는 포도당이 있기 때문에 음식을 먹지 않아도 연료가 충분하다. 장기간 단식을 해도 혈당 수치가 위험할 만큼 낮아지지 않는다.

단식의 고수 — **마크 사이슨**　나는 아침에 일어났을 때 필요한 에너지가 충분하기 때문에 정오나 오후 1시경에 허기를 느낄 때까지 먹을 생각이 나지 않는다. 나는 내가 필요하다고 생각한 것보다 적은 칼로리로 근육량이 유지되며, 최적으로 기능한다는 걸 깨달았다.

오해 4

단식이 과식을 유도한다

단식을 하면 보상 심리로 과식을 하게 될까? 많은 전문가들이 단식을 하면 배가 너무 고픈 나머지 유혹을 이기지 못하고 과식을 하게 되어 결국 체중 감량에 실패하므로 한 끼도 굶지 말라고 경고한다.

칼로리 섭취를 연구한 결과를 보면, 실제로 단식한 다음날에는 칼로리 섭취가 약간 증가한다. 평균 칼로리 섭취량이 2,436에서 2,914로 증가한다. 그러나 평소에 2일 동안 4,872칼로리를 섭취한다는 점을 고려하면 여전히 1,958칼로리가 적다. 늘어난 칼로리는 단식으로 인한 칼로리 부족을 보충하기에는 턱없이 부족하다.

흥미롭게도, 단식을 반복하면 이와 반대의 결과가 나타날 수 있다. 집중 식이관리 클리닉에서 수백 명의 단식 환자를 치료한 경험에 의하면, 시간이 지나 단식 기간이 길어질수록 식욕이 감소하는 경향이 있다.

오해 5

단식을 하면 영양실조에 걸린다

영양소의 종류에는 크게 다량영양소와 미량영양소 두 종류가 있다. 미량영양소는 식단에서 얻을 수 있는 비타민과 미네랄이며 전반적인 건강에 필요하다. 다량영양소는 단백질, 지방, 탄수화물이다.

미량영양소 결핍은 선진국에서는 드물게 발생한다. 단기 단식에서는 (24시간 미만) 단식 전후에 영양가가 높은 음식을 먹어 거른 식사를 충분히 보충할 수 있다. 장기 단식에서는 일반적인 종합 비타민제를 복용하는 게 좋다. 최장 단식 기록은 382일이었는데, 간단한 종합 비타민제로 비타민 결핍을 모두 예방할 수 있었다.

3대 다량영양소 중에서 인체 기능에 필요한 필수 탄수화물이란 건 존재하지 않기 때문에, 탄수화물 결핍은 있을 수 없다. 하지만 반드시 섭취해야 하는 특정 단백질과 지방이 있다. 이를 필수 아미노산(단백질의 구성 요소)과 필수 지방산이라고 한다. 이것들은 체내에서 만들어지지 않으므로 음식으로 섭취해야 한다.

인체는 보통 소변과 대변으로 필수 아미노산과 필수 지방산을 내보낸다. 단식 중에는 이러한 손실이 줄어 필요한 영양소가 많이 빠져나가지 않고 남아 있다. 그리고 대개 배변이 줄기 때문에(음식물이 위장에 들어가지 않아 대변이 적게 만들어지므로) 대변을 통한 단백질 손실이 방지된다. 필수 영양소, 특히 질소는 소변을 통해 소실될 수 있다. 소변의 질소는 단백질 대사의 신호이며, 단식 중에는 단백질 대사가 감소하므로 소변의 질소는 거의 무시할 수준까지 현저하게 감소한다. 단백질을 더 보존하기 위해, 인체는 오래된 단백질을 단백질 구성 성분인 아미노산으로 분해하고 이를 재활용해 새로운 단백질로 만든다. 단식 중에 인체는 필수 영양소를 배설물로 내보내는 대신 체내에 보유함으로써 많은 영양소를 재활용할 수 있다.

물론 인체의 보상 능력이 아무리 뛰어나도 단식 중에는 필수 지방산과 필수 아미노산을 섭취하지 못한다. 단식 전후에 저탄수화물 식단을 섭취하면 도움이 될 수 있다. 저탄수화물 식단을 섭취하면 지방과 단백질 섭취가 증가하므로 결핍에 대비해 몸이 더 많이 저장한다.

어린이와 임산부, 모유 수유 여성은 다른 사람들보다 영양분이 더 많이 필요하다. 이러한 상황에서는 오래된 단백질과 지방을 재활용하는 것만으로는 충분치 않다. 조직을 성장시키고 생성하기 위해서는 새로운 단백질과 지방이 필요하다. 이들에게 단식은 좋은 선택이 아니다(10장에서 단식하면 안 되는 사람들을 알려 준다).

오해 6
단식은 미친 짓이다

이 말은 단식하면 안 되는 다른 이유를 생각할 수 없는 사람들이 들이미는 마지막 카드와 같다. 과학 연구 결과에서 분명히 입증된 바, 비만은 근본적으로 과식과 관련이 있다. 이는 비만이 칼로리나 탄수화물, 지방을 너무 많이 섭취해서 발생한다고 믿든 안 믿든 사실이다. 단식은 이 모든 경우에 도움이 된다. 그 효과는 의심의 여지가 없다. 어쨌든 아무것도 먹지 않는다면 체중이 빠지지 않을까? 남은 두 가지 질문은 다음과 같다.

- 단식이 건강에 이로울까? 이에 대한 대답은 '그렇다'이다. 다음 장에서 그 이유를 자세히 설명한다.
- 당신도 단식을 할 수 있을까? 물론이다. 전 세계 수백만 명의 사람들이 체중을 줄이기 위해(그리고 다른 많은 이유 때문에) 단식을 해 왔다. 단식을 시작할 때 이 책을 읽으면 도움이 된다.

CHAPTER 4

단식의 혜택

─── 단식의 가장 확실한 혜택은 체중이 빠진다는 것이다. 하지만 이 것 말고도 무수한 이점이 있다. 그중 많은 부분이 근대 이전에 널리 알려 졌다. 사람들이 건강을 위해 특정 기간 동안 단식하는 것이 흔하던 때도 있었다. 이러한 단식 기간을 종종 '씻어 내기', '해독' 또는 '정화'라고 불 렀으며 사람들은 단식으로 몸을 청소해 활기를 되찾을 것이라고 믿었다. 그들은 그야말로 정확했다.

단식 :

- 정신이 또렷해지고 집중력이 높아진다.
- 체중과 체지방이 감소한다.
- 혈당치가 내려간다.

- 인슐린 민감성이 향상된다.

- 활력이 생긴다.

- 지방 연소가 증가한다.

- 혈중 콜레스테롤 수치가 내려간다.

- 알츠하이머병이 예방된다.

- 수명이 연장된다.

- 노화가 늦춰지고 젊어진다.

- 염증이 감소한다.

이번 장 후반에 이러한 건강 혜택들에 대해 설명할 것이다. 단식이 다른 식단보다 좋은 이유는 뭘까? 이번 장에서는 단식의 이점을 살펴보자.

다이어트는 실패한다

위에 나열한 건강 혜택을 선사하는 식단들의 주요 문제점은, 비만과 제 2형 당뇨병 환자를 치료하면서 내가 깨달았듯이 실천하기가 매우 어렵다는 것이다.

비만과 제 2형 당뇨병은 모두 과도한 인슐린 때문에 발생한다. 정제된 탄수화물이 높은 인슐린 수치의 가장 중요한 원인이기 때문에 나는 자연스럽게 환자들에게 저탄수화물 식단을 처방했다. 단백질, 특히 동물성 단백질(유제품과 육류) 역시 인슐린 생산을 자극할 수 있으므로, 이를 과도하게 섭취하면 치료가 더딜 수 있다. 가공식품도 질병에 핵심적인 역할을 한다. 그래서 최고의 식이요법은 가공되지 않은 천연 음식에 중점을 둔다. 이러한 식단에서는 정제된 탄수화물의 비율이 낮고 단백질이 적당량 포함된 천연 지방의 비율이 높을 것이다.

다수의 상호심사 연구 결과에 따르면, 이런 종류의 식단은 제 2형 당뇨병에 탁월한 효과를 보이며 매우 안전하다. 그래서 나는 집중 식이관리 프로그램에서 이 식단을 이용해 환자들을 치료했다. 나는 당분과 정제된 탄수화물을 줄이고 대신 가공되지 않은 식품으로 바꾸라고 조언했다. 나는 강의를 열었고 환자들이 식단을 지키는지 확인했다. 애원도 해봤고 구슬리기도 했다. 나는 환자들의 음식 일지를 한 장 한 장 꼼꼼히 검토했다. 하지만 효과가 없었다.

이 식단으로 치료가 잘될 수 있지만, 식단을 제대로 지킬 때만 그렇다. 많은 환자들에게 이 식단은 너무 복잡했다. 그들은 국수와 빵으로 가득 찬 음식 일지를 가져오면서도 여전히 저탄수화물 식단을 따르고 있다고 주장했다. 그들은 웬일인지 피타와 난, 기타 중동식 둥근 빵은 '빵'으로 여기지 않았다. 그들은 자신들이 먹어야 하는 식단을 이해하지 못했다. 어쨌든 그들은 영양에 집착해 틈만 생기면 의학 저널을 읽는 사람들이 아니었다. 결국, 하루 종일 일하고 가족들을 돌보면서 지난 50년간의 식습관을 바꾸는 것은 매우 어려운 일이었다. 게다가 이 식단은 일반적으로 권장되는 식단과는 거의 정반대였기 때문에 사람들은 이 식단의 건강 효과를 진심으로 받아들이기가 어려웠다.

하지만 나는 포기할 수 없었다. 그들의 건강과 인생은 정말로 적절한 치료에 달려 있었다. 제 2형 당뇨병은 끔찍한 질병이다. 이 병은 북미에서 실명과 신체 절단, 신부전의 가장 큰 원인이다. 또 심장 발작, 뇌졸중, 기타 심혈관 질환의 주요 원인이기도 하다. 제 2형 당뇨병은 식단이 원인이므로 식단으로 치료해야 한다. 무엇보다도 당뇨병은 치료가 가능한 질병이다.

새로운 전략이 필요했다. 탄수화물 섭취를 줄이는 것이 주목표는 아니었다. 목표는 인슐린 수치를 낮추는 것이었고, 탄수화물을 줄이는 것은 그 목표를 달성하는 한 가지 방법이었다. 그러나 모든 음식은 다양한 정도로 인슐린의 분비를 자극한다. 인슐린을 낮추는 가장 효율적인 방법은 아예 먹지 않는 것이다. 다시 말해, 단식이다.

나는 바퀴를 다시 발명할 필요가 없었다. 사람들은 항상 차세대 슈퍼 푸드인 퀴노아나 아사이베리, 케일 칩스와 같이 최신 유행하는 다이어트 음식들에 끌린다. 그러나 인류 역사가 수천 년이 흐른 지금 '차세대 XX'를 발견할 가능성이 얼마나 될까? 수천 년 동안 없이 살았지만 지금은 없으면 살 수 없는 뭔가가 있을까?

단식은 세상에서 가장 오래된 식이요법이다. 이것은 다른 모든 식이요법과 아주 다르다. 단식은 최첨단 유행 식단은 아니지만 오랜 경험이 검증한 것이다. 단식은 뭔가를 하는 것이 아니라 하지 않는 것이다. 단식은 여러 가지 중요한 측면에서 전통적인 다이어트와 다르기 때문에, 뚜렷한 장점이 많다.

장점 1
단식은 간단하다

건강한 식단이 무엇인가에 대해서는 일치된 의견이 없기 때문에 환자들은 자주 혼란스러워 한다. 저지방이 답일까? 아니면 저탄수화물? 저칼로리? 저당분? 저혈당? 단식은 접근법이 완전히 다르므로 이해하기가 훨씬 쉽다. 이는 매우 간단해서 두 문장으로 설명할 수 있다. 아무것도 먹지 마라. 물, 차, 커피 또는 사골 국물을 마셔라. 이게 전부다.

다이어트는 효과를 못 보고 실패할 수 있다. 식단을 실천하지 못하면 반드시 실패한다. 단식의 가장 명백한 이점은 단순해서 효과적이라는 점이다. 식단 지침은 간단할수록 좋다.

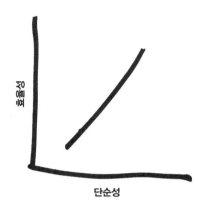

장점 2
단식은 돈이 들지 않는다

나는 환자가 유기농, 목초 쇠고기, 유기농 채소를 먹고 흰 빵과 기타 가공식품은 피하기를 바란다. 그러나 건강에 좋은 이러한 식품은 매우 비싼 경우가 많아, 가공식품에 비해 10배의 비용이 들 수도 있다.

곡물은 정부 보조금을 상당액 받기 때문에 다른 식품보다 훨씬 저렴하다. 예를 들어, 신선한 버찌는 1파운드에 6.99달러지만 빵 한 개의 가격은 1.99달러이다. 파스타 한 박스는 0.99달러에 불과하다. 한정된 예산으로 가족이 한 끼를 먹으려면 파스타와 흰 빵을 사는 편이 훨씬 경제적이다.

식단이 효과적이라면 비용이 비싸더라도 사실 문제가 아니다. 하지만 비싼 가격은 경제적 여유가 없는 사람들에게 효과적이지 못하도록 만든다. 비싼 식단 비용 때문에 제 2형 당뇨병과 장애를 평생 안고 살 수는 없다.

단식은 무료다. 실제로, 단식은 자유로울 뿐만 아니라 음식을 전혀 안 사도 되기 때문에 돈이 굳는다. 비싼 음식도 값비싼 보충제도 없다. 식사를 대체하는 바나나 쉐이크나 약물도 없다. 단식의 가격은 제로(0)다.

단식의 고수 ― DR. 마이클 러시오　　내가 처음에 단식에 관심을 가진 이유는 장 치료에 이용하기 위해서였다. 내 환자 중 많은 사람들이 매우 건강한 식단을 섭취해도 식품 민감성을 경험한다. 이런 환자들은 일반적으로 그 근원에 염증이나 감염 문제가 있다. 단식을 하면 증상이 바로 완화되고 근본 원인을 해결하는 데 도움을 받을 수 있다.

장점 3
단식은 편리하다

재료를 준비해서 집에서 해 먹는 음식은 언제나 건강에 좋다. 하지만 나를 포함해서 많은 사람들이 요리할 시간이 없거나 엄두를 내지 못한다. 직장, 학교, 가족, 아이, 방과 후 활동, 퇴근 후 활동에 바쁘다 보니 남는 시간이 별로 없다. 음식을 만들려면 준비 시간, 장 보는 시간, 조리 시간, 정리 시간이 필요하다. 뭘 해도 시간이 필요하니 시간은 끊임없이 부족

그림
4-1 지난 100년 동안 외식이 늘어남에 따라 집에서 먹는 식사의 빈도수가 감소했다.

집밥 vs 외식

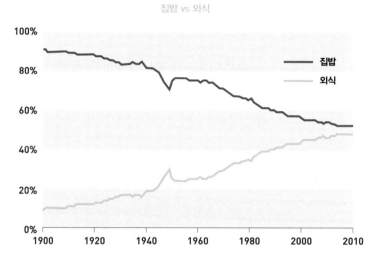

출처: 데릭 톰슨, 「저렴한 식사 : 미국인이 음식에 소비하는 돈」, 아틀랜틱(Atlantic), 2013년 3월 8일

한 필수품인 것 같다.

집 밖에서 음식을 먹는 횟수는 지난 수십 년 동안 꾸준히 증가했다. 많은 사람들이 '슬로푸드' 운동을 지지하려고 노력하지만, 패스트푸드와의 싸움에서 지고 있는 게 분명하다. 따라서 사람들에게 가정 요리에 전념하라고 요구하는 것은 선의에서 나온 말일지라도 성공적인 전략이 될 수 없다. 반면에 단식은 정반대이다. 식료품을 구입하고, 요리하고, 정리할 시간이 필요 없다. 단식은 삶을 단순화하는 방법이다.

단식은 아무것도 하지 않는 것이기 때문에 이보다 쉬운 건 없다. 대부분의 다이어트는 무엇을 하라고 한다. 단식은 아무것도 하지 말라고 한다. 이보다 더 쉬울 수는 없다.

장점 4
인생의 작은 즐거움을 누릴 수 있다

일부 다이어트에서는 아이스크림이나 디저트를 다시는 먹지 말라고 조언한다. 체중 감량을 위해서는 분명히 좋은 조언이다. 하지만 실제로는 실용적인 조언은 아니라고 생각한다. 물론 6개월에서 1년 동안 디저트를 끊을 수 있지만, 평생 동안? 정말로 그러고 싶은가? 한번 생각해 보자. 절친한 친구의 결혼식에서 케이크와 샴페인을 맛보는 기쁨을 상상해 보라. 이러한 작은 즐거움을 영원히 거부해야 할까? 생일 케이크 대신에 생일 샐러드를 즐겨야 할까? 추수감사절 케일 칩! 맘껏 먹을 수 있는 방울다다기 양배추! 인생이 조금 덜 반짝인다. '영원히'는 너무 길다.

디저트를 매일 먹어야 한다는 얘기가 아니다. 하지만 단식을 하면 축제 음식을 균형 있게 조절함으로써 때로 디저트를 즐길 수 있는 능력이 회복된다. 결국 이는 삶의 순환이다. 축제 뒤에는 단식이 뒤따른다. 우리는 항상 그렇게 살아왔다. 인류 역사 동안 우리는 생일과 결혼식, 명절, 기타 특별 행사 때에는 잔치를 열어 축하했다. 하지만 잔치 뒤에는 단식이 뒤따라야 한다.

결혼식에 참석할 예정이라면 즐거운 시간과 함께 달고 맛있는 웨딩 케이크를 기대한다. 그리고 정기적으로 단식을 한다면, 인생의 작은 즐거움 하나를 누리는 것에 죄책감을 느낄 필요가 없다. 그것을 만회할 수 있으니까 말이다.

가장 중요한 점은 단식을 자신의 생활에 맞추는 것이다. 단식을 하기 적절하지 않은 시기가 있을 것이다. 누군들 파티에서 이 음식 저 음료 가리며 흥을 깨는 사람이 되고 싶을까? 절제와 균형을 유지하는 한 맛있는 음식을 먹어도 된다. 단식의 핵심은 균형이다. 단식의 이면은 먹는 것이다. 먹는 시간과 금식하는 시간의 균형을 맞춰 건강을 유지하라. 이 두 가지가 균형을 잃을 때 우리는 곤경에 빠진다.

장점 5
단식은 강력하다

다수의 제 2형 당뇨병 환자는 병적으로 비만하고 인슐린 저항성이 매우 높다. 때로는 엄격한 케토제닉 다이어트(탄수화물이 매우 낮고 단백질이 적당하며 지방이 많은 식단의 케톤 생성 식이요법)조차도 이 병을 퇴치할 만큼 강력하지 않다. 인슐린과 인슐린 저항성을 낮추는 가장 빠르고 효율적인 방법은 단식이다. 체중 정체를 극복하고 인슐린 필요량을 줄이는 데는 단식만 한 게 없다.

치료의 관점에서 볼 때, 단식의 가장 큰 장점은 상한선이 없다는 것이다. 단식에는 최장 기간이 없다. 단식의 세계기록은 382일이다. 이 기간 동안 환자는 해로운 부작용을 겪지 않았다. 따라서 때로 단식이 효과가 없을 경우, 목표에 도달할 때까지 단식 시간이나 횟수를 늘리면 된다.

이를 약물과 비교해 보자. 사실상 모든 약물에는 최대 용량이 있다. 예를 들어, 감염을 치료하기 위해 페니실린을 투약하는 경우, 최대 복용량이 정해져 있어 조금이라도 그 이상을 투약하면 약이 독이 될 수 있다. 그 시점에 아직 감염이 남아 있다면 약을 바꿔야 한다. 저탄수화물 또는 저지방 다이어트에도 같은 원리가 적용된다. 일단 탄수화물이나 지방이

0에 도달하면, 더 이상 낮출 수 없다. 최대 복용량이 있다는 얘기다. 최고 한도에 도달하면 추가 효과를 얻기 위해 다이어트를 바꿔야 한다.

단식의 고수 ─ DR. 버트 헤링 한 달 이상 성공적으로 지속한 단식의 혜택에는 식욕 교정, 잉여 지방 감소, 염증 감소[증상의 정도나 C반응성 단백질(CRP)로 측정], 당뇨병 환자의 혈당 저하[혈당 또는 당화혈색소(HbA1c)로 측정], 고혈압 환자의 혈압 저하가 포함된다.

단식에는 제한이 없으므로 치료할 때 상당한 유연성을 발휘할 수 있다. 달리 말해, 원하는 효과가 나타날 때까지 단식을 계속할 수 있다. 용량이 무한정 올라갈 수 있다. 스스로에게 다음을 질문해 보라. 먹지 않으면 체중을 줄일 수 있을까? 당연하다. 아이들도 그 정도는 안다. 그래서 단식의 효능은 의심의 여지가 없다. 단식은 가장 강력한 체중 감량법이다. 안전과 실천만이 문제다. 더 복잡하거나 심각한 비만 환자의 경우에는 단순히 용량만 늘리면 된다.

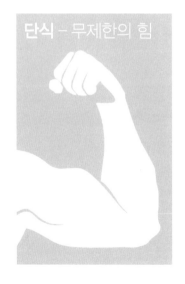

덧붙이자면, 저지방 다이어트와 저탄수화물 다이어트, 팔레오 다이어트, 그리고 거의 모든 다이어트는 개인에 따라 맞을 수도 있고 맞지 않을 수도 있다. 그리고 이러한 다이어트의 효과가 없을 때, 더 이상 할 게 거의 없다. 그러나 단식에서는 단식 기간을 늘리기만 하면 된다. 단식을 오래할수록 체중이 줄 가능성이 높아지며, 결국에는 살이 빠진다.

장점 6
단식은 조절하기 쉽다

일어나자마자 먹고 낮에 두 시간 반마다 한 번씩 먹어야 하는 다이어트도 있다. 그러한 다이어트로 좋은 결과를 얻은 사람들도 있다. 그러나 하루에 6, 7, 8번 먹을거리를 찾거나 포장하는 일은 무척 성가신 일이다. 나는 2시간 반마다 간식 때문에 내 생활이 방해받는 것은 상상조차 할 수 없었다. 그러지 않아도 바쁜 마당에 너무 복잡하고 성가시다. 그리고 그렇게 먹을 필요도 없다.

단식은 언제든 할 수 있다. 정해진 기간이 없다. 16시간이든 16일이든 할 수 있다. 기간을 마음대로 짜 맞출 수 있다. 한 가지 방식에 매일 필요가 없다. 이번 주에는 하루, 다음 날에는 5일, 그 다음 주에는 2일 동안 단식해도 된다. 인생은 예측 불가능하니까 말이다.

단식은 장소의 구애를 받지 않는다. 어디서나 할 수 있다. 미국이나 영국, 아랍에미리트에 산다고 해도 문제가 되지 않는다. 당신이 북극 사막이나 사우디아라비아의 모래사막에 살고 있을지 모른다. 하지만 이는 전혀 중요하지 않다. 반복하지만, 단식은 무언가를 하지 않는 것이기 때문에 인생이 단순해진다. 다른 다이어트를 하면 삶이 복잡해지지만 단식을 하면 삶이 단순해진다.

어떤 이유로든 느낌이 좋지 않으면 단식을 중단하라. 몇 분 안에 완전히 되돌릴 수 있다. 개인적 또는 의학적 이유로 몇 주 동안 단식을 중단하고 싶다면 그래도 된다. 크리스마스 휴일이나 여름휴가에 맘껏 먹고 싶다면 그래도 된다. 먹고 나서 다시 단식 프로그램으로 돌아가라.

단식을 비만대사 수술('위밴드술'이라고도 함)과 비교해 보자. 이 수술은 많은 사람들에게서 적어도 단기간에 체중을 많이 빼는 데 도움이 된다. 그러나 이 수술은 거의 돌이킬 수 없는 합병증을 동반한다. 일단 수술 자체를 되돌릴 수 없기 때문에, 영구적이다. 수술이 잘못되면 정말로 큰일이다. 반면에 단식은 스스로 완전히 통제할 수 있다. 언제든지 단식하거나 단식을 중단할 수 있다

장점 7
어떤 식단과도 병행이 가능하다

모든 식단과 병행할 수 있다는 것은 단식의 가장 큰 장점이다. 그 이유는 단식은 무엇을 하는 게 아니라 하지 않는 것이기 때문이다. 더하기가 아니라 빼기다. 그래서 근본적으로 단식은 상상할 수 있는 거의 모든 다이어트와 다르다.

- 고기를 먹지 않는가? 그래도 단식할 수 있다.
- 밀가루를 먹지 않는가? 그래도 단식할 수 있다.

- 견과류 알레르기가 있는가? 그래도 단식할 수 있다.

- 시간이 없는가? 그래도 단식할 수 있다.

- 돈이 없는가? 그래도 단식할 수 있다.

- 항상 여행 중인가? 그래도 단식할 수 있다.

- 요리를 하지 않는가? 그래도 단식할 수 있다.

- 나이가 80살인가? 그래도 단식할 수 있다.

- 씹는 데 문제가 있는가? 그래도 단식할 수 있다.

이보다 더 쉬운 게 있을까?

―――― 나는 남아프리카공화국에서 자랐고 인생 대부분 동안 과체중이었다. 가끔 살을 뺀 적이 있었지만 요요가 와서 언제나 원래 체중으로 되돌아갔다. 2002년에 나는 2년간 저지방 고탄수화물 다이어트를 했다. 2004년 초에 제 2형 당뇨병, 고콜레스테롤, 고혈압을 진단받고 약물 치료를 시작했다. 아버지와 형제들 역시 이러한 문제들로 약물 치료를 받고 있었다.

105kg이었던 나는 무지방, 고탄수화물 식단에서 저탄수화물, 초저칼로리 다이어트로 방향을 바꿨다. 내 체중은 약 18개월 동안 75kg까지 내려갔지만, 다이어트가 너무 혹독한 나머지 계속할 수가 없었다. 어쩔 수 없이 체중이 다시 늘었다. 2010년 말, 초음파 검사에서 비알코올성 지방간이 발견되자 나는 두려웠다.

2011년 4월, 담당 의사는 제 2형 당뇨병 치료제에 인슐린 주사를 추가했다. 그는 다른 설명 없이 내 혈당 수치가 떨어질 때까지 인슐린 투여량을 늘려야 한다고 말했다. 그래서 나는 그렇게 했다. 2011년 말에 나는 장기로 작용하는 인슐린 120유닛과 속성으로 작용하는 인슐린 80유닛을 매일 밤 주사했다. 거기다 매일 아침과 저녁에 다른 당뇨 약을 복용하고 있었다.

인슐린 투약을 시작한 후, 운동을 아무리 열심히 하고, 별의별 짓을 다 해도 체중이 빠지지 않았다. 탄수화물을 끊어도 마찬가지였다. 나는 그것이 인슐린과 관련이 있다는 것을 알고 있었다. 2015년 1월로 돌아가 보면, 그때까지 내가 할 수 있는 건 다 했다. 나는 다시 탄수화물을 끊고 30분간의 고강도 인터벌 훈련을 시작했다. 내 포도당 수치는 약 2.3mmol/L(41mg/dl) 떨어졌다. 그때 우연히 나는 케이프타운에서 열린 저탄수화물 고지방 학회(Low Carb High Fat Convention)에서 제 2형 당뇨병을 회복시킬 수 있다고 발표한 펑 선생님의 기사를 보았다. 그의 유튜브 발표 영상을 보고 나는 처음으로 의미 있는 것을 발견했다고 생각했다. 나는 즉각 인슐린을 끊는 것이 최우선 과제라고 결론을 내렸지만, 남아프리카공화국에서는 도움을 받을 영양사나 의사를 한 명도 찾을 수 없었다.

2015년 1월	
체중	96kg(212파운드)
공복 혈당	9.5mmol/L(171mg/dl)
당화혈색소(HbA1c)	7.6%
인슐린 투여량	360units/day

그래서 나는 펑 선생님의 집중 식이관리 블로그를 더 읽은 후, 2월 말경에 저탄수화물 식사와 함께 단식 요법을 시작했다. 나는 인슐린 주사를 반으로 줄였고, 주 3일 단식으로 시작했다. 단식 날에는 아침에 크림을 넣은 커피를 마셨고 그 이후로는 레몬 조각을 넣은 물만

마셨다. 나중에는 아침 식사가 정말로 필요 없다는 것을 깨달았다. 그래서 단식하지 않는 날에는 늦은 오후에 한 끼만 먹기 시작했다.

당 수치가 계속 떨어졌고, 그래서 나는 인슐린 주사를 중단하고 저 탄수화물, 팔레오 다이어트(즉, 진짜 음식)를 지속했다. 체중이 서서히 빠져 체중계 바늘이 87.8kg을 가리켰다. 체지방이 6.2kg 감소했고 (전체의 2.9%) 허리둘레는 35cm(14인치)가 줄었다.

2015년 6월	
체중	79.7kg(176파운드)
공복 혈당	7.6mmol/L(137mg/dl)
당화혈색소(HbA1c)	6.2%
인슐린 투여량	없음

6월 초, 체중이 79.7kg이 되고, 체지방은 그때까지 총 13.03kg (7.3%)이 빠졌으며 허리둘레는 총 46.5cm가 줄었다.

나는 단식 요법을 계속했고, 8월에 마침내 나의 마지막 길잡이가 된 의사를 찾았다. 내 결과는 다방면에서 다양한 사람들을 깜짝 놀라게 했다. 예의를 지키느라 내가 너무 바보 같다고 대놓고는 말하지 못했던 의료계 친구들을 포함해서 말이다.

나는 항상 탄수화물, 특히 내가 좋아하는 빵, 과일과 전쟁을 치르리라는 걸 알고 있지만, 이제는 진짜 음식을 먹으며 단식을 병행하는 것이 지속 가능하다는 것을 안다. 펑 선생님의 말씀대로, 나는 음식

2015년 11월	
체중	68kg(150파운드)
공복 혈당	5.9mmol/L(106mg/dl)
당화혈색소(HbA1c)	5.3%
인슐린 투여량	없음

을 맘껏 즐길 때도 있지만 축제와 단식의 균형을 맞추기가 한결 쉬워졌다. 살이 많이 빠져 기분이 날아갈 듯하고, 단식 중에는 오히려 활력이 솟는다.

단식으로 체중 감량하기

────── 장기간 다이어트는 해봐야 소용이 없다. 지중해 다이어트든, 앳킨스 식단이든, 옛날식 저지방−저칼로리 다이어트든 모든 다이어트는 단기간에 체중이 빠지는 것처럼 보인다. 그러나 초기에만 좀 빠지다가 더 이상은 빠지지 않고 급기야 무섭게 살이 다시 붙는다. 다른 다이어트보다 단기간에 살이 많이 빠진다고 입증된 저탄수화물 다이어트조차 가차 없이 요요가 온다. 식단을 착실히 지키고 전략을 잘 짜도 인정사정없는 요요현상은 피할 길이 없다.

달리 말해, 모든 다이어트는 결국 실패한다. 그 이유가 뭘까?

"덜 먹고 더 움직여라"는 효과가 없다

"증거는 푸딩 안에 있다"라는 말을 들어본 적 있는가? 원래 문구는 "푸딩의 증거는 먹는 데 있다"이다. 한마디로 "먹어 봐야 안다"는 뜻이다. 뭔가가 효과가 있다고 생각한다고 해서 반드시 그렇게 되는 것은 아니다.

그렇다면 이를 비만에 적용해 보자. 지난 반세기를 지배했던 영양 패러다임은 '칼로리 섭취, 칼로리 소모(Calories in, calories out = CICO)'였다. 이는 섭취한 칼로리의 양보다 더 많은 칼로리를 소비하면 결국 체중이 줄 거라는 생각이다. 칼로리 밀도가 높은(탄수화물이나 단백질이 1g당 4칼로리인데 비해 지방은 1g당 9칼로리) 식이지방은 특히 살을 찌운다고 여겨졌다.

일반적으로 권장되는, 운동을 결합한 저지방-저칼로리 식단(칼로리 소비는 줄이고 태우는 칼로리는 늘리기 위한)은 "덜 먹고 더 움직여라"라는 문구로 깔끔하게 요약될 수 있다. 이 논리는 분명히 설득력이 있으며, 우리는 이 방식이 효과가 있는 이유를 여러 개 생각해 낼 수 있다. 하지만 이 방식이 실제로 효과가 있을까? 이 방식의 결과는 어떠했을까?

지난 수십 년 동안 이 방식을 널리 옹호했지만, 전 세계적으로 비만이 엄청나게 증가했다는 사실을 누구나 알고 있다. 미국인의 비만 추세를 면밀히 추적하는 애틀랜타 질병통제예방센터의 자료에 따르면, 2015년에 미국에서 비만율이 20% 미만인 주가 없었다. 불과 20년 전인 1995년에는 비만율이 20%를 초과한 주가 없었다.

따라서 다음의 두 가지 사실은 논쟁의 여지가 없다.

사실 1 - 지난 20년 동안 우리는 체중을 줄이려면 덜 먹고 더 움직여야 한다는 조언을 들었다.

이 사실들을 종합해 보면, 가능한 결론은 두 가지밖에 없다. 첫째, 사람들이 의사의 조언을 따르지 않았다는 것이다. 하지만 건강에 관해서라면 사람들은 의사의 말을 정말로 잘 듣는다. 담배를 끊으라는 의사의 경고에 사람들은 금연을 했다. 1960년대 중반에 폐암과 흡연의 연관성이 명백해지자 미국 공중 위생국장은 처음으로 공중 보건 경고문을 발표했다. 그 직후 담배 소비가 계속 하향 추세를 보였고, 공중 위생국장이 간접흡연 보고서를 공개하면서 이 추세는 더욱 가속화되었다.

의사들이 혈압과 콜레스테롤 수치를 주의하라고 권고하자 사람들은 혈압과 콜레스테롤 수치에 신경을 썼다. 그런데 위 두 가지 사실들은 의사들이 덜 먹고 더 움직이라고 권고했을 때 사람들이 그렇게 하지 않았다는 얘기 아닌가? 과연 그랬을까?

이러한 사고방식을 '희생자 비난하기'라고 한다. 우리는 언제나 조언이 옳다고 생각하기 때문에, 그것이 실패한 경우, 사람들이 조언을 따르지 않았기 때문이라고 생각한다. 조언자에게서 조언을 듣는 사람에게로 책임을 전가하는 것이다.

미국인들은 실제 정부의 영양 지침을 따랐다. 미 농무부는 1977년에 최초로 미국인을 위한 식단 권장안(Dietary Guidelines for 1977)을 발표했다. 권장안의 두 가지 구체적인 목표는 탄수화물 섭취량을 늘리고 총 지방 섭취량을 줄이는 것이었다. 칼로리 감소가 구체적인 목표는 아니었지만, 지방이 탄수화물에 비해 칼로리 밀도가 높기 때문에 지방을 덜 먹으

그림
5-1
성인 1인당 담배 소비량, 1900~2012. 의사가 흡연이 건강에 좋지 않다는 말을 하기 시작하자 흡연율이 떨어졌다.

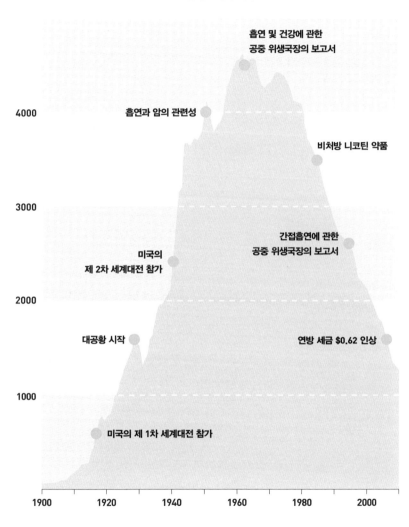

담배 소비의 역사

흡연 및 건강에 관한
공중 위생국장의 보고서

4000 — 흡연과 암의 관련성

비처방 니코틴 약품

3000

간접흡연에 관한
공중 위생국장의 보고서

미국의
제 2차 세계대전 참가

2000

대공황 시작

연방 세금 $0.62 인상

1000

미국의 제 1차 세계대전 참가

1900   1920   1940   1960   1980   2000

출처 : SurgeonGeneral.gov

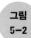

그림
5-2 1970년 이후 미국인들은 대체로 정부의 식단 권장안을 따랐다. 이와 동시에 비만이 폭
발적으로 증가했다.

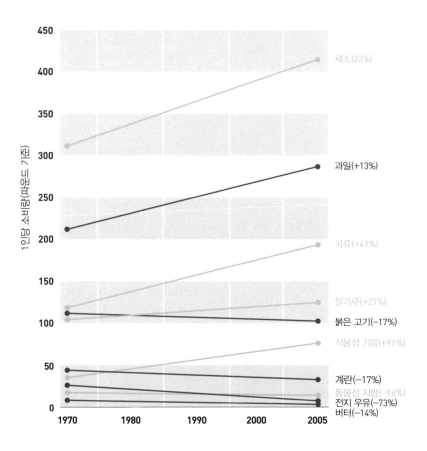

출처 : 웰즈와 버즈비, 「미국인의 식품 소비 주요 추세 평가, 1970~2005.」

면 칼로리가 줄어들 것으로 예상했다. 1970년 이후, 농무부가 권장한 대
로 야채와 과일, 곡물의 소비가 증가하고 붉은 고기와 계란, 동물성 지방

의 소비가 감소했다. 그러나 기대했던 결과는 나타나지 않았다.

이제 가능한 두 번째 결론은 덜 먹고 더 움직이라는 조언이 잘못되었다는 것이다. 그리고 과학 연구가 이를 뒷받침하기 시작했다.

단순히 칼로리 섭취를 줄이고 연소를 늘리는 칼로리 제한 방식이 수십 년 동안 참담한 성공률을 보였음을 우리는 잘 알고 있다.

1959년의 한 연구는 실패율을 무려 98%로 추정했다. 칼로리를 줄이는 전략을 사용한 사람 중 2%만이 2년간 22파운드(약 10kg)의 체중 감량을 유지할 수 있었다. 더 최근인 2015년에는 영국의 연구자들이 175,000명 이상의 비만 남성과 여성의 지난 9년간의 체중 감량율을 검토했다. 칼로리 제한만으로 정상 체중에 도달할 확률은 여성은 0.8%, 남성은 0.47%였다. 따라서 기존의 칼로리 계산 방식을 사용해서 나타날 최선의 시나리오는 99.2%의 실패율이다.

지속적인 체중 감량의 방법으로 칼로리 제한을 연구한 실험 중 단연코 최고라 불릴 만한 실험에서도 이 식단은 실패한 것으로 나타났다. 엄청난 규모의 무작위 대조군 실험이었던 여성 건강 이니셔티브는 7년 반 동안 거의 5만 명의 여성을 추적했다. 한 여성 집단은 곡물, 과일, 야채가 많은 저지방 – 저칼로리 식단을 섭취해 일일 총 361칼로리를 줄였으며, 지방에서 얻은 칼로리의 비율은 38.8%에서 29.8%로 감소했다. 또한 운동량을 14% 늘렸다. 대조군은 평소 식단을 따랐다. 저칼로리에 운동을 늘린 집단의 예상 체중 감량은 연간 약 16kg, 또는 7년 동안 약 114kg이었다. 대조군의 체중 감소는 예상하지 않았다.

최종 결과를 확인한 관련자들은 모두 큰 충격에 빠졌다. 두 집단 간의 실제 체중 감량 차이는 1kg도 되지 않았다! 더욱이 저칼로리, 운동 집단

그림 5-3
여성 건강 이니셔티브(Women's Health Initiative) 연구 참가자들은 7년 넘게 운동과 탄수화물 섭취를 늘리면서 총 칼로리와 지방 섭취를 줄였다.

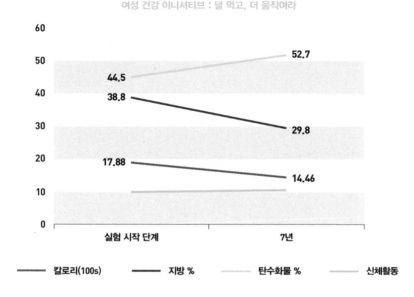

여성 건강 이니셔티브 : 덜 먹고, 더 움직여라

출처 : 하워드 외. 「저지방 식습관과 7년간의 체중 변화 : 여성 건강 이니셔티브 식이 조절 실험」

의 평균 허리 사이즈는 35에서 35.4 인치로 증가했다. 그토록 오랜 시간 "덜 먹고, 더 움직여라" 전략을 착실히 실천한 이 여성들은 사실상 어느 때보다도 뚱뚱해졌다.

더 유명한 사례는 뚱뚱한 참가자들이 장기간 체중 감량 경쟁을 벌이는 리얼리티 TV쇼 〈도전! 팻 제로〉에서 볼 수 있다. 이 프로 참가자들의 단기 결과는 많은 경우 놀라울 정도지만, 그들은 거의 항상 촬영이 끝난 후에 다시 살이 찐다. 시즌 3의 우승자 카이 히버드는 "내 인생의 가장 큰 실수였다"고 말했다. 시즌 2의 수잔 멘돈카는 "우리 모두 다시 뚱뚱해졌

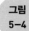
그림
5-4

저지방 저칼로리 식단에도 불구하고(그림 5-3 참조) 여성 건강 이니셔티브 참가자들은
체질량지수 또는 허리와 힙의 비율에 변화가 거의 없었으며, 허리둘레는 약간 증가했다.

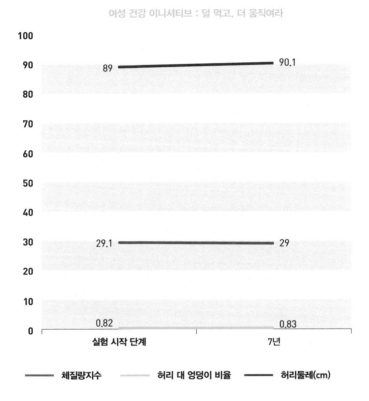

여성 건강 이니셔티브 : 덜 먹고, 더 움직여라

출처 : 하워드 외. 「저지방 식습관과 7년간의 체중 변화 : 여성 건강 이니셔티브 식이 조절 실험」

기 때문에 참가자들이 다시 모이는 후속 방송은 결코 없을 것" 이라고 말
했다.

왜 이런 일이 일어날까? 〈도전! 팻 제로〉 식단은 칼로리를 기본 에너지
요구량의 70%로 제한한다. 이는 하루 1200~1500칼로리를 의미한다.

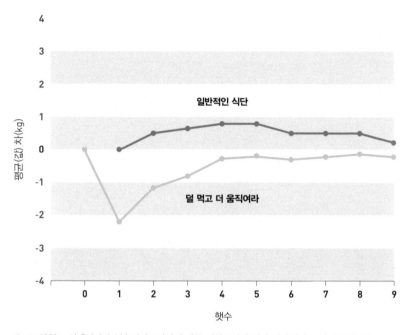

그림 5-5 9년 동안 저칼로리 식단을 꾸준히 섭취한 여성들은 일반적인 식단을 섭취한 여성들보다 체중 감량 혜택을 보지 못했다.

일반적인 식단

덜 먹고 더 움직여라

평균 (값) 차(kg)

햇수

출처 : 하워드 외, 「저지방 식습관과 7년간의 체중 변화 : 여성 건강 이니셔티브 식이 조절 실험」

이와 함께 주 6일, 하루 몇 시간씩 격렬한 운동을 병행한다. 이는 영양사와 의사들이 권장하는 "덜 먹고 더 움직여라" 전략이다. 2015년에 〈도전! 팻 제로〉 다이어트가 시사지인 〈US 뉴스&월드 리포트〉가 선정한 체중 감량 다이어트 3위에 오른 것이 놀랍지 않다.

〈도전! 팻 제로〉 참가자 연구에 의하면, 촬영 30주 동안 참가자의 평균 체중이 149kg에서 92kg으로 감소했다. 평균 57kg이 감소한 것이다! 체지방률은 평균 49%에서 28%로 떨어졌다. 줄어든 부분은 대부분 지방이 없는 조직이나 '제지방'이 아닌 체지방이었다(필연적으로 지방과 함께 지방 없는 조직이 일부 소실되었지만, 이는 대개 근육이 아니라 피부와 결합 조직이다). 와! 이는 놀랄 만한 결과였다.

불행히도 결과는 지속되지 않았다. 기적에 가까운 체중 감량 이후 6년이 지나자, 14명의 참가자 중 13명이 감량 전 체중으로 돌아왔다. 93%의 실패율이다. 다시 살이 찌는 주요 원인은 참가자들의 대사 속도가 상당히 느려졌기 때문이다(이 장의 뒷부분에서 그 이유를 설명할 것이다). 대니 케이힐(시즌 8의 우승자)은 대회 기간 동안에 108kg이 빠졌다. 6년 후에 그의 일일 칼로리 연소량은 전에 비해 800칼로리가 줄었다. 밝혀진 바, 이는 지속적인 체중 감량에 극복할 수 없는 걸림돌이었으므로, 다른 참가자들과 마찬가지로 힘들게 감량했던 체중이 다시 돌아왔다. 하지만 내가 "적게 먹고, 더 움직여라"가 효과가 없다는 것을 납득시킬 필요는 없을 것이다. 여러분은 이미 그것을 알고 있다. 대다수의 사람들은 개인적인 경험을 통해 이 엄청난 실패를 확인한다. 연구 결과에서도 입증되지만, 이 다이어트를 시도한 사람들은 고통스러운 경험을 통해 이 방식이 효과가 없음을 절실히 깨닫는다. 99%의 실패율이라고? 나도 고개가 끄덕여진다.

이것이 "덜 먹고, 더 많이 움직여라" 전략의 잔인한 속임수이다. 이것이 잔인한 이유는, 우리가 신뢰하는 건강 전문가들이 모두 분명히 이 방식이 효과가 있다고 말하기 때문이다. 그래서 실패하면 우리는 스스로를 비난한다.

자, 이제 논증을 위해 "덜 먹고, 더 움직여라"가 효과가 있다고 가정해 보자.

결국 이 사실은 중요하지 않다. 사람들이 따르지 않는 좋은 조언이든

그림 5-6 방송 30주 동안, 〈도전! 팻 제로〉 참가자들은 놀라운 체중 감량을 보였다.

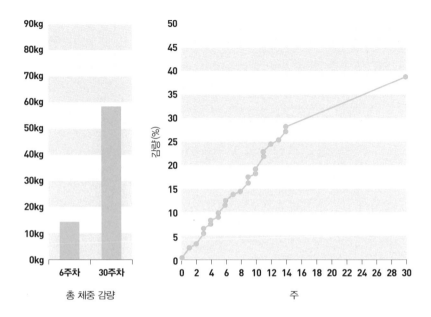

출처 : 요한센 외, 「제지방량은 보존되었지만 막대한 체중 감량으로 대사 저하 발생」

따르는 나쁜 조언이든, 체중이 줄지 않는다는 결과는 동일하다. 그리고
최종 결과가 나쁘다면(실제로 그렇다) 그 조언은 나쁜 것이다. 증거는 푸딩
안에 있다.

그렇다면 어떻게 해야 할까? 유일한 논리적인 결론은 조언을 바꾸는
것이다. 우리에게는 새로운 전략, 즉 단식이 필요하다.

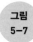

그림 5-7 6년이 지난 후, 거의 모든 참가자들의 체중이 원상 복구되었다.

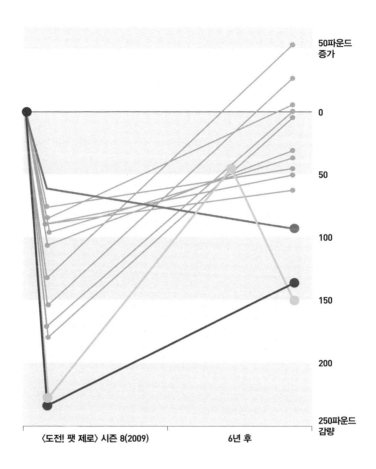

50파운드 증가

0

50

100

150

200

250파운드 감량

〈도전! 팻 제로〉 시즌 8(2009)   6년 후

―――― 에린 에그버트는 프로그램 이후로 체중이 불지 않은 유일한 참가자이다.

―――― 루디 폴스는 빠진 체중이 대부분 다시 돌아와 위밴드술을 받았다.

―――― 대니 케이힐은 체중이 가장 많이 빠져 우승자가 되었지만 45kg 넘게 다시 쪘다.

출처 : 콜라타 「〈도전! 팻 제로〉, 그 후, 그들은 결국 다시 살이 쪘다」

그림
5-8
대사가 느려졌기 때문에 〈도전! 팻 제로〉 참가자 대부분이 감량한 체중을 유지하지 못했다.

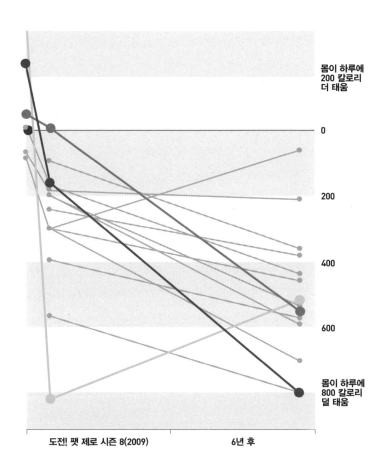

몸이 하루에
200 칼로리
더 태움

0

200

400

600

몸이 하루에
800 칼로리
덜 태움

도전! 팻 제로 시즌 8(2009)   6년 후

———— 에린 에그버트는 프로그램 이후에 체중이 붇지 않은 유일한 참가자이다.

———— 루디 폴스는 체중이 원상 복귀되어 위밴드술을 받았다.

———— 대니 케이힐은 프로그램에 참가할 때에 비해 지금 하루 600칼로리를 적게 태운다.

출처 : 콜라타 「〈도전! 팻 제로〉, 그 후, 그들은 결국 다시 살이 쪘다」

"덜 먹고, 더 움직여라"가 실패하는 이유
몸이 칼로리를 사용하는 방식

"덜 먹고 더 움직여라" 접근이 체중 감량에 실패하는 이유는, 인체의 칼로리 사용 방법에 대한 잘못된 생각, 즉 '한 칸 모델'을 기반으로 하기 때문이다. 이 모델에 따르면 인체는 모든 음식을 단순히 칼로리로 환산해 우리가 상상할 수 있는 한 개의 칸에 이 칼로리를 저장해 사용한다. 인체는 운동과 기초대사에 필요한 칼로리를 사용하려고 이 칸에 접근한다(기초대사란 호흡, 혈류의 독소 제거, 음식물 소화 등과 같은 신체의 기본 기능을 말함. 이러한 기능을 위해서는 칼로리에서 얻은 에너지가 필요함).

이 모델은 욕실 세면대와 같다. 칼로리는 물처럼 세면대로 흘러들어가거나 밖으로 배출될 수 있다. 이 세면대에는 여분의 칼로리가 저장되어 있어 인체에 칼로리가 더 필요하면 쉽게 갖다 쓸 수 있다. 예를 들어, 운동을 할 때 이 세면대에서 칼로리가 배출된다. 저장된 칼로리가 어떤 형태인지는 구분되지 않는다. 즉시 에너지로 쓸 수 있는 포도당으로 저장되었든, 중간 과정에서 사용되는 글리코겐으로 저장되었든, 장기 에너지인 지방으로 저장되었든, 모든 칼로리는 동일하게 취급된다.

하지만 이 모델은 완전한 허구로 알려졌

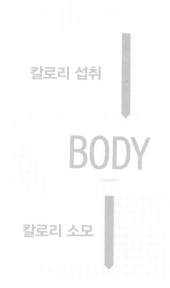

칼로리 저장 및 사용의 한 칸 모델

다. 이것은 우리의 상상 속에서 말고는 존재하지 않는다.

에너지가 체내에 저장되는 두 가지 뚜렷한 방법, 즉 간의 글리코겐과 체지방이 있기 때문에 '두 칸 모델'을 사용해야 더 정확하다.

우리가 음식을 섭취하면 인체는 3대 영양소로 불리는 포도당(탄수화물)과 지방, 단백질에서 에너지를 얻는다. 이중 포도당과 지방은 나중에 사용하기 위해 저장되고 즉시 사용할 수 없는 여분의 단백질은 포도당으로 전환된다. 포도당은 글리코겐으로 간에 저장되지만, 간에 저장할 수 있는 글리코겐의 양은 한정적이다. 글리코겐 저장고가 가득 차면 초과된 칼로리는 체지방으로 저장해야 한다. 섭취한 지방은 간을 거치지 않고 혈류로 직접 흡수되며, 사용되지 않은 지방은 체지방으로 저장된다. 이것이 처음에 저지방 다이어트가 권장된 이유 중 하나였지만, 섭취한 칼로리가 곧바로 어디에 도착하느냐는 체중 증가의 주요 결정 요인이 아니다.

글리코겐을 냉장고라고 생각해 보자. 냉장고는 음식을 단기간 저장하기 위한 것이다. 냉장고에 음식을 넣고 꺼내는 일은 매우 쉽지만 저장 공간은 제한적이다. 반면에 체지방은 지하실의 냉동고와 같다. 냉동고는 장기 저장을 위해 설계되었으며 넣고 꺼내기는 더 어렵지만 용량은 훨씬 더 크다. 또한 필요한 경우 언제든지 지하실에 냉동고를 더 들여놓을 수 있다. 우리는 식료품을 구입해서 먼저 냉장고에 음식을 보관하고 냉장고가 가득 차면 여분의 음식을 냉동고에 저장한다. 즉, 음식물을 먼저 글리코겐으로 저장한 다음 글리코겐 저장고가 가득 차면 나머지를 체지방으로 저장한다.

체지방과 글리코겐은 음식물이 없을 때 에너지로 사용되지만, 동일하게 또는 동시에 사용되지 않는다.

몸은 체지방보다는 글리코겐을 에너지로 사용하고 싶어 한다. 이것이 논리적인 이유는 글리코겐을 태우는 것이 더 쉽기 때문이다. 비유하자면, 지하실의 냉동고까지 가는 것보다 부엌의 냉장고에서 음식을 꺼내는 것이 훨씬 쉽다. 그리고 냉장고에 음식이 있는 한 우리는 냉동고에서 음식을 꺼내지 않을 것이다. 다시 말해서, 산책하는 데 200칼로리의 에너지가 필요하다면 인체는 굳이 체지방까지 가지 않고 가능한 한 글리코겐에서 에너지를 얻으려고 할 것이다.

두 개의 칸인 냉장고와 냉동고는 동시에 사용되지 않고 순차적으로 사용된다. 냉장고를 비운 후에 냉동실에 있는 것을 사용해야 한다. 지방을 태우기 전에 대부분의 글리코겐을 태워야 한다. 기본적으로 인체는 당 혹은 지방을 태울 수 있지만 둘 다 태울 수는 없다.

칼로리 저장 및 사용의 두 칸 모델

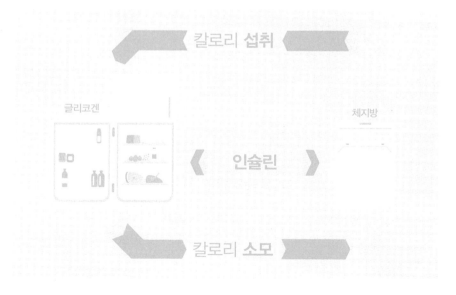

체중 감량과 요요에 결정적 역할을 하는 인슐린

지방 냉동고에 가는 것이 얼마나 쉬운가는 인슐린 호르몬에 달려 있다. 냉동고가 지하실 철창 안에 굳게 잠겨 있을까? 아니면 냉장고 옆에 있을까? 이를 결정하는 주요한 요인이 인슐린 수치다.

음식을 먹지 않으면 인슐린 수치가 낮아져 지방 냉동고에 쉽게 접근할 수 있다. 인체가 저장된 지방을 쉽게 얻을 수 있다는 얘기다. 인슐린 수치가 낮으면 냉동고를 아주 쉽게 열 수 있기 때문에 지방 냉동고를 열기 전에 글리코겐 냉장고를 완전히 비우지 않아도 된다. 집에 있는 냉장고를 생각해 보라. 반쯤 비어 있는 케첩이나 요구르트 통이든 모든 음식을 완전히 비우고 나서야 냉동고에서 버거를 꺼내야 할까? 당연히 아니다! 마찬가지로, 인슐린 수치가 낮으면 몸에 포도당이 남아 있어도 지방을 태울 수 있다. 즉, 칼로리를 줄여 인슐린 수치가 낮으면 글리코겐 냉장고를 완전히 비우지 않아도 몸이 냉동고에서 지방을 꺼내 줄어든 에너지를 보충할 수 있다. 그러나 글리코겐 냉장고를 더 비울수록 지방 냉동고를 사용할 가능성이 높아지고, 냉동고에 가기 쉬워질수록 지방을 사용할 가능성이 높아진다.

인슐린 수치가 낮으면 지방 냉동고에 쉽게 접근할 수 있을 뿐 아니라 실제로 에너지를 만들기 위해 지방이 연소된다. 인슐린 수치가 비정상적으로 낮으면 지방이 지속적으로 연소된다. 췌장의 인슐린 생산 세포가 파괴되는 제1형 당뇨병에서 이러한 상황이 일어난다. 인슐린이 감지할 수 없는 수준으로 떨어진 환자(종종 어린이)는 지방 저장고의 지방을 전부 태우므로, 섭취하는 칼로리가 아무리 많아도 체중을 늘릴 수 없다. 이 병

그림 5-9   1922년, 제 1형 당뇨병을 앓던 소녀의 인슐린 치료 전과 후의 사진

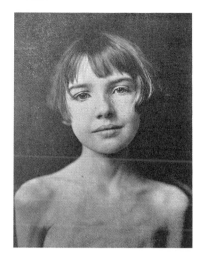 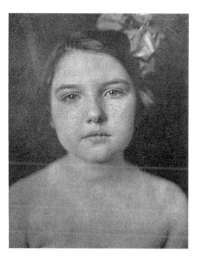

웰컴 이미지스(Wellcome Images)의 「인슐린 치료 전과 후의 사례」는 크리에이티브 커먼스(CC BY) 저작권을 지닌다.

은 치료를 받지 않을 시 치명적이지만, 인슐린 주사로 치료하면 지방을 다시 정상적으로 저장할 수 있다.

반면에 인슐린 수치가 높으면 인체가 냉동고의 지방에 접근하지 못한다. 냉동고는 철창 안에 잠겨 있다. 인슐린은 지방 분해를 억제해 지방 연소를 막는다. 식사 후에 정상적으로 나타나는 높은 인슐린 수치는 들어오는 에너지를 저장하라고 몸에 신호를 보낸다. 따라서 필연적으로 인체 역시 저장된 지방의 연소를 멈춘다(음식에

나는 한 달 반 동안 저녁만 먹는 간헐적 단식을 했다. 나는 기운이 더 솟아 근육운동 기구의 무게를 늘릴 수 있었다. 나는 주당 평균 1~2kg을 감량했으며, DXA 검사 결과, 근육이 아닌 지방이 감소했음을 확인했다. 체중 감량 외에도 허리둘레 수치가 눈에 띄게 줄었다. 나는 제 2형 당뇨병 환자이기도 한데, 간헐적 단식으로 정상 혈당 수준을 유지할 수 있었다.

— 에릭 R., 유타주, 오그던

서 오는 에너지가 있는데 왜 굳이 지방을 연소하겠는가?)

하지만 식후에만 이러한 일이 일어나는 건 아니다. 인슐린이 너무 많아서 발생하는 질병에서도 이러한 일이 발생한다. 예를 들어 당뇨병 치료에 종종 사용되는 인슐린 주사는 이때 몸이 지방을 태울 수 없기 때문에 흔히 지방 축적을 증가시킨다(이는 지방이 너무 적은 제 1형 당뇨병 환자에게는 좋지만 대개 인슐린이 너무 많은 제 2형 당뇨병 환자에게는 그리 좋지 않다). 때로 당뇨 전 단계나 대사증후군으로 불리는 인슐린 저항성은 인슐린 수치가 계속 비정상적으로 높게 유지되는 가장 흔한 상황이다.

단식의 고수 — Dr. 버트 헤링　　1~2주 동안 하루 5시간 동안만 음식을 먹고 나머지 19시간 굶는 단식을 한 후 내 과체중이 뚜렷하게 사라지기 시작했다는 사실이 놀라웠다. 그 당시에 내 체중은 단지 9.3kg을 초과한 상태였지만 식사량을 줄이고 운동량을 늘려도 살이 빠지지 않아 어리둥절한 상태였다. 그 후 수년 동안 나는 하루 세끼 식사로 돌아갈 때마다 계속 늘어나는 체중을 빼기 위해 이 방식을 꾸준히 이용했다. 단식 시간이 길 때마다 언제나 효과가 있었다.

인슐린 저항성

인슐린의 주요 임무 중 하나는 포도당을 혈류에서 세포로 이동시켜 에너지로 사용할 수 있도록 하는 것이다. 인슐린 저항성이 있다면 세포는 인슐린에 더 이상 민감하게 반응하지 않는다. 이때 정상적인 인슐린 양으로는 포도당을 세포 내로 옮길 수 없으므로 혈중 포도당이 축적된다. 이를 보완하기 위해서는 포도당을 밀어 넣기 위해 인슐린을 추가로 생산해야 한다. 이로 인해 인슐린 수치가 지속적으로 높아져 지방 연소가 중단된다(다음 장에서 제 2형 당뇨병과 단식을 더 자세하게 다룰 것이다).

하지만 애초에 무엇이 인슐린 저항성을 유발할까? 힌트는 바로 그 명칭에 있다. 인슐린 저항성은 세포가 과도하게 많은 인슐린 효과에 저항해야 하기 때문에 발생한다. 문제의 근본 원인은 인슐린이 높은 수치로 계속 유지되면서 악순환이 발생하기 때문이다. 과도한 인슐린이 저항성을 만들고, 인슐린 저항성이 더 높은 인슐린 수치를 유도하고, 이것이 인슐린 저항성을 더 부추긴다. 이 과정이 반복되면서 악순환이 생겨난다. 인슐린 저항의 악순환을 성공적으로 끊는 방법은 인슐린 수치를 지속적으로 높이는 것이 아니라 인슐린 수치를 대폭 낮추는 것이다.

언뜻 들으면 이 말이 틀린 것 같지만, 유사한 항생제 내성 문제를 생각해 보라. 항생제를 사용하면 대부분의 세균이 죽지만 소수의 세균은 자연적으로 내성이 생겨 살아남는다. 다른 세균들이 사라졌기 때문에 이들은 먹이 경쟁 없이 번성할 수 있다. 이러한 내성 세균은 번식으로 퍼지기 때문에 대개 항생제의 효과가 낮아진다. 이 경우 항생제가 항생제 내성을 일으킨다.

항생제 내성을 어떻게 멈출까? 자연스런 반응은 항생제를 더 많이 사용해 내성 세균을 죽이는 것이다. 이는 한동안은 효과가 있을 테지만 결국 항생제 투약이 많아질수록 내성만 커질 뿐이다. 그래서 항생제를 더 사용해서 내성이 점점 강해지는 악순환이 만들어진다. 해답은 정반대이다. 우리는 항생제 사용을 대폭 줄여서 내성 세균이 번성하지 않도록 해야 한다.

인슐린 저항성에도 동일한 논리가 적용된다. 인체 세포가 인슐린에 덜 민감해지면 인체의 자동 반사 반응으로 인슐린 생산이 증가된다. 잠시 동안은 이것이 도움이 되지만, 시간이 지남에 따라 인슐린 저항성이 더 증가하고 인슐린과 인슐린 저항성이 모두 증가하는 악순환이 시작된다. 해답은 그야말로 정반대이다. 인슐린 저항성은 지속적으로 높은 인슐린 수치에 반응하여 발생하기 때문에 우리는 매우 낮은 인슐린 수치가 계속 유지되도록 해야 한다.

인슐린 저항성의 악순환을 끊지 못하면, 인슐린 수치는 계속 높은 상태를 유지한다. 그러면 앞날을 위해 비축해 둔 체지방을 태울 수 있는 능력이 차단된다. 이때 우리 몸은 끊임없이 에너지를 지방으로 저장하라는 신호만 받고 지방을 태우라는 신호는 받지 않는다. 인슐린은 태울 연료를 결정하는 데 결정적인 역할을 한다.

높은 인슐린 + 낮은 칼로리 = 느린 대사

이러한 이야기들이 체중 감량과 어떤 관련이 있는지 알아보기 위해 한 칸 모델과 두 칸 모델로 돌아가자. 전통적인 조언인 "덜 먹고 더 움직여라"는 한 칸 모델, 즉 모든 칼로리가 동일하고 하나의 칸에 저장되어, 섭취하는 칼로리보다 더 많은 칼로리를 태우면 체지방을 태울 수 있다는 (잘못된) 생각에 근거한다는 점을 기억하라. 사실 인체는 에너지를 글리코겐과 체지방으로 저장한다. 이것이 바로 두 칸 모델이다. 지방을 태우려면 두 가지가 발생해야 한다. 저장된 글리코겐이 대부분 연소해야 하며 인슐린 수치가 지방 저장고의 문을 열만큼 낮아야 한다.

하지만 둘 중 어느 작업도 쉽지 않다. 저장된 글리코겐이 적어지면 몸이 이를 감지해 불안정해지기 시작한다. 이때 배고프다는 신호를 보내므로 더 많이 먹고 싶어진다. 글리코겐 저장고를 채울 만큼 충분한 양을 먹지 않아도 인슐린이 높게 유지되면 인체는 체지방을 내놓지 않는다. 남은 인체의 선택은 대사를 줄여 에너지를 적게 태우는 것밖에 없다.

음식이나 글리코겐이 있으면 우리는 접근하기 더 어려운 지방 저장고를 이용하지 않는다. 그래서 체지방은 필요할 때만 사용된다. 그러나 수십 년 동안 포도당이 풍족하면 냉동고를 비울 수 없기 때문에 지방 저장고가 차고 넘친다. 달리 말해, 음식이 냉동고에 들어가지만 나올 기회가 전혀 없다. 그리고 인슐린 저항성이 진행됨에 따라 인슐린 수치가 높아지면서 지방 저장고에 접근하기가 점점 더 어려워진다.

몸은 체중을 항상 일정하게 유지하고 싶어 하기 때문에, 체중이 늘거나 빠지면 적응 메커니즘이 작동해 원래의 체중으로 돌아가려 한다. 체중 감량 후에는 배가 더 고프고 신진대사가 사정없이 느려지는 이유도 이 때문이다. 그래서 빠진 체중을 유지하기 위해서는 먹는 양을 더 줄여야 한다. 몸이 체중을 늘려 원래의 체중으로 돌아가려고 안간힘을 쓰니까 말이다.

인체 대사가 느려지고 배가 더 고픈 이유는 인슐린 수치가 높아 지방으로 저장된 에너지에 접근할 수 없기 때문이다. 몸은 대사를 늦추는 것 말고는 다른 선택이 없다. 지방 냉동고에서는 에너지를 얻을 수 없기 때문에 인체는 에너지를 보존하려고 한다. 비만에서 인슐린 저항성이 중요한 이유도 이 때문이다. 인슐린 수치가 높으면 몸이 지방을 꽉 붙잡으라는 신호를 보내 동시에 대사를 낮추는 원인이 된다. 이 때문에 체중 감량을 위한 노력이 사정없이 무너진다. 적절한 식단을 유지해도 체중이 정체되다가 영락없이 다시 살이 찐다. 우리 중 일부는 식단을 바꾸는 것만으로는 충분하지 않다.

예를 들어 보자. 당신이 하루에 2,000칼로리를 먹는다고 가정하자. 당신의 체중은 변화가 없고 하루에 2,000칼로리를 태운다. 지방 1파운드(453g)는 3,500칼로리이기 때문에, 체지방이 100파운드(45kg)면 지방 저장고에 350,000칼로리가 있다.

이제 체중을 줄이고 싶어 하루 칼로리를 1,200으로 줄인다고 가정해보자. 처음에는 줄어든 칼로리를 보충하기 위해 지방이 빠져나간다. 그러나 인슐린 저항성이 있으면 지속적으로 높은 인슐린 수치로 인해 지방 저장고에 접근하기가 어려워진다. 인슐린 수치가 높은 경우 몸은 에너지를 저장한 후 태우지 말라고 지시한다. 몸은 2,000칼로리를 태우는 데 익숙하지만 이제 1,200칼로리밖에 사용할 수 없으므로 이에 맞춰 에너지 소비를 줄여야 한다. 그래서 기초대사율이 1,200칼로리로 감소한다.

알다시피 칼로리가 충분하지 않다는 건 중대한 문제가 아니다. 지방 냉동고에 35만 칼로리가 저장되어 있다. 문제는 이 칼로리를 인체가 사용할 수 없다는 것이다. 주요 문제는 지방에 갇혀 버린 에너지에 어떻게 접근하는가이다. 여기서 고려할 중요한 요인은 섭취하는 칼로리의 양이 아니라 인슐린이다.

"적게 먹고 더 움직여라" 접근법을 이용하는 모든 다이어터처럼 〈도전! 팻 제로〉 참가자들이 다시 살찐 이유도 이 때문이다. 칼로리 감소에 반응해 그들의 대사 속도가 느려진 것이다. 이 프로그램에서 요구하는 힘든 운동 일정 역시 오랫동안 지속하기 힘들다. 느린 대사와 운동량 감소 사이에서 우리는 매우 익숙한 체중 정체를 볼 수 있다. 칼로리 소모가 칼로리 섭취 이하로 떨어지면, 우리는 더 익숙한 요요를 본다. 이런! 참가자 재회 프로그램은 물 건너갔다.

이것이 어떤 느낌일지 상상해 보라. 참가자들처럼 칼로리 섭취량을 하루에 800칼로리 줄이면, 몸이 에너지를 보존하기 위해 대사 속도를 줄이면서 몸이 춥고 축축 늘어지며 피곤해진다. 그리고 얼마 후에는 더 이상 버티기 힘들어진다. 대사 속도가 느려지므로 칼로리를 약간 늘리면 이전보다 덜 먹어도 체중이 증가한다. 가족과 친구들이 당신이 숨어서 몰래 먹을지 모른다고 의심의 눈초리를 보내는 와중에 당신의 체중은 원래 상태로 되돌아간다.

이는 불 보듯 뻔한 시나리오다. 칼로리를 줄이는 전략은 실패율이 99%라고 알려져 있기 때문에, 〈도전! 팻 제로〉 전략에 기대할 게 없다는 것은 전혀 놀랍지 않다.

나는 인슐린 저항성 때문에 체중이 빠지다가 체중 정체가 왔다. 60 평생 동안 완전히 굶은 날이 단 하루도 없었기 때문에 나는 정말로 단식이 겁났다. 나의 첫 번째 단식은 6일(약 1개월 전에) 동안 지속되었다. 잠깐 나타났다 지나간 공복통을 겪은 후에 나는 단식이 쉽다는 걸 깨달았다. 나는 그 주에 3.6kg을 감량했고 그 이후로 일주일에 수차례 24~36시간 단식을 하고 있다. 나는 몇 주 안에 약 2kg을 또 감량했다. 당화혈색소가 5.7에서 5.2로, 공복 혈당은 평균 97에서 75로 내려갔다. 나에게 이런 일이! 고맙고 또 고맙습니다. 지미와 펑 선생님!
– 로빈 G., 메릴랜드주, 프리랜드

해결책은 단식

우리가 음식을 섭취하면 인슐린이 올라가서 지방 연소가 차단된다. 이때 몸은 섭취한 음식으로부터 쉽게 얻을 수 있는 포도당을 태운다. 하지만 주요 영양소인 탄수화물과 지방, 단백질 중에 탄수화물이 인슐린 생성을 가장 많이 자극한다. 정제된 탄수화물과 당분은 특히 인슐린에 가장 큰 영향을 미친다. 따라서 이러한 영양소가 낮은 식이요법으로 인슐린 저항성 순환을 깨고 체중을 줄이는 것이 최선의 출발점이다. 그러나 어떤 사람들은 이것으로 충분치 않다. 모든 식품이 인슐린 수치를 높이기 때문에 가장 좋은 해답은 음식에서 완전히 벗어나는 것이다. 우리가 찾고 있는 해답은 바로 단식이다.

단식 vs 저탄수화물 식단

저탄수화물 식단과 단식은 모두 인슐린을 줄일 수 있다. 그렇다면 단식 대신 단순히 모든 탄수화물을 제거하는 방식으로는 체중 감량에 성공할 수 없는 까닭은 무엇일까? 이는 단순히 강도의 문제다. 정제된 탄수화물을 줄이면 인슐린이 감소한다. 그러나 단백질, 특히 동물성 식품을 먹어도 인슐린이 올라간다. 단식은 모든 것을 제한하므로 인슐린이 낮게 유지된다. 단식이 단지 더 강력할 뿐이다.

초저탄수화물 다이어트(탄수화물이 총 칼로리의 3% 미만)는 표준 식단(탄수화물이 총 칼로리의 55%)에 비해 제 2형 당뇨병 환자의 혈당을 감소시키는 데 매우 효과적이다. 이는 칼로리 섭취량이 동일한 경우에도 마찬가지다. 즉, 탄수화물 제한의 포도당 저하 효과는 단순히 칼로리 제한으로 인한 것이 아니다. 특히 매우 많은 건강 전문가들이 "모든 것이 칼로리의 문제"라고 주장한다는 점을 고려하면 이는 쓸모 있는 정보다.

초저탄수화물 다이어트의 효과는 매우 높기 때문에 실제 단식을 하지 않고도 단식 효과의 71%를 제공한다. 그러나 때로 저탄수화물만으로는 충분하지 않다. 나는 탄수화물을 제한했지만 여전히 혈당 수치가 높은

그림 5-10

다이어트와 운동 또는 약물 치료를 통해 당뇨병을 예방하는 당뇨병 예방 프로그램에서 나타난 시간 경과에 따른 체중 변화. 생활 습관을 바꾸면 처음에는 체중이 줄지만 결국 다시 증가한다.

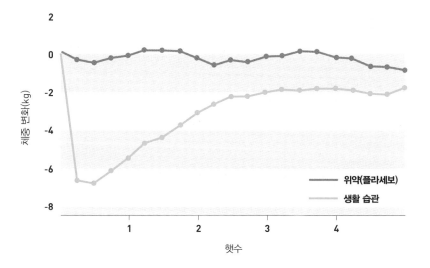

출처 : 당뇨병 예방 프로그램 연구 단체, 「생활 습관 교정 또는 메트포민(당뇨병 치료제)으로 제 2형 당뇨병의 발병 감소」

환자들을 많이 봐 왔다. 더 강력한 효과를 얻으려면 어떻게 해야 할까? 바로 단식이다.

인슐린은 비만과 당뇨병의 주요 원인이다. 탄수화물을 매우 적게 섭취하면 인슐린을 50% 이상 줄일 수 있지만, 단식으로 남은 50%를 줄일 수 있다. 강력한 효과다.

단식은 인슐린 수치를 낮추는 가장 효율적이고 효과적인 방법이다. 하지만 주목하건대 나는 단식이 가장 쉬운 방법이라고는 말하지 않았다. 쉬운 방법과 효과 있는 방법 중에 무엇을 원하는가?

단식은 인슐린 저항성을 멈추지만 칼로리 감소는 그렇지 않다

단식은 감소된 칼로리만큼만 유익하다고 주장하는 사람들이 있다. 그렇다면 칼로리 감소와 단식 사이에 왜 그렇게 놀라운 차이가 있을까? "덜 먹고 더 많이 움직여라"와 같은 칼로리 감소 전략은 사실상 매번 실패한다. 그렇다면 단순한 칼로리 제한은 효과가 없는 반면 단식은 많은 경우 효과적인 이유는 뭘까?

짧게 답하자면, 규칙적으로 먹으면 칼로리 섭취량이 적을지라도 단식이 주는 호르몬 변화의 혜택을 얻지 못한다. 칼로리 제한과 달리, 단식 중에는 에너지 수준을 유지하기 위해 대사가 안정되거나 향상된다. 또한 에너지와 근육량을 유지하기 위해 아드레날린과 성장호르몬이 증가한다. 혈당과 인슐린 수치는 몸이 당분 연소 모드에서 지방 연소 모드로 바뀌면서 내려간다. 이러한 과정에서 인슐린 저항성의 장기적인 문제가 해결되기 시작한다.

최근에 진행된 무작위 실험에서 두 전략의 차이점이 잘 드러났다. 이 연구에서는 107명의 여성을 대상으로 일일 칼로리 섭취량 감소와 간헐적 단식의 효과를 비교했다. 한 집단은 일일 칼로리 섭취를 2,000칼로리에서 1,500칼로리로 줄였고, 다른 집단은 정상적인 칼로리 섭취(2,000칼로리)를 주 5일 허용했지만 남은 이틀간은 정상 칼로리의 25%(500칼로리)만 섭취하게 했다. 이를 5:2 단식이라고 부른다. 이는 결과적으로 일주일

그림 5-11 제 2형 당뇨병 환자 연구에 따르면, 초저탄수화물 식단은 표준 식단에 비해 인슐린 수치를 낮추지만 단식은 그보다 더 낮춘다.

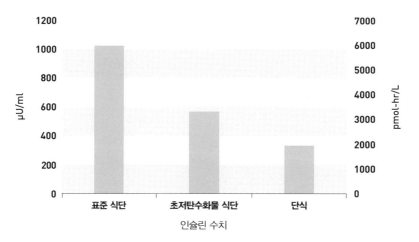

출처 : 누탈 외의 자료, 「제 2형 당뇨병에서 탄수화물이 없는 식단과 단식이 혈장 포도당, 인슐린 및 글루카곤에 미치는 영향 비교」

동안 두 집단의 평균 칼로리 섭취량이 매우 비슷하다는 의미다. 칼로리 제한 집단은 주당 10,500칼로리, 단식 집단은 주당 11,000칼로리를 섭취했고. 두 집단 모두 지방을 30% 함유한 유사한 지중해 식단을 섭취했다.

6개월 후 두 집단 모두 비슷한 수준의 체중 감소와 지방 감소를 보였다. 그러나 5:2 단식 집단은 인슐린 수치와 인슐린 저항성이 상당 수준 뚜렷이 향상되었지만 칼로리 제한 집단은 그렇지 않았다.

장기적으로 이는 칼로리 제한의 중대한 문제이다. 인슐린 저항성이 높아질수록 결국 인슐린 수치가 높아져 인슐린 저항성의 악순환이 발생할 수 있다. 이처럼 인슐린 수치가 높으면 가차 없이 비만으로 이어진다.

인슐린 저항성을 줄일 수 없다는 바로 그 이유 때문에 대부분의 식이

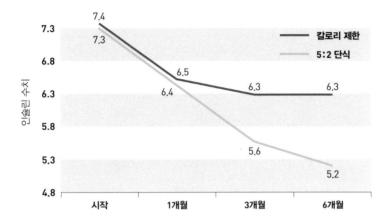

그림
5-12
시간이 지나면서 단식은 칼로리 제한보다 인슐린 수치를 더 효과적으로 낮춘다.

칼로리 제한
5:2 단식

7.4
7.3
7.3
6.8
6.5
6.4
6.3
6.3
5.8
5.6
5.3
5.2
4.8

인슐린 수치

시작　　1개월　　3개월　　6개월

출처 : 하비 외, 「간헐적이거나 지속적인 에너지 제한이 체중 감소 및 대사성 질환의 위험 지표에 미치는 영향 : 젊은 여성들을 상대로 한 무작위 실험」

요법에서 요요현상이 나타나는 것이다. 반면에 단식을 하면 인슐린 수치가 낮은 기간이 연장되므로 높은 인슐린과 인슐린 저항성의 순환 고리가 끊어진다.

또 다른 시각에서 보면, 대부분의 식단이 항상성이라는 생물학적 원리를 무시한다. 인체는 변화하는 환경에 적응한다. 예를 들어, 어두운 방에 있다가 갑자기 밝은 햇빛에 노출되면 순간적으로 눈이 부시다가 잠시 후에 눈이 빛에 적응한다. 체중 감소에도 같은 원리가 적용된다. 칼로리가 낮은 식단을 계속 유지한다면 몸이 빨리 적응할 것이다. 에너지 소비(대사)는 섭취량 감소에 맞춰 낮아지고, 체중이 다시 정체될 것이다. 이는 식단을 중단했기 때문이 아니라 인체가 이에 적응했기 때문이다.

인체가 새로운 체중 감량 전략에 적응하는 것을 막고 체중 감량을 유지하기 위해서는 지속적인 전략이 아니라 불규칙적인 전략이 필요하다. 이러한 구분은 매우 중요하다. 음식을 언제나 제한하는 것은 음식을 가끔 제한하는 것과는 다르다. 이 차이가 실패와 성공을 가른다.

단식의 고수 — 아벨 제임스 나는 ABC의 〈내 다이어트가 나아(My Diet is better than yours)〉에 출연하며, 체중 159kg과 체지방 52%에서 경쟁을 시작한 참가자 커트 모건을 담당했다. 간헐적 단식과 함께 와일드 다이어트를 한 지 14주 만에 커트는 놀랍게도 39kg을 뺐다. 무엇보다도 커트의 체지방이 52%에서 30% 아래까지 떨어졌다. 이는 경쟁하는 다른 다이어트 방식들에서 감소하는 체지방량의 두 배에 가깝다. 내 경험에 따르면, 고지방 저탄수화물 영양 계획과 간헐적 단식, 전략적 근력 운동을 결합하면 지방이 급속도로 많이 빠진다.

위밴드술
단식을 지지하다

강력한 체중 감량 전략 하나가 "덜 먹고, 더 많이 움직여라"보다 월등히 성공적임이 입증되었다. 이는 비만대사 수술로서 보통 '위밴드술' 혹은 '위 봉합술'이라고 한다. 기억하듯이 "덜 먹고, 더 움직여라" 전략을 사용한 후 체중이 다시 증가한 〈도전! 팻 제로〉 참가자들과 유사한 체중 감소량을 보인 위밴드술 환자를 직접 비교한 결과, 프로그램 참가자들은 대

───── 케토제닉 다이어트에 대해 들어봤을 것이다. 이 식단은 지난 몇 년간 인기가 급상승 중이며 비만을 비롯한 다양한 건강 문제에 도움이 된다고 알려져 있다. 케토제닉 다이어트와 단식은 몇 가지 공통점을 지닌다.

케토제닉 다이어트는 케톤체에서 이름을 따왔다. 케톤체는 지방이 연소할 때 인체가 생성하는 물질로서, 포도당이 부족할 때 뇌에 연료를 공급한다. 케토제닉 다이어트는 몸을 포도당 연소 모드에서 지방 연소 모드로 전환시켜 케톤 생성을 유도한다. 물론 단식을 해도 몸이 지방을 연소한다. 즉, 단식 역시 케톤 생성을 유도한다는 의미다.

체지방은 대부분 중성지방으로 구성되는데, 이는 하나의 글리세롤 뼈대로 만들어진 분자이며 길이가 다른 3개의 지방산이 붙어 있다.

지방이 타는 동안에 중성지방 분자는 글리세롤 뼈대와 3가지 지방산으로 분해된다. 지방산은 간, 신장, 심장 및 근육을 비롯한 대부분의 인체 장기에 곧바로 사용된다. 그러나 신장의 내부(신장 수질)와 적혈구를 포함해 특정 세포는 지방을 태울 수 없다.

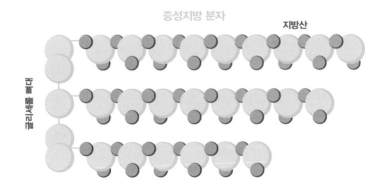

세포에 필요한 포도당을 공급하기 위해 간은 글리세롤 뼈대를 사용해 새로운 포도당 분자를 만든다. 그렇지만 더 중요한 건, 뇌가 지방산 역시 사용할 수 없다는 점이다. 지방이 연소하는 동안 생성된 케톤체가 이 틈을 메워, 뇌는 에너지 요구량의 75%까지 공급하는 케톤을 주연료로 사용하게 된다. 이로 인해 뇌가 사용하는 포도당의 양이 급격하게 줄어들어 인체의 포도당 요구량이 글리세롤로 충족된다. 이런 식으로 중성지방은 지방산과 케톤, 포도당의 형태로 에너지를 몸 전체에 충분히 제공한다. 그래서 단식 중에 정상적으로 기능하기 위해 뇌는 여전히 포도당이 필요하지만 포도당을 따로 먹을 필요는 없다. 우리는 전신에 필요한 포도당을 체지방으로부터 충분히 만들 수 있다. 이는 정상적인 상황이다. 우리 몸은 본래 이런 식으로 작용하도록 설계되었다.

제 1형 당뇨병이 있다면 당뇨병성 케토산증의 위험이 있다고 들었을 것이다. 케톤 상태(ketosis)는 단순히 케톤체를 생산하는 상태에 불과하다. 당뇨병성 케토산증이 있다면 혈당 수치가 매우 높더라도 케톤이 생성된다.

이 상황에서 혈당을 처리하기 위해서는 인슐린 수치가 높아야 하지만, 인슐린을 생성하는 췌장 베타세포가 파괴되면 인슐린이 충분히 생성되지 않는다(이것이 바로 제 1형 당뇨병 환자에게 인슐린을 투여해야 하는 이유다. 인체가 인슐린을 충분히 생산하지 못한다). 인슐린이 부족하기 때문에 인체가 많은 케톤을 생성한다. 그러나 혈류에는 포도당이 많이 있고 뇌는 포도당을 선호하기 때문에 케톤은 연료로 태워지지 않는다. 케톤은 사용하지 않는 장작처럼 세포 외부에 쌓인다. 이 때문에 위험하고 생명을 위협하는 상황까지 생길 수 있다.

정상적인 상태에서는, 케톤 수치가 높아도 뇌에서 지속적으로 연료로 연소된다. 따라서 제 1형 당뇨병이 없다면 케토산증이 발생하지 않으므로 걱정하지 마라!

사가 느려진 반면 위밴드술 집단은 대사가 느려지지 않았다. 위밴드술은 제 2형 당뇨병을 호전시키는 데에도 탁월한 성공을 거두었다. 한 연구에서, 제 2형 당뇨병을 앓고 있는 사춘기 청소년의 95%가 놀랍게도 이 수술을 받은 후 병이 호전되었다. 같은 연구에서, 3년 후에 대상자의 74%가 고혈압이 나았고, 66%는 비정상 지질이 사라졌다.

다른 다이어트들이 실패하는 가운데 위밴드술이 효과 있는 이유는 뭘까? 그동안 많은 이론들이 있었다. 첫 번째 가설은, 건강한 위장을 대부분 제거하면 이러한 이득을 얻을 것이라는 견해다. 정상적인 위장은 많은 호르몬을 분비한다. 따라서 위장을 제거하면 우리가 모르는 호르몬이 줄어들어 이점이 생긴다는 이론이다.

이는 설득력이 거의 없다. 위밴드술과 같은 새로운 종류의 체중 감량 수술은 위의 일부를 제거하는 대신 위를 밴드로 묶는다. 이러한 수술 역시 성공적으로 제 2형 당뇨병을 호전시키고 인슐린 저항성을 감소시킨다. 따라서 위에서 분비되는 알 수 없는 호르몬이 줄어서 이득을 얻는 것이 아니다.

또 다른 견해는 살이 빠지면서 지방세포가 줄기 때문이라는 것이다. 지방세포는 체중 조절제인 렙틴과 같은 많은 종류의 호르몬을 활발히 분비한다. 지방세포 자체가 비만을 유지하는 데 중요한 역할을 하는 경우 지방세포를 제거하면 도움이 된다. 그러나 지방 흡입술, 피하지방의 기계적 제거는 대사에 도움이 되지 않는다. 한 연구에서 피하지방을 10kg 제거해도 혈당이 크게 개선되지 않았다. 몸매만 좋아졌을 뿐 대사는 개선되지 않았다.

그러나 위밴드술은 마법이나 신비가 아니다. 이 수술이 효과가 있는 것은 급격하고 심하게 칼로리가 줄어들기 때문이다. 위밴드술의 모든 이득은 단식하는 동안에도 나타난다. 간단히 말해서, 위밴드술은 외과적으로 이루어지는 단식이다.

위밴드 수술을 한 환자는 음식을 과하게 먹으면 메스꺼움을 느끼고 구토를 하므로 음식 섭취를 대폭 줄이게 된다. 이렇게 갑작스럽고 심하게 칼로리를 줄이면 단식 동안에 나타나는 호르몬 적응이 가능해지므로, 좀 더 점진적이고 지속적인 칼로리 제한으로 체중이 빠질 때처럼 안정시 대사율이 내려가지 않는다. 장기 연구 결과, 체중 감소 자체로 인한 둔화 말고는 대사 속도가 느려지지 않는다고 밝혀졌다(136kg의 체중을 유지하려면 90kg의 체중을 유지할 때보다 에너지가 더 필요하므로 감소시 약간의 둔화를 예상할 수 있다 – 여기서 대사의 둔화라 함은 대사 과잉 상태에서의 둔화를 의미함). 아드레날린과 성장호르몬이 증가하여 근육량이 유지되고 대사 속도가 유지된다. 인슐린과 혈당 수치가 떨어진다. 칼로리를 줄이기 위한 "덜 먹고, 더 움직여라" 전략은 이러한 호르몬 효과를 제공하지 않는다. 그러나 단식은 이를 제공한다.

비교 연구에서 밝혀진 바에 의하면, 체중 감량과 혈당 감소에서 실제로 단식이 위밴드 수술을 능가한다. 두 방법 모두 제 2형 당뇨병에도 효과적이다. 따라서 중요한 질문을 던질 수 있다. 위밴드 수술의 모든 이점이 갑작스럽고 심한 칼로리 감소로 인한 것이라면, 수술을 하지 않고 단식을 하면 어떨까? 본질적으로 단식은 칼을 대지 않는 위밴드 수술이다.

어떤 수술이든 치러야 할 대가가 있으며, 위밴드술을 하면 합병증이 흔히 나타난다. 청소년 환자의 13%는 수술 후 3년 이내에 재수술이 필요할 정도로 심각한 문제가 발생했다. 가장 흔한 합병증은 수술의 상처로 인해 점차 식도가 좁아져 음식 섭취가 힘들어지는 것이다. 이를 해결하기 위해서는 식도를 벌리기 위해 환자의 목구멍에 점점 큰 튜브를 꽂아야 한다. 그래서 환자는 이 시술을 여러 번 받아야 한다.

단식의 고수 — **마크 사이슨**　단식 초기 단계에서는 수분이 상당량 빠져나가기 때문에 체중 감소가 일시적인 경우가 흔하다(몸에 좋지 않은 음식을 중단하거나 글리코겐과 글리코겐에 저장된 수분이 빠져나가 염증이 감소하므로). 체중을 줄이는 열쇠는 단식 기간이 끝나도 과식하지 않고 적당한 운동 요법을 유지하는 것이다.

그렇다면 수술 대신 단식을 하면 어떨까? 나는 타당한 이유를 생각해 낼 수 없지만 현 사회의 통념은 다음과 같다. 의사인 내가 건강한 위를 잘라내고 내장을 다시 연결할 것을 권한다면, 나는 환자를 잘 보살피는 좋은 의사다. 하지만 내가 합병증이나 비용 없이 위밴드술이 제공하는 효과를 모두 제공하는 단식을 권장하면, 나는 미친 의사다. 이는 참으로 기이한 결론이다. 단식은 훨씬 안전하고 쉬우며 그 결과는 최소한 수술과 동일하다.

아마도 사람들이 단식을 꺼리는 가장 흔한 이유는 너무 어렵다고 생각해서일 것이다. 하지만 많은 사람들이 단식을 시도해 보기도 전에 이런 평가를 내린다. 사람들은 항상 나에게 이렇게 말한다. "24시간 동안 굶을 수는 없어요." 그러면 나는 "어떻게 알죠? 해 봤나요?"라고 묻는다. 그들은 "아뇨, 그냥 알죠"라고 답한다.

그림 5-13 단순히 칼로리를 제한한 환자와는 달리 위밴드술 환자는 기초대사율이 감소하지 않는 다(그림 5-8 참조).

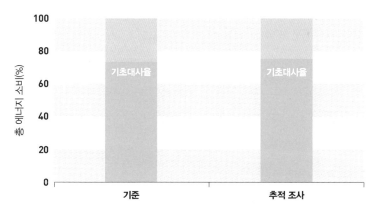

출처 : 대스 외, 「위밴드 수술로 인해 체중이 크게 감소한 후 오랜 기간 동안 변화한 에너지 소비와 인체 조성」

　사실 거의 모든 사람이 단식을 할 수 있다. 세계 전역에서 그야말로 수백만 명의 사람들이 종교적인 목적으로 정기적으로 단식하며, 특정 혈액검사 혹은 대장 내시경검사와 같은 일반적인 검진을 받기 전에는 보통 최대 24시간 동안 단식을 해야 한다. 사람들은 마음만 먹으면 단식을 할 수 있다. 다른 모든 일과 마찬가지로 단식은 자주 할수록 더 쉬워진다. 단식에는 특별한 기술이 필요 없다. 단식은 무언가를 하는 게 아니라 하지 않는 것이다. 그저 먹지 않으면 된다. 단식은 더하기가 아니라 빼기다. 이는 우리가 지금까지 들었던 모든 건강 조언(비타민, 약품, 수술)과 거의 정반대이다. 아마도 단식이 매우 성공적인 이유도 그 때문일 것이다. 사인필드(Seinfeld)의 말을 빌리면, 모든 사람이 뭔가에 대한 쇼를 원한다. 단식은 무(無)에 대한 쇼이다.

───── 코르티솔은 신체적이든 정신적이든 스트레스를 받을 때 나오는 호르몬이다. 이 호르몬은 투쟁 혹은 도피(fight or flight) 반응을 일으킨다. 이는 생존을 위한 적응이다.

그러나 코르티솔은 비만을 일으키는 주요 요인 중 하나이기도 하다. 실제로, 프레드니손이라는 약물인 합성 코르티솔은 지속적인 체중 증가를 유발하는데, 특히 몸통에 살이 찐다. 그리고 일부 사람들은 단식을 잠재적 스트레스 요인으로 여겨 단식으로 코르티솔 수치가 높아질 수 있다고 우려한다. 그러나 간헐적 단식을 연구한 결과들을 보면, 일반적으로 단식은 코르티솔 수치에 영향을 주지 않는다.

2주의 간헐적 단식으로 코르티솔 수치가 증가하지 않았고, 심지어 72시간이 지나도 코르티솔 수치가 유의미하게 상승하지 않았다. 개인차가 있을 수 있지만 전반적으로 코르티솔 수치의 상승은 단식하는 동안에 큰 문제가 아니다. 내 경험상, 단식하는 사람들은 대부분 코르티솔 수치가 상승해도 문제가 없다. 그렇다고 이 문제를 겪는 사람이 전혀 없다는 의미는 아니다. 때로 나는 단식이 코르티솔 수치에 부정적인 영향을 준다고 느끼는 환자들을 치료했다. 이러한 경우에는 식단 전략을 바꿀 필요가 있었다.

위밴드술의 장기적인 혜택은 좀 더 의심스럽지만, 단기적인 혜택은 확실히 많이 입증되었다. 하지만 이 수술을 하지 않아도 된다. 합병증 없는 위밴드술을 상상해 보라. 비용도 치르지 않고 말이다. 값비싼 병원이나 수술 장비가 필요하지도 않다. 특별히 훈련된 외과 의사도 필요 없다. 이 모든 것은 우리가 '내과적 위밴드술'이라고 부를 수 있는 것, 즉 단식으로 가능하다.

체중 감량을 위해 단식할 때 예상할 것들

단식으로 빠지는 체중은 사람마다 크게 다르다. 비만과 싸운 기간이 오래일수록 체중 감량이 어려워진다. 인슐린과 같은 특정 약물은 체중 감량을 어렵게 할 수 있다. 그저 끈기와 인내로 버텨야 한다.

과거에 다시 찐 체중이 단식으로 거의 다 빠지면 결국 체중 정체가 나타날 것이다(체중 정체를 막는 유일한 방법은 한 번에 몇 주 또는 몇 달 동안 단식을 계속하는 것이다. 그렇지 않으면 체중 정체가 불가피하다). 단식 요법이나 식단 중 하나, 또는 둘 다를 변경하면 도움이 될 수 있다. 일부 환자는 24시간에서 36시간까지 단식을 늘리거나 48시간 단식을 시도한다. 매일 한 번만 먹는 사람이 있는가 하면 일주일 내내 계속 단식하는 사람도 있다. 이 방법들이 모두 효과적일 수 있다. 비결은 단순히 단식 방식을 바꾸는 것이다.

흥미롭게도 단식을 하고 처음 며칠 동안은 감량 속도가 빨라 하루 평균 0.5~1kg씩 빠지는 경우가 흔하다. 애석하게도 이것은 빠진 체지방의 무게가 아니다. 단식 중 지방 손실은 하루 평균 약 250g이다. 하루에 500g 이상이 빠진다면, 250g 이상의 초과분은 물의 무게이며 이는 음식을 먹으면 빠르게 회복된다. 이는 비정상적이거나 특별한 일이 아니다. 물의 무게가 되돌아오거나 단식의 효과가 없어 보여도 실망하지 마라.

CHAPTER 6

단식으로 제 2형 당뇨병 고치기

────── 2016년, 세계보건기구(WHO)는 최초로 전 세계 당뇨병 보고서를 발표했다. 이 보고서는 당뇨병을 수그러들지 않는 재난으로 규정한다. 1980년 이후 당뇨병 환자의 수가 4배로 늘었다. 유구한 역사를 지닌 이 질병이 어떻게 21세기의 유행병이 되었을까?

인류는 수천 년 동안 당뇨병을 알고 있었다. 당뇨병의 최초 기록은 기원전 1550년경에 고대 이집트 의학서인 에버스 파피루스에 '소변을 과하게 많이 보는 병'이라고 묘사된 내용이다. 비슷한 시기에 고대 힌두교 문헌에는 '꿀 소변'으로 대충 번역된 마두메하(madhumeha) 질병이 소개된다. 환자들은 이유 없이 야위었고, 음식을 먹지 않자 병이 호전되었다. 흥미롭게도 환자들의 소변이 무척이나 달콤해서 개미떼가 몰려들 정도였다. 기원전 250년경, 그리스 멤피스의 의사인 아폴로니우스

(Apollonius)가 명명한 당뇨병(diabetes)이라는 병명은 과다한 배뇨를 암시한다. 지난 수천 년 동안에 의학과 기술, 영양학이 발전했음에도 어떻게 이 고대 질병이 현재 우리의 의료계를 뒤흔들게 되었을까?

당뇨병은 크게 제 1형 당뇨병과 제 2형 당뇨병으로 나뉜다. 여러 면에서 이 두 병은 서로 반대이다. 제 1형 당뇨병은 자가면역 질환이다. 알 수 없는 이유로 인체 면역계가 췌장의 인슐린 생성 세포를 공격하고 파괴해 심각한 인슐린 결핍을 유발한다.

반면에 제 2형 당뇨병은 식습관 및 생활 습관병이다. 고혈당이 빈번하게 발생하면 인슐린이 과도하게 생성되어 인슐린 저항성을 유발한다. 방 안에 들어와 조금만 지나면 방에서 나는 냄새를 맡지 못하게 되는 것처럼 인체가 과도한 인슐린에 오랫동안 노출되면 인슐린 신호에 반응하지 않게 된다. 제 2형 당뇨병과 비만 사이에는 명확한 연관성이 있으며, 체중을 줄이면 종종 당뇨병이 호전된다.

제 1형 당뇨병 환자는 인슐린이 부족하기 때문에 당뇨병 환자에게 인슐린 주사는 생명을 살리는 치료법이다. 그러나 제 2형 당뇨병 환자의 경우에는 이미 인슐린을 많이 만들고 있기 때문에 인슐린 투여는 특별히 성공적이지 못하다. 그들에게 가장 성공 가능성이 높은 것은 식이요법이다. 제 2형 당뇨병을 고치기 위한 식이요법의 역사는 수세기 전으로 거슬러 올라가지만, 불행히도 과거의 지혜는 대부분 잊혀졌다.

당뇨병의 초기 치료법

19세기 중반까지 이 두 종류 당뇨병의 구체적인 치료법은 없었다. 제 1

형 당뇨병은 1921년에 인슐린이 발견될 때까지 언제나 치명적이었다. 제 2형 당뇨병은 20세기가 될 때까지 드물었는데, 거기에는 두 가지 이유가 있었다. 첫째로, 제 2형 당뇨병은 일반적으로 50세 이후에 진단되었고(실제로 과거에는 성인기 발병 당뇨병이라고 불렀다) 평균 수명이 오늘날보다 짧았다. 두 번째로, 식량을 쉽게 구하기 힘들었고 풍부하지도 않았다. 과거에는 지금보다 식량이 부족한데다 평균 수명까지 짧았기 때문에 제 2형 당뇨병이 드물었던 것이다. 따라서 군이 효과적인 치료법을 찾기 위해 노력하지도 않았다. 구체적이거나 효과적인 당뇨병 치료법이 없었던 당시에는 일반적으로 두 종류 모두 치명적인 질병으로 인식했다.

하지만 현대 당뇨병학의 창시자라고 불리는 아폴리네르 부샤다 (Apollinaire Bouchardat, 1806~1886)가 프랑스 – 프로이센 전쟁 중 주기적인 기아가 요당 배출을 줄였다는 자신의 관찰에 근거해 당뇨병 치료제를 만들자 상황이 달라졌다. 자신이 쓴『당뇨병(De la Glycosurie ou Diabète Sucré)』이라는 책에서 그는 당분과 전분 같은 음식을 금지하는 종합적인 식이 전략을 제시한다. 이는 최근에 제 2형 당뇨병 치료에 효과적이라고 다시 한 번 인정받는 저탄수화물 다이어트와 신기할 정도로 유사하다.

20세기로 접어들면서 미국의 유명한 의사 프레데릭 매디슨 앨런 (Frederick Madison Allen, 1879~1964)과 엘리엇 조슬린(Elliott Joslin, 1869~1962)이 당뇨병을 위한 집중 식이요법의 주요 지지자가 되었다. 앨런은 당뇨병을 '혹사당한' 췌장이 과도한 식단의 요구에 더 이상 부응할 수 없는 질병으로 생각했다. 이 생각은 제 2형 당뇨병이 췌장이 '소진되어' 생긴다는 현재의 이해에서 크게 벗어나지 않는다. 앨런의 가설은, 음식 섭취를 대폭 줄이면 고장 난 췌장이 감당할 수 있을 만큼 (췌장의) 작업량이 감소한다는 것이다. 따라서 환자는 췌장이 완전히 망가질 때까지 생존할 수 있다.

앨런의 '굶는 치료법'은 1921년 인슐린이 발견되기 전까지 최고의 요법(식이요법이든 아니든)으로 널리 알려졌다. 이 다이어트는 칼로리가 매우 낮았으며(하루 800칼로리), 탄수화물은 하루에 10g 미만으로 극도로 제한했다. 환자는 병원에 입원하여 오전 7시부터 오후 7시까지 2시간마다 위스키와 블랙커피로 치료를 받았으며, 다른 음식들은 전혀 먹을 수 없었다(앨런 박사가 왜 위스키가 필요하다고 생각했는지는 분명하지 않다). 이 치료는 소변에서 당분이 사라질 때까지 계속되었다. 이러한 유도 단계 후에는, 소변의 포도당 수치가 낮게 유지되는 한 단백질과 함께 저탄수화물 식품이 식단에 서서히 포함되었다. 이렇듯 엄격한 음식 제한으로 인해 성인의 체중이 30kg까지 빠졌다는 보고가 잇달았다. 그럼에도 불구하고 일부 당뇨 환자는 이전과는 달리 매우 놀라운 반응을 보였다. 소변의 포도당 배출로 인해 과도한 배뇨와 갈증이 자주 나타나는 증상이 크게 호전되는 사례가 많았던 것이다.

앨런은 1915년에 〈미국 의학 저널〉에 44명의 환자를 대상으로 한 최초의 사례 일련 연구를 발표했다. 1914년부터 1917년까지 그는 평균 69일(최장 304일) 동안 입원했던 96명의 환자를 치료했다. '가망 없는' 자신의 당뇨병 환자들을 앨런에게 보내려는 의사들이 매우 많았다. 하지만 환자가 병원에서 퇴원한 후에도 매우 엄격한 이 식이요법을 계속 따랐는지는 불분명하다. 앨런은 1919년 쓴 「당뇨병 치료의 식단 규정」에 환자 76명의 자세한 임상 결과를 발표했다.

앨런의 치료로 큰 효과를 본 환자는 사실상 제 2형 당뇨병 또는 불완전 제 1형 당뇨병을 앓았을 가능성이 크다. 하지만 사람들이 제 1형과 제 2형 당뇨병의 차이를 충분히 이해하지 못했기 때문에 이 치료법의 유용성이 심각한 타격을 받았다. 제 1형 당뇨병 환자는 종종 저체중이 심한 어린이였지만 제 2형 당뇨병 환자는 대부분 과체중 성인이었다. 따라서 초저칼로리 식단은 영양이 심하게 부족한 제 1형 당뇨병 환자에게 치명적일 수 있었다. 실제로 많은 아이들이 이 식단으로 굶어 죽었고, 앨런과 조슬린은 이를 완곡하게 표현해 영양실조라고 불렀다. 영양실조는 기아로 인한 탈진을 의미하는 전문 용어다.

이는 비극적인 결과였지만 제 1형 당뇨병이 거의 동일하게 치명적이었기 때문에 앨런과 조슬린은 목숨을 살리기 위한 최후의 전략을 시도한 것이다. 앨런 자신을 포함해 많은 사람들이 알고 있었듯이, 그의 치료는 당뇨병으로 인한 사망과 기아와 영양실조로 인한 사망 사이에서 이루어진 절박한 선택일 뿐이었다. 그럼에도 이는 최초의 당뇨병 치료법이었으므로 중요한 진전이었다. 앨런 식이요법은 많은 대학교의 의료센터에서 표준 치료가 되었으며, 이 덕분에 인슐린 주사가 개발될 때까지 환자들이 생존할 수 있었기에 수백 또는 수천 환자의 생명을 구했다고 널리 인정받는다.

미국 최초의 당뇨병 전문의이자 역사상 가장 유명한 당뇨병 학자였던 조슬린은 보스턴에 세계적으로 유명한 조슬린 당뇨병 센터를 설립했으며, 오늘날에도 출간되는 권위 있는 교재 『당뇨병 치료(The Treatment of Diabetes Mellitus)』를 집필했다. 그는 앨런의 치료법으로 자신의 환자들이 기적에 가까울 정도로 회복되는 걸 보았으며, 1916년에는 "2년 동안 단식 치료법을 경험한다면, 영양 섭취를 일시적으로 제한했을 때 당뇨병 치료에 도움이 된다는 사실을 인정할 것이다"라고 썼다.

1921년, 프레데릭 밴팅(Frederick Banting)과 존 매클라우드(John Macleod)는 토론토 대학에서 인슐린을 발견했다. 당뇨병이 마침내 완치된다고 믿은 사람들은 모두들 행복에 겨워했고, 식이요법에 대한 관심은 어느새 자취를 감췄다. 하지만 불행히도 당뇨병 이야기는 여기서 끝나지 않았다. 이는 '거짓 봄(false spring)'에 불과했다.

인슐린은 사경에 처한 제1형 당뇨병 환자를 구했으나, 제2형 당뇨병 환자의 전반적인 상태를 개선하는 데는 별 효과가 없었다. 다행히도 20세기 초반까지 제2형 당뇨병은 비만과 마찬가지로 드문 질환이었다. 그러나 1970년대 후반에 비만율이 거침없이 상승하기 시작했다. 그로부터 10년 후, 제2형 당뇨병 역시 파죽지세로 증가하기 시작했다.

지난 30년 동안 제2형 당뇨병의 비율은 성별과 연령, 인종, 교육 수준을 막론하고 크게 증가했다. 이제는 당뇨병이 점점 더 젊은 환자를 공격하고 있다. 과거에는 제1형 당뇨병 환자만 찾던 소아당뇨병 클리닉은 이제 제2형 당뇨병 환자로 넘쳐나며, 이들 중에는 비만한 청소년이 많다.

1800년대부터 의학과 지식이 크게 발전했지만, 아이러니컬하게도 당뇨병은 그 당시보다 지금이 훨씬 더 큰 문제이다. 19세기와 그 이전에는 당뇨병이 드물긴 했지만 치명적인 질병이었다. 2016년으로 급히 시대를 옮겨 보면, 당뇨 전 단계와 당뇨병을 앓는 미국인이 그렇지 않은 미국인

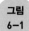그림
6-1

1990년 이후 비만 환자[체질량지수(BMI) 30 이상으로 규정]의 수가 증가하면서 당뇨병
환자의 수도 증가했다.

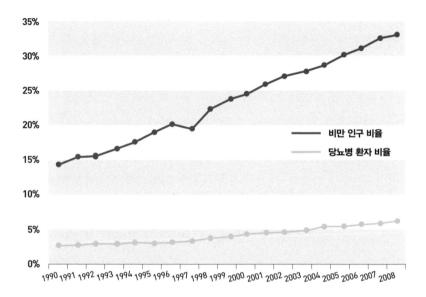

출처 : 「미국의 당뇨병 및 비만의 증가 추세」, 〈당뇨병 관리〉 블로그, http://blog.diabeticcare.
com/diabetes-obesity-growth-trend-u-s/. cdc.gov의 자료

보다 많다. 2012년에는 미국 성인의 14.3%가 당뇨병을 앓았고 당뇨 전
단계인 38%까지 합치면 총 52.3%였다. 세계 곳곳에서 당뇨병이 증가하
고 있다. 당뇨병 환자들은 거의 모두 과체중이며 당뇨병과 관련된 합병
증을 앓는다. 당뇨병은 세계에서 가장 오래된 질병 중 하나이다. 그러나
의학 지식의 발전으로 시간이 지남에 따라 다른 질병의 발병률은 대부분
개선되었지만 당뇨병은 점점 더 악화되어 이제 범세계적인 유행병이 되
었다.

그림 6-2 당뇨병을 앓고 있는 미국인의 비율은 1980년 이후 꾸준히 증가했으며, 1990년대 후반에 증가율이 급격히 치솟았다.

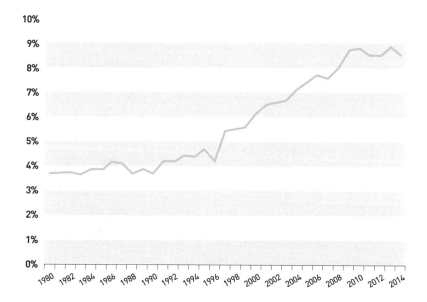

출처 : cdc.gov의 자료

왜일까? 왜 우리는 제 2형 당뇨병의 확산을 막지 못하는 걸까?

잊혀진 지혜
제 2형 당뇨병과 식단의 연관성

오늘날 당뇨병 전문가들은 제 2형 당뇨병이 만성, 진행성 질환이라고 생각한다. 그러나 위장 크기를 줄여 음식물 섭취를 심각하게 제한하는 위 밴드술은 이 생각이 사실이 아님을 증명한다. 이 수술 후 몇 주가 지나면

그림 6-3 전시 배급 기간 동안 당뇨병 사망률이 개선되었다.

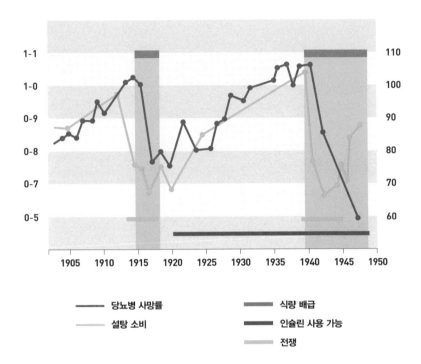

당뇨병 사망률
설탕 소비
식량 배급
인슐린 사용 가능
전쟁

출처 : 클리브, 『사카린병』

체중이 엄청나게 줄어들기 전이라도 제 2형 당뇨병이 개선되는 경우가 많다.

5장에서 설명했듯이, 단식과 위밴드 수술 모두 갑작스럽고 심각한 음식 제한으로 이어지기 때문에 단식이 이 수술과 비슷한 효과가 있다는 건 놀라운 일이 아니다. 실제로 100년 이상 전부터 단식으로 제 2형 당뇨병을 치료할 수 있다는 사실이 알려져 있었다. 조슬린은 이 진실이 너무나 명백해 연구할 필요조차 없다고 생각했다. 흥미롭게도 장기와 그 주변에 쌓인 내장지방은 제 2형 당뇨병에 큰 역할을 할 가능성이 크다. 내장지방은 피하지방보다 건강에 해롭고 불행히도 더 흔하다. 단식과 위밴드 수술 모두 우선적으로 내장지방을 줄인다.

예를 들어, 전쟁 시 기아가 제 2형 당뇨병에 미치는 영향을 생각해 보자. 제 1차 세계대전과 제 2차 세계대전 중에 제 2형 당뇨병으로 인한 사망률이 급격히 감소했다. 이는 전쟁 중 식량 배급으로 인해 지속적이고 심각한 칼로리 감소가 발생했기 때문이다. 그림 6-3을 보면 전시의 설탕 배급과 당뇨병으로 인한 사망률 감소가 동시에 발생했음을 알 수 있지만, 설탕만 배급된 것이 아니다. 명심하건대, 당시에는 거의 모든 음식이 부족했기 때문에 프레드릭 앨런의 악명 높은 굶는 다이어트와 유사한 수준의 지속적이고 심각한 칼로리 감소가 발생했다.

아래의 제 2차 세계대전 중 영국 성인의 주간 배급량을 보라.

13살짜리 우리 아들은 아마 이 주간 식량을 한 끼에 다 먹고도 디저트를 또 달라고 할 것이다.

제 2차 세계대전의 미국 배급 장부	
베이컨	114그램
설탕	227그램
차	57그램
치즈	57그램
버터	57그램

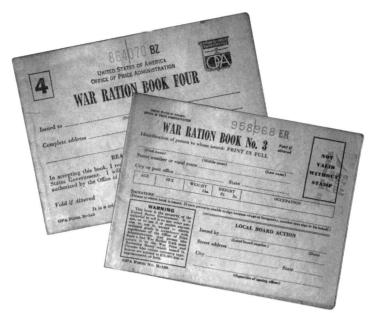

제 2차 세계대전 당시의 배급 통장

　홍미롭게도 당뇨병 환자는 설탕은 전혀 배급받지 못하고 대신 버터를 배급받았다. 양 대전 사이 전쟁이 없던 시기에는, 1920년대 초반 인슐린 주사가 당뇨병 치료제로 도입되었지만 사람들이 익숙한 식습관으로 돌아가면서 사망률이 다시 상승했다.

　단식과 위밴드 수술을 비교한 결과, 단식이 아마도 제 2형 당뇨병의 치료에 훨씬 더 유익할 것이라는 점이 밝혀졌다. 일대일 비교에서 단식은 위밴드 수술보다 체중과 혈당을 더 낮추었다.

　이 결과는 제 2형 당뇨병이 만성, 진행성 질환이 아니라 치료와 회복이 가능한 질환이라는 것을 보여 준다. 단식은 모든 것을 바꾼다.

그림 6-4 단식은 체중 감소와 혈당 수치에서 위밴드 수술보다 나은 결과를 낳는다.

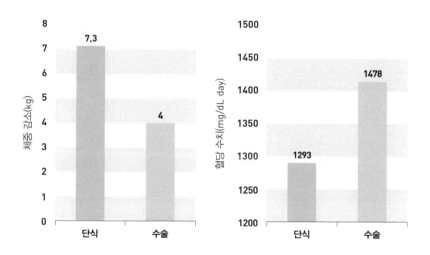

출처 : 링베이, 「위밴드 수술 후 당뇨병의 급속한 개선 : 식이요법이냐, 수술이냐?」

단식이 제 2형 당뇨병에 효과가 있는 이유는?

제 2형 당뇨병은 인슐린 저항성 질환으로 잘 알려져 있고 그렇게 인정된
다. 인슐린의 주요 임무 중 하나는 포도당을 혈액에서 조직으로 이동시
켜 에너지로 사용하는 것이다. 인슐린 저항성이 발생하면 정상 수치의
인슐린이 포도당을 조직 세포로 이동시킬 수 없다. 왜일까?

비유를 해보자. 세포가 지하철이라고 상상해 보라. 포도당 분자는 열
차 안에 들어가려고 기다리는 승객이다. 인슐린은 열차 문을 열라고 신
호를 보내고 승객(포도당 분자)은 질서 정연하게 빈 지하철 열차로 들어간

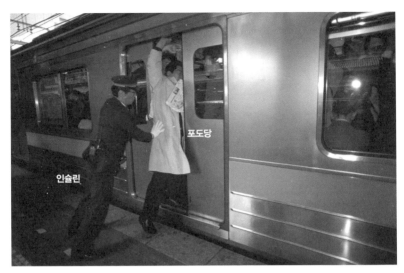

인슐린

포도당

인슐린 저항성 모델 : 세포가 포도당으로 가득 차면 포도당을 더 많이 들여보내라는 인슐린 신호에 내성을 보인다.

다. 일반적으로 세포 내로 포도당을 공급하는 데 많은 노력이 필요하지 않다.

하지만 기차가 비어 있지 않으면 무슨 일이 벌어질까? 이미 승객으로 가득 차 있다면 어떨까? 인슐린은 신호를 보내 문을 열지만 승강장에서 기다리는 승객은 입장할 수 없다. 바깥쪽에서 보면 이 열차(세포)는 이제 인슐린 신호에 저항하고 있다.

기차에 사람들을 더 태우기 위해서는 어떻게 해야 할까? 한 가지 해결 책은 지하철 푸셔(pushers)를 고용해 사람들을 기차에 밀어 넣는 것이다. 지하철 푸셔는 1920년대 뉴욕시에서 시행되었으나 이후 북미 지역에서 는 사라진 반면, 일본에서는 여전히 존재하며 이들을 완곡하게 '승객 배 치 직원'이라고 부른다.

인슐린은 결과야 어떻든 포도당을 세포 안으로 밀어 넣는 인체의 지하철 푸셔이다. 정상적인 인슐린 양으로 포도당을 세포에 넣을 수 없다면 인체는 인슐린을 더 보충해야 한다. 그러나 인슐린 저항성의 주요 원인은 세포에 이미 넘쳐난 포도당이다.

이때 세포에 가득 찬 포도당이 세포 밖으로 쏟아져 나와 혈당 수치가 증가한다. 이는 제 2형 당뇨병의 진단으로 이어진다. 인슐린이나 인슐린 생성을 자극하는 약물을 더 많이 투여하면, 일시적으로 더 많은 포도당이 세포 안으로 밀려들어갈 수 있다. 그러나 당연히 여기에도 한계가 있다. 그 한계에 다다르면 여분의 인슐린조차도 세포 내로 더 많은 포도당을 이동시킬 수 없다.

이것이 정확하게 제 2형 당뇨병이 진행되면서 전형적으로 나타나는 현상이다. 처음에는 인슐린 생성을 자극하는 단일 약물을 소량 투여해서 질병을 치료할 수 있다. 몇 년이 지나면 이 양으로 충분하지 않기 때문에 복용량이 증가한다. 몇 년이 또 지나면 인슐린 생성을 증가시키기 위해 1차, 2차, 3차 약물이 추가된다. 결국 처방되는 인슐린 용량이 점점 더 높아진다. 치료법의 발전은 분명히 근본적인 문제를 해결하지 못하고 있다. 제 2형 당뇨병은 점점 악화되고 있다. 약물 치료는 혈당 조절에 도움이 될 뿐, 제 2형 당뇨병을 일으키는 원인을 해결하지 못한다.

포도당이 세포를 과다하게 채우는 것이 문제의 핵심이라면 해결책은 분명해 보인다. 포도당을 모두 세포 밖으로 빼내면 된다! 인슐린 치료처럼 포도당을 더 밀어 넣으면 상황이 악화될 뿐이다. 그렇다면 과도한 포

나는 펑 선생님의 단식 치료법에 따라 인슐린을 끊고 메트포민을 (metformin)을 복용할 수 있었다. 이제는 하루에 20~23시간 단식하며 기본적으로 저녁만 먹는다. 그리고 메트포민을 복용하지 않고 버틸 수 있다. 이 단식 일정을 유지하면 몸 상태가 좋아진다.

– 로라 K., 테네시주, 내슈빌

도당을 몸에서 어떻게 제거할 수 있을까?(조직 세포 안의 포도당이 근본 문제임을 기억하라. 혈류의 포도당은 더 이상 문제가 아니다.)

유독하고 과도한 포도당을 몸에서 빼내는 방법은 진정 두 가지밖에 없다. 먼저, 포도당을 몸에 넣지 말아야 한다. 이는 초저탄수화물 다이어트 또는 케토제닉 다이어트로 가능하다. 실제로 많은 사람이 이러한 식이요법으로 당뇨병을 퇴치했다. 또한 단식을 해도 탄수화물이 제거된다. 다른 모든 음식과 함께 말이다.

둘째로, 우리 몸이 과잉된 포도당을 태워야 한다. 또다시 단식이 분명한 해결책이다. 인체는 심장, 폐, 간, 신장과 같은 주요 장기를 유지하는 데 에너지가 필요하다. 특히 뇌는 제대로 작동하려면 상당한 에너지가 필요하다. 비록 수면 중일지라도 말이다. 단식 중에는 새로운 포도당이 들어오지 않으므로 몸이 저장된 포도당을 다 써 버릴 수밖에 없다.

본질적으로 제 2형 당뇨병은 혈액뿐만 아니라 체내에도 포도당이 과해서 생기는 질병이다. 먹지 않으면 혈당 수치가 떨어질 것이다. 혈당이 지속적으로 정상 범위에 있으면 더 이상 당뇨병으로 간주되지 않는다. 짠! 당뇨병이 사라졌다! 골칫거리가 해결된 것이다.

신중한 모니터링이 필수다

제 2형 당뇨병 또는 다른 질환을 치료하는 중이라면 단식을 시작하기 전에 의사와 상의해야 한다. 대부분의 당뇨병 치료제는 현재의 식이요법에 근거해 혈당을 낮추는 역할을 한다. 약물을 조절하지 않고 식이요법을 변경하면 혈당이 내려가 매우 위험할 수 있다. 몸이 덜덜 떨릴 수도 있고, 땀을 흘리거나, 구역질이 날 수도 있다. 더 심한 경우에는 의식을 잃거나 심지어 사망할 수도 있다. 따라서 식단을 바꿀 계획이라면 반드시 의사와 상의해서 의사가 주의 깊게 관찰하고 필요에 따라 약물을 조절할 수 있도록 해야 한다.

혈당과 무관한 대부분의 약물은 단식 중에 복용할 수 있다. 하지만 여전히 의사와 상의해야 한다. 혈당 약을 복용하지 않는다면 단식 중에 혈당을 관찰할 이유는 특별히 없다. 혈당이 약간 떨어지지만 정상 범위를 유지하니까 말이다.

그러나 당뇨병 치료제를 복용하고 있다면, 되풀이하지만 단식 전에 의사와 상담하라! 혈당을 자주 관찰하는 것이 중요하다. 단식을 하건 안 하건 하루에 두 번 이상, 이상적으로는 하루에 네 번 이상 혈당을 확인해야 한다. 다른 약물보다 특별히 저혈당을 일으키는 경향이 있는 약물들이 있으니, 의사의 안내를 따르기 바란다.

나는 종종 환자들이 단식하는 동안 혈당 약을 줄이거나 피하되 혈당치가 너무 높아지면 복용하도록 권고한다. 혈당이 약간 높다면, 약 없이도 식사를 하지 않으면 조금 떨어지기 때문에 많은 경우 문제가 되지 않는다. 그러나 혈당치가 너무 올라가면, 약을 복용하면 다시 내려갈 것이다. 환자가 약을 먹는 경우, 나는 단식 기간 동안 최적의 혈당 범위를 144~180이라고 생각한다. 이 범위는 비단식 표준보다 높지만, 당뇨병을 개선하려고 노력하는 동안에는 약간 높은 수치는 단기적으로 위험하지 않으며, 단식 중이거나 혈당 약을 복용하는 동안의 주요 목표는 위험할 정도로 혈당이 떨어지는 사태를 피하는 것이다. 장기 목표는 약물 치료에서 벗어나 정상 범위의 혈당을 유지하는 것이다.

단식 중에는 일반적으로 약물을 덜 사용하는 것이 좋다. 혈당치가 원하는 수준보다 높다면 항상 약을 더 복용할 수 있다. 그러나 혈당치가 너무 낮으면 당분을 조금 먹어야 한다. 저혈당이 과도하면 단식이 중단되고 당뇨병 회복에 역효과가 나타난다. 재차 말하지만, 제 2형 당뇨병 치료를 위한 단식을 하기 전에 의사와 상의하라.

단식의 고수 — 에이미 버거　　　단식의 이점 중 하나는 인슐린 저항성(고인슐린) 환자가 저장된 체지방에 접근해 에너지를 얻는 데 강력하게 도움이 된다는 점이다. 또한 인슐린 수치 감소로 인한 다른 이점도 수없이 많다. 수십 년간 대사 조절 장애를 겪은 후에 인슐린 수치를 건강한 범위로 되돌리려면 일부 사람들은 그야말로 필사적으로 노력해야 하며, 단식을 하면 많은 사람들이 이에 도움을 받을 수 있다.

단식 성공 스토리 — 메건

───── 내 이름은 메건이며, 토론토의 펑 선생님의 집중 식이관리 프로그램의 이사이다. 실제로 나는 이 프로그램의 이사인 동시에 환자이기도 하다. 사실 나는 이 프로그램의 첫 번째 환자였다.

대부분의 환자들과 마찬가지로 나는 수년 동안 체중과 건강 문제와 씨름해 왔다. 젊었을 때는 치킨 맥너겟을 매일 먹어도 전혀 살이 찌지 않았다. 스물세 살 때 나는 먹는 양이 엄청났음에도 몸무게가 44kg밖에 되지 않았다. 나는 체중이나 건강을 유지하는 데 문제가 없었지만, 어머니는 항상 35세가 되면 내리막이 올 거라고 경고했다. 결국 내리막은 훨씬 더 일찍 나타났다.

스물여섯 번째 생일이 지나고 4개월 동안 체중이 갑자기 24kg이나 불었다. 그 해는 내 인생 최악의 해였다. 나는 개인적으로 혼란에 빠져 있었고 마치 늪으로 가라앉는 느낌이었다. 이 기간 동안 나는 특히 맥너겟 같은 음식에서 위안을 찾았다. 그 해를 보내면서 내 개인적인 삶은 덜 우울했지만 내 모습을 생각하면 더 우울해졌다.

나는 손 하나 까딱할 기운도 없었고 끊임없이 브레인 포그(머리가 멍한 상태 – 옮긴이)를 경험했다. 나는 거의 모든 사람, 모든 것에 관심을 갖지 않았다. 아침에 일어나서 출근할 수가 없었다. 당시에 거리를 헤매는 나를 보고 사람들은 아마 노숙자라고 생각했을 것이다.

변화가 필요하다는 걸 깨닫고 나는 엄격한 저지방 칼로리 제한 식이요법을 채택해 일일 섭취량을 800칼로리, 지방 15g 미만으로 제한했다. 나는 하루 종일 5~6회 먹고 하루 한 시간씩 일주일에 다섯 번 운동했다. 처음 2주 동안 약 5kg이 빠졌다. 그러나 다음 4주 동안에는 주당 0.5kg밖에 빠지지 않았다. 그 후에는 최선의 노력을 기울였지만 체중이 전혀 빠지지 않았다. 사실은 빠진 체중이 다시 찌기 시작했다.

살이 왜 빠지지 않는지 알 수 없었다. 내가 먹는 음식이 최고의 건강 음식은 아니었을지언정 내 식사량은 적은 편이었다. 내 칼로리 섭취량을 주의 깊게 추적해 보니 매일 1461칼로리와 41g의 지방을 섭취하고 있었다. 살이 왜 찌는 걸까? 나는 어찌할 바를 몰랐다.

나는 토론토에서 매우 유명하고 비싼 영양사를 찾아갔다. 나의 음식 목록을 검토하더니 그녀는 내 선택이 훌륭했다고 말했다. 그녀가 준 최선의 조언은 무엇이었을까? 운동을 더 하라는 것이었다. 주 5시간의 운동이 충분하지 않다고? 나는 그 후 2주 동안 매일 아침, 저녁으로 체육관에 갔지만 체중은 꿈적도 하지 않았다. 그 영양사를 다시 방문했을 때 그녀는 눈을 휘둥그레 뜨며 나를 보았다. 내가 거짓말을 한다고 생각하는 모양이었다. 그녀가 뭐라고 조언했을까? "더 열심히 노력하라"였다. 그 후로 나는 그녀를 찾지 않았다.

내가 느낀 건 좌절감 그 이상이었다. 나는 패배감을 느꼈다. 매일 여섯 번 소량으로 먹으면서 포만감을 느껴 본 적이 없었다. 나는 끊임없이 음식에 집착했다. 얼마 지나지 않아 나는 심장 질환과 함께 아스파탐 중독과 관련이 있다고 여겨지는 희귀 암의 초기 단계로 진단받았다. 또한 혈액검사 결과, 혈중 포도당 지표인 당화혈색소 (HbA1c)가 6.2%까지 상승했다. 당시 나는 당뇨 전 단계였다.

나는 18살 이후로 의학 연구자로 일했기 때문에 제 2형 당뇨병의 폐해를 누구보다 잘 알고 있었다. 나는 당뇨병이 사람들의 건강을 파괴하는 것을 말 그대로 매일 목격했다. 신부전, 신경 손상, 실명, 심장마비, 뇌졸중 등을 모두 보았다. 나는 겁에 질렸다.

마침 그 시기에 동료인 펑 선생님이 당뇨병과 비만의 핵심 문제에 대한 깊은 이해를 바탕으로 집중 식이관리 프로그램을 개발 중이었다.

비만, 인슐린, 당뇨병의 진실은 대학에서 배웠던 모든 영양 지식과 거의 정반대였다. 하지만 새로 배운 지식은 정말이지 수긍이 가는 내용이었다. 마침내 나는 왜 내가 체중을 감량할 수 없었고 당뇨 전 단계가 되었는지 이해할 수 있었다. 더구나 나는 이에 어떻게 대처해야 할지 정확히 알게 되었다.

단식

솔직히 말해 나는 단식이 두려웠다. 단식 첫날은 매우 힘들었고, 처음 2주 동안 고생을 했다. 처음 24시간 단식을 시도했을 때 나는 22시간을 버텼다. 하지만 22시간도 대단한 성공이라고 생각했다. 결국 내가 과거에 했던 단식보다 22시간 긴 것이었으니까 말이다. 22시간이 끝날 무렵 나는 배가 고프지도 않았다. 먹을 필요가 없었지만 그저 먹고 싶었다. 그때 나는 단식은 정신력이 중요하다는 걸 진정으로 깨달았다.

단식 둘째 날에는 24시간을 거뜬히 버텼다. 바쁘게 지내는 게 비결이었다. 나는 스핀 자전거에서 떨어질 거라고 생각하며 체육관으로 향했다. 하지만 그런 일이 일어나도 구해 줄 사람들이 충분히 있다고 생각했다. 그런데 놀랍게도 단식하는 동안 운동이 훨씬 쉬웠다!

하루하루 지날수록 단식이 쉬워졌다. 처음에는 두통을 겪었지만 바닷소금을 넣은 수제 사골 국물을 몇 컵 마시면 두통이 싹 사라졌다. 한 달이 지나자 두통은 과거의 일이 되어 버렸다. 기력이 좋아지기 시작했다. 단식 2개월 후, 나는 어려움 없이 단식 기간을 32시간으로 늘릴 수 있었다. 요즘에는 가끔 7일 단식을 추가하는데, 나의 최장 단식일은 14일이었다. 실제로 나는 단식 기간 중에 몸 상태가 더 좋을 때도 있다.

나는 고지방식을 해볼까도 고민을 많이 했다. 나는 베이컨은 말기 환자나 먹는 것이라는 말을 들으며 자랐다. 우리 집에서는 달걀도 흰자만 먹었다. 아보카도는 금지되었고 집에서 버터를 본 기억은 없고 마가린만 기억난다. 천연 지방을 더 먹어야 한다는 생각을 받아들이는 데 시간이 걸렸지만, 지방을 먹을수록 결과가 더 좋았다.

탄수화물을 줄이는 일도 쉽지 않았다. 내 혈당과 혈압은 정상이었지만 두통, 메스꺼움, 몸 떨림을 경험했다. 점심시간에 나는 차에 앉아 있었다. 헤로인 금단증상처럼 벽이 나를 향해 좁혀 오는 느낌이 들었기 때문이다. 나는 쇼핑몰에 가서 패스트푸드에 둘러싸이는 게 무서웠다. 맥도날드 드라이브-스루(drive-thru)가 내 차를 끌어당기는 것 같았다. 나는 매일 출퇴근길에 특정 도로를 피했다. 내가 미친 걸까? 나는 천연 지방이 도움이 된다는 걸 깨달았다. 나는 단식하지 않는 날에 코코넛 오일 몇 스푼과 아보카도 반 개를 먹기 시작했다.

이 식단을 시작한 지 3개월 만에 15kg을 감량했다. 몇 달 후, 나는 27kg을 빼고 어려움 없이 1년 반 이상 이 체중을 유지했다. 사실 나는 별 노력 없이 건강에 해로운 체지방을 7kg 더 감량했을 뿐 아니라 근육량도 4.5kg 늘렸다.

2016년 3월, 당화혈색소는 4.7%였는데 2013년 2월 이후 5.0% 이하로 유지되고 있었다. 몸 상태나 몸매가 그토록 좋았던 적은 없었다. 이전에는 특정 업무를 수행하는 동안 ADHD 약물 치료를 받았지만 지금은 전혀 필요치 않다. 내 평생 집중력이 그토록 좋았던 적은 없었다!

나는 여전히 휴일을 즐기고 특별한 경우에는 식단을 지키지 못하지만, 식단의 균형을 유지하는 방법을 배웠다. 휴가 동안 마음껏 먹었을 경우 나는 단식을 더 해서 균형을 잡는다. 나는 일요일에 샌프란시스코 자이언츠 경기를 보러 가서 기라델리 선대(Ghirardelli sundae)를 먹었다. 나는 항상 우리 환자들에게 샌프란시스코에 가면 기라델리 선대를 먹어 보라고 권한다. 월요일에 체중이 급격히 증가했지만 나는 당황하지 않았다. 그것이 대부분 물의 무게라는 걸 아니까 말이다. 나는 월요일에 단식하며 많은 양의 물을 마셨고 아침에 차에 코코넛 오일을 넣어 마셨다. 두통이나 메스꺼움은 느끼지 않았다. 화요일 아침이 되자 선대를 먹기 전 수준으로 체중이 내려갔다. 인생에서는 균형을 찾는 일이 매우 중요하다. 축제와 단식의 균형 말이다. 그 후로 감량한 체중과 건강을 유지하는 일이 쉬웠다.

내 자신이 경험자였기 때문에 나는 환자가 건강 목표를 달성할 수 있도록 도울 수 있었다. 나는 수년 동안 자가 실험을 많이 했고, 내가 실험하지 않은 것을 환자들에게 요구하지 않았다. 그리고 나는 매일 환자들에게서 끊임없이 배우고 있다.

사람들은 단식을 하면서 제각기 다른 경험을 한다. 처한 문제도 저마다 다르다. 우리는 환자와 머리를 맞대고 무엇이 효과적인지 고민한다. 격일 대신 여러 날 연속으로 단식하는 것을 선호하는 환자가 있는가 하면 하루 이상 단식한다는 생각만으로도 공황 발작을 일으키는 환자도 있다. 나는 환자가 자신의 라이프스타일에 가장 적합한 것이 무엇인지 알아내도록 돕는다. 단식 중인 환자를 지도하고, 발생하는 모든 문제를 해결하며, 환자가 더 긴 기간 동안 단식할 수 있도록 돕는다. 단식의 기간과 빈도는 목표와 진행 상황에 따라 조정된다.

영양은 이 프로그램에서 중요한 부분이다. 우리의 목표는 인체가 매일 생산하는 인슐린의 양을 제한하는 것이다. 단식하는 동안에는 인체가 정상적으로 기능하기 위해 필요한 인슐린만을 생산하기 때문에 이것이 쉽다. 하지만 단식하지 않는 날에는 이게 좀 어렵다. 나는 환자가 고지방, 중단백, 저탄수화물 식단으로 바꾸도록 돕는다. 대부분의 사람들은 내가 전에 그랬듯이 탄수화물을 대폭 줄이면 무엇을 먹을지 난감해 한다. 장담하건대 포만감을 충분히 느끼게 해줄 맛있는 음식들이 많이 있다. 나는 수천 가지 다른 방식으로 달걀을 즐기는 법을 배웠다. 나는 닭날개와 베이컨을 자주 먹는다. 당신은 베이컨과 달걀이 몸에 정말로 좋다는 걸 알기 때문에 죄책감 없이 먹을 수 있다! 이 말이 정말 이상하다는 걸 나도 안다.

대부분의 환자는 제 2형 당뇨병이 있거나 당뇨 전 단계이다. 무알콜 지방성 질환, 수면 무호흡증, 다낭성 난소 증후군이 흔하다. 우리는 환자에게 두 가지 프로그램, 즉 통원과 원격 상담 프로그램을 제공한다. 나는 두 프로그램에서 단식하는 방법과 무엇을 언제 먹어야 하는지 지도한다. 우리의 통원 프로그램에서는 캐나다 전역에서 온 환자들을 치료한다. 때로는 병원 방문과 원격 상담 프로그램을 혼합하기도 한다. 우리는 프로그램 기간 동안 단식 기간에 따라 매주나 격주, 또는 월 단위로 환자들을 진찰한다. 원격 상담 프로그램에서는 전 세계 사람들과 소통하며 동일한 조언과 환자 교육을 제공한다.

원격 상담 프로그램 덕분에 나는 다양한 문화권의 음식과 영양 지식을 습득할 수 있었다. 바로 오늘 아침에도 나는 스웨덴 여성 한 명과 싱가포르 남성 한 명과 이야기를 나누었다. 우리는 프랑스, 뉴질랜드, 호주, 남아프리카, 인도, 중국, 영국 및 북미 여러 지역에 환자들을 두고 있다.

환자의 변화를 지켜보는 것은 축복이다. 연구자가 된 이후로 나는 사람들이 나아지는 모습을 목격한다. 환자들은 우리에게 올 때마다 대부분 전보다 조금 나아져 있다. 이를 직접 목격하는 일은 정말로 놀라운 느낌을 선사한다. 열심히 일하면서 건강한 생활 습관을 익히려고 최선의 노력을 다하는 놀라운 환자들이 정말로 자랑스럽고 감사하다.

CHAPTER 7

단식으로 더 젊고 똑똑해지기

―――― 단식의 가장 명백한 이점은 체중 감량과 제 2형 당뇨병에 도움이 된다는 것이다. 하지만 자가포식(세포의 정화 과정), 지방 분해(지방 연소), 노화 방지 효과, 신경학적 이점을 비롯한 다른 이점이 많다. 달리 말해, 단식은 뇌에 유익하고 노화 방지에 도움이 될 수 있다.

머리가 좋아진다

포유류는 일반적으로 뇌와 고환(수컷의 경우)을 제외하고는 기관의 크기를 줄임으로써 심한 열량 부족에 대처한다. 생식기능이 보존되는 이유는 종을 번식시켜야 하기 때문이다. 하지만 인지 기능 또한 중요하므로 다른 모든 기관을 희생시키면서 이 기능이 아주 잘 보존된다.

진화론적 관점에서 볼 때 이 사실은 의미심장하다. 음식을 구하기 어려운 상황이라고 가정해 보자. 인지 기능이 떨어지기 시작하면 정신이 혼미해져 음식을 구하기가 훨씬 더 어려워진다. 자연 세계에서 우리가 지닌 가장 큰 장점 중 하나인 지력이 낭비되는 것이다. 실제로 칼로리 박탈 과정에서는 뇌의 능력이 유지되거나 향상되기도 한다. 로라 힐렌브랜드의 베스트셀러 소설 『언브로큰』에는 제 2차 세계대전 중에 일본에서 포로가 된 미국인들의 경험이 생생히 묘사된다. 극심한 기아 상태에서 포로들은 기아의 영향으로 인해 정신이 놀라울 정도로 명료해지는 경험을 했다. 포로 중에는 노르웨이어를 1주일 만에 배운 사람이 있는가 하면, 책을 통째로 줄줄 외운 사람도 있었다.

인간은 모든 포유동물이 그렇듯이 배가 고프면 정신 활동이 증가하고 배가 부르면 감소한다. 우리는 모두 '음식 혼수상태'를 경험한 적이 있다. 칠면조 고기에 호박 파이까지 곁들인 추수감사절 식사를 마치고 어땠는지 생각해 보라. 정신이 압정처럼 날카로웠나, 아니면 콘크리트 블록처럼 둔했나? 우리의 통념과는 달리, 칠면조를 먹고 졸음이 쏟아지는 건 트립토판 때문이 아니다. 사실 칠면조에 든 트립토판의 양은 다른 가금류에 든 양과 동일하다. 졸린 건 엄청난 양의 식사 때문이다. 먹은 고기와 파이를 처리하기 위해 혈액이 소화계로 쏠리기 때문에 뇌로 갈 혈액 양이 적어진다. 엄청나게 먹고 난 후 우리가 감당할 수 있는 정신적 도전은 기껏해야 소파에 앉아 축구를 보는 것이다.

그 반대는 어떨까? 배가 고파 죽을 것 같았던 때를 생각해 보라. 피곤하고 기운이 없었는가? 아마 그렇지 않았을 것이다. 아마도 감각이 바늘처럼 예민해지고 신경이 곤두서 있었을 것이다. 식량이 부족한 시기에는 인지적으로 날카롭고 신체적으로 민첩한 동물이 생존에 있어서 분명히 이점을 지닌다. 한 끼를 먹지 못한다고 에너지와 정신력이 줄어든다면, 음식을 찾는 일이 훨씬 더 어려워져 굶어 죽을 가능성이 더 높아지는 악순환이 발생할 것이다. 물론 그런 일은 발생하지 않는다. 옛 조상들은 배가 고플 때 더 기민하고 활발해져 다음 끼니를 찾을 수 있었고, 여전히 우리에게도 같은 일이 발생한다.

단식의 고수 — 아벨 제임스　　처음에는 염증 감소와 성장호르몬 증가를 입증하는 단식 연구에 관심이 있었다. 그런데 내가 아침에 단식을 시작하자마자 정신 집중과 에너지, 생산성이 현저히 향상되는 걸 느꼈다. 뇌과학에 흠뻑 빠진 사람으로서 나는 지방 적응과 간헐적 단식이 정신에 미치는 좋은 영향에 깊은 감명을 받았다.

우리의 언어에서조차 굶주림과 정신력 사이의 관계가 드러난다. 우리가 '권력에 굶주리다', 혹은 '관심에 굶주리다'처럼 뭔가에 굶주리고 있다고 말할 때, 우리가 게으르고 무디다는 의미일까? 그렇지 않다. 이는 우리가 경계를 늦추지 않고 민첩하게 행동할 준비가 되어 있다는 의미이다. 단식과 굶주림은 일반적인 생각과는 반대로 우리에게 활력을 불어넣어 목표를 향해 나아갈 수 있게 한다.

정신력과 단식의 연관성을 실험한 한 연구에서, 지속적인 관심, 주의

집중, 단순 반응 시간, 즉각적인 기억을 포함해,
측정한 요인 중에 단식으로 손상된 것이 하나도
없다고 나타났다. 2일간 거의 모든 칼로리를 제
거한 또 다른 연구에서는 단식이 인지 능력과 활
동, 수면, 기분에 해로운 영향을 미치지 않았다.

위의 내용은 단식 중에 우리의 뇌에서 일어
나는 일들이다. 그러나 단식의 신경학적 이점은 우리가 음식을 먹지 않
는 시간에만 국한되지 않는다. 동물 실험에 따르면, 단식은 치료 도구로
서 주목할 가치가 있다. 노화 중인 쥐가 간헐적인 단식 요법을 시작하자
운동 협응, 인지, 학습 및 기억이 현저하게 향상되었다. 흥미롭게도 뇌의
연결성이 향상되고 줄기세포에서 새로운 뉴런이 더 많이 성장했다. 연구
자들은 뉴런의 성장을 지원하고 장기 기억에 중요한 뇌유래신경영양인
자(brain-derived neurotrophic factor, BDNF)라고 불리는 단백질이 이러한
이점에 일부 영향을 미친다고 보고 있다. 동물에서는 단식과 운동 모두
뇌의 여러 부위에서 유익한 BDNF 효과를 유의미하게 증가시킨다. 일반
적인 쥐와 비교해 간헐적 단식 요법을 사용한 쥐는 노화 관련 뉴런이 덜
퇴화하고 알츠하이머병, 파킨슨병, 헌팅턴병의 증상이 적었다.

칼로리 감소에 대한 인체 연구에서도 유사한 신경학적 이점이 발견된
다. 단식은 칼로리를 확실히 제한하기 때문에, 단식과 칼로리 감소가 이
부분에서 유사한 이점을 제공한다. 칼로리를 30% 적게 섭취하면 기억력
이 크게 향상되고 뇌의 시냅스 및 전기 활동이 증가한다.

덧붙여, 인슐린 수치는 기억력과 역상관관계가 있다. 즉, 인슐린 수치
가 낮을수록 기억력이 향상된다. 반대로 체질량지수가 높을수록 정신력

그림
7-1
인체의 여러 부위에 미치는 단식의 여러 가지 유익한 효과

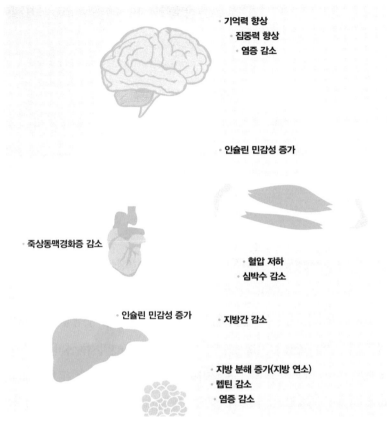

출처 : 롱고와 맷슨 「단식 : 분자 메커니즘과 임상 적용」

이 저하되고 주의력, 집중력, 추론, 좀 더 복잡하고 추상적인 사고와 관련한 두뇌 영역으로 가는 혈류가 감소했다. 따라서 단식은 양 방향으로 신경학적 이점을 제공한다. 즉, 인슐린을 낮추고 그럼으로써 지속적인 체중 감소를 유지하게 한다.

노화를 늦춘다

새로 산 차는 모든 것이 잘 작동한다. 하지만 해가 지나면서 차는 점점 낡기 시작해 정비가 필요하게 된다. 브레이크 패드, 다음에는 배터리를 교체해야 하고, 수리할 게 점점 늘어난다. 결국에 차는 어김없이 고장이 나서 수천 달러의 수리 비용이 든다. 이 차를 갖고 있어야 할까? 아닐 것이다. 그래서 당신은 이 차를 처분하고 멋진 새 차를 구입한다.

이런 의미에서 인체 세포는 자동차와 같다. 나이가 들면서 세포 내 부품을 제거하고 교체해야 하며, 결국 세포가 너무 오래되어 수리가 불가능해지면 건강한 새 세포를 만들기 위해 사멸해야 한다.

단식의 고수 ─ **롭 울프** 3~5일의 단식으로 염증이 급격히 감소하고, 인슐린 신호 전달이 개선되며, 면역 기능이 거의 '리셋'된다고 밝히는 중요한 연구가 있다. 비정상 세포와 전(前) 암성 세포는 세포자멸로 유도되는 것 같다. 세포자멸은 기본적으로 건강한 세포 종류를 선택하는 활동이다. 전체적으로 이는 자가면역과 암에 작용하는 것으로 보이는 과정들을 줄이면서 (이론적으로) 많은 노화의 징후와 증상을 되돌리는 과정을 설명한다.

예정세포사(programed cell death)라고도 알려진 세포자멸(apoptosis) 과정에서는 특정 연령에 이른 세포가 자살하도록 프로그래밍되어 있다. 처음에는 섬뜩한 소리처럼 들릴지 모르지만 끊임없이 세포를 재생시키

는 이 과정은 인체의 건강에 필수적이다. 그러나 세포의 일부 구성 요소를 교체해야 하는 경우에는 자가포식 현상이 시작된다.

노벨상을 수상한 과학자 크리스티앙 드 뒤브(Christian de Duve)가 만든 자가포식(autophagy)이라는 단어는 그리스어의 '자기(auto)'와 '먹다(phagein)'라는 말에서 유래했다. 따라서 이 단어는 문자 그대로 "자신을 먹는다"는 의미다. 자가포식은 세포 정화의 한 형태이다. 자가포식은 더 이상 세포를 유지할 충분한 에너지가 없을 때 세포 구성 요소를 분해하여 재활용하는 질서 정연한 과정이다. 병들었거나 고장 난 세포 부분이 모두 청소되면 인체가 재생 과정을 시작할 수 있다. 이때 새로운 조직과 세포가 만들어져 파괴된 세포들을 대체한다. 인체는 이런 식으로 스스로 재생한다. 하지만 오래된 부품이 먼저 폐기되어야만 효과가 있다.

우리 몸은 끊임없이 재생한다. 우리는 종종 새로운 세포 성장에 집중한 나머지 재생의 첫 단계가 오래되고 고장 난 세포 조직을 파괴하는 것임을 망각할 때가 있다. 그러나 인체가 잘 작동하려면 세포자멸과 자가포식이 모두 필요하다. 이러한 과정이 방해받으면 암과 같은 질병이 발생하고 오래된 세포의 성분이 독소로 쌓여 노화의 주된 원인이 될 수 있다. 자가포식 과정이 주기적으로 활성화되지 않는 경우, 시간이 흐르면서 이러한 원치 않는 세포 구성 성분이 점점 더 쌓인다. 포도당과 인슐린, 단백질 수치가 증가하면 자가포식이 방해받는다. 그리고 이렇게 되기까지는 그리 오랜 시간이 걸리지 않는다.

아미노산 류신 3g만으로도 자가포식을 멈출 수 있다. 그 과정은 다음과 같다. 포유류 라파마이신 표적(mTOR : mamalian target of rapamycin) 경로는 영양소를 이용할 수 있느냐를 결정하는 중요한 센서이다. 탄수화물이나 단백질을 섭취하면 인슐린이 분비된다. 그리고 증가된 인슐린 수치 또는 섭취 단백질의 분해로 인한 아미노산이 mTOR(엠토) 경로를 활성화 시킨다. 이때 인체는 사용할 음식이 있다고 인식해, 쓸 에너지가 충분하니 오래된 세포 이하 조직을 제거할 필요가 없다고 판단한다. 그 결과 자가포식이 억제된다. 달리 말해, 예를 들어 하루 종일 간식을 먹는다든지 해서 음식을 계속 섭취하면 자가포식이 억제된다.

단식의 고수 — 에이미 버거　　만성 염증성 및/또는 신경학적 증상이 있는 사람이 단식을 하면 자가포식과 오래되고 손상된 조직의 청소가 촉진될 수 있다. 몸은 늘 '집안 청소'를 하고 있지만, 끊임없이 많은 양의 음식을 소화하지 않는다면 휴식과 복구에 더 많은 에 너지를 집중시킬 수 있다.

반대로, mTOR가 휴면 상태일 때, 다시 말해, 높아진 인슐린 수치나 섭 취한 음식의 아미노산이 mTOR를 자극하지 않을 때 자가포식이 촉진된 다. 몸은 일시적으로 영양분이 없다는 걸 감지하기 때문에 유지해야 할 세포 부분의 우선순위를 정해야 한다. 가장 오래되고 마모된 세포질은 버려지고, 분해된 세포 부분의 아미노산은 간으로 전달되어 포도당신생 합성 과정에서 포도당을 생성하는 데 사용된다. 이것들은 새로운 단백질 로도 통합될 수 있다. mTOR의 휴면은 간의 글리코겐이나 체지방과 같 은 저장된 에너지가 있느냐가 아니라 단기 영양소를 사용할 수 있느냐와 관련된다는 점에 유의해야 한다. 몸에 저장된 에너지는 mTOR와 관련이 없으므로 자가포식과도 관련이 없다.

현재까지 자가포식을 가장 강력하게 자극하는 것이 단식이며 식단 중에서 단식만이 유일하게 자가포식을 자극한다고 알려진 이유도 이 때문이다. 단순한 칼로리 제한이나 식이요법만으로는 불충분하다. 우리는 아침에 깨어나면서부터 끊임없이 먹기 때문에 자가포식의 정화 경로가 활성화되지 않는다. 간단히 말해, 단식은 건강에 해롭거나 불필요한 세포 찌꺼기가 있는 몸을 정화한다. 긴 단식을 종종 정화 또는 해독이라고 불렀던 이유도 이 때문이다.

동시에 단식은 성장호르몬도 자극한다. 이는 인체가 완전히 혁신할 수 있도록 새롭고 멋진 세포부가 생산됨을 의미한다. 단식을 하면 오래된 세포부가 파괴되고 새로운 세포부가 생성되기 때문에, 단식은 존재하는 가장 강력한 노화 방지 방법 중 하나로 간주될 수 있다.

자가포식은 알츠하이머병 예방에도 중요한 역할을 한다. 알츠하이머병은 뇌에 아밀로이드 베타(Aβ : amyloid beta) 단백질이 비정상적으로 축적되는 특징을 지니며, 이러한 축적은 결국 기억과 인지 영역의 시냅스 연결을 파괴한다고 여겨진다. 일반적으로 Aβ 단백질 덩어리는 자가포식에 의해 제거된다. 자가포식 과정에서 뇌세포가 자가포식소체(autophagosome), 즉 제거 대상인 Aβ 단백질을 삼켜 배출하는 세포 내 쓰레기통을 활성화한다. 이때 Aβ 단백질은 혈액에 의해 옮겨져 다른 단백질로 재순환되거나 인체의 필요에 따라 포도당으로 바뀔 수 있다. 그러나 알츠하이머병에서는 자가포식이 불가능해 Aβ 단백질이 뇌세포 내부에 잔류함으로써 결국 알츠하이머병의 임상적 증후군이 나타난다.

암은 자가포식이 엉망이 될 때 나타날 수 있는 또 하나의 질병이다. 우리는 mTOR가 암 생물학에서 한몫을 한다는 것을 알고 있으며 mTOR 억제제는 식품의약품안전청(FDA)에서 다양한 암 치료제로 승인 받았다. mTOR를 억제해 자가포식을 자극하는 단식의 역할은 암 발병을 예방할 수 있는 흥미로운 기회를 제공한다. 보스턴 칼리지의 토마스 세이프리드 박사(생물학 교수)와 같은 주요 과학자들은 바로 이러한 이유 때문에 1년에 1회 7일간 물만 마시는 단식을 제안한다.

단식의 고수 — **토마스 세이프리드 박사**　　단식은 포도당의존성 종양의 성장을 줄일 수 있다. 단식은 또한 종양의 시작과 진행에 기여하는 염증을 줄일 수도 있다. 우리는 잠복기 뇌암 모델에서 단식이나 칼로리 제한이 말단 종양의 침범을 현저히 줄일 수 있음을 밝혔다.

CHAPTER 8

단식으로 심장 건강 살리기

아픈 사람에게 약간의 단식은 명약과 명의보다 나을 수 있다.

– 마크 트웨인

───── 고콜레스테롤은 보통 심장마비와 뇌졸중을 포함한 심혈관 질환의 치료 가능한 위험 요소로 여겨진다. 이 때문에 많은 사람들이 콜레스테롤을 일종의 독으로 여기게 되었지만, 이는 진실과는 거리가 멀다. 콜레스테롤은 세포벽을 회복하고 특정 호르몬을 만드는 데 사용된다. 이 물질은 인체 건강에 매우 중요한 까닭에 신체의 거의 모든 세포가 필요 시 콜레스테롤을 생산할 수 있는 능력을 지닌다.

전통적으로 혈액검사에서는 저밀도 지단백질(LDL – '나쁜' 콜레스테롤)과 고밀도 지단백질(HDL – '좋은' 콜레스테롤)을 측정한다. 콜레스테롤은 단백질과 한 묶음으로 혈류를 흐르며, 이 단백질을 지단백질이라고 부른다. 어떤 지단백질이 콜레스테롤 분자와 묶였는지에 따라 이 묶음이 LDL인지 HDL인지가 결정된다.

우리가 '고콜레스테롤'이라고 부르는 것은 LDL 콜레스테롤을 말하며, 대규모 역학 연구들에서 LDL 수치가 증가하면서 심혈관 질환의 위험이 증가한다는 사실이 밝혀졌다. 특정 약물, 특히 스타틴은 LDL 수치를 현저하게 낮출 수 있다. 하지만 애초에 수치가 상승한 이유는 뭘까? 이 질문에는 만족스러운 답을 내놓지 못한다. 하지만 초기에는 음식 때문이라는 가설을 세웠다. 잠시 후에 살펴보겠지만, 이는 사실이 아니다.

심장병의 또 다른 위험 인자는 중성지방이라는 지방이다. 간의 글리코겐 저장고가 가득 차면 간은 남은 탄수화물을 중성지방으로 전환하기 시작한다. 이러한 중성지방은 매우 낮은 밀도의 지단백질(VLDL)로서 간 밖으로 내보내진다. VLDL은 LDL을 만드는 데 사용된다.

혈중 중성지방은 심혈관 질환과 밀접한 관련이 있다. 이 지방은 일반적으로 의사와 환자가 더욱 우려하는 높은 LDL 콜레스테롤 수치만큼 강력한 위험 요소이다. LDL과 상관없이 혈중 중성지방 수치가 높아지면 심장 질환의 위험이 61%까지 증가한다. 이것이 우려스러운 이유는 1976년 이후 미국인의 평균 중성지방 수치가 제 2형 당뇨병, 비만, 인슐린 저항성과 함께 급격히 치솟았기 때문이다. 현재 미국 성인의 약 31%가 중성지방 수치가 상승했다고 추정되며, 이는 탄수화물 섭취의 증가 곡선과 평행을 이룬다.

다행히도 높은 중성지방 수치는 간이 중성지방을 생성하는 속도를 낮추는 저탄수화물 식단으로 치료가 가능하다. 하지만 중성지방 수치는 식이요법으로 낮출 수 있지만 콜레스테롤 수치는 그렇지 않다.

고콜레스테롤은 음식 때문이 아니다

콜레스테롤이 많은 음식을 섭취해 혈중 콜레스테롤 수치가 올라간다면, 콜레스테롤이 적은 음식으로 혈중 콜레스테롤 수치를 낮출 수 있다고 충분히 가정할 수 있다. 지난 30년 동안 의사들은 콜레스테롤을 낮추기 위해 달걀노른자와 붉은 고기와 같은 고콜레스테롤 식품 섭취를 줄이라고 권고했다. USDA의 미국인 식단 권장안은 창설 초기부터 "과도한 지방과 포화지방, 콜레스테롤을 피해야 한다"고 매우 분명히 명시했다.

불행히도 이 생각은 완전히 잘못되었다. 과학계는 오래 전부터 콜레스테롤을 적게 먹어도 혈중 콜레스테롤이 낮아지지 않는다는 사실을 알고 있었다. 혈액에서 발견되는 콜레스테롤의 80퍼센트가 간에서 생성되므로 콜레스테롤을 덜 먹어도 거의 차이가 없다. 같은 이유로, 콜레스테롤을 더 많이 섭취해도 혈중 콜레스테롤은 유의미하게 증가하지 않는다. 우리가 콜레스테롤 음식을 덜 먹으면 간이 이를 보충하기 위해 콜레스테롤을 더 많이 만들어 내기 때문에 별 효과가 없다. 더 깊이 들어가면, 문제를 만드는 건 콜레스테롤 입자가 아니다. 명심하건대, LDL과 HDL은 동일한 입자이다. 사실상 좋고 나쁨을 결정하는 건 콜레스테롤 입자(LDL/HDL)와 함께 운반되는 지단백질이다. 먹는 음식에서 콜레스테롤을 줄여도 생리적인 차이가 거의 없거나 전혀 없다는 사실은 이미 오래 전에 판명되었다.

나는 격일로 20시간 정도 단식을 한다. 그래도 운동이나 다른 활동을 무사히 마치는 데 전혀 문제가 없다. 가장 큰 혜택은 소화력이 좋아졌다는 점이다. 지금은 전보다 훨씬 더 규칙적으로 단식을 하며, 공복 시간을 더 연장할 수도 있다. 1년 동안 중성지방 수치도 135에서 100으로 개선되었고, HDL 수치를 100% 증가한 60으로 끌어올렸다.

— 브라이언 W., 오하이오주, 데이턴

우리가 콜레스테롤 식품을 불합리하게 두려워하기 시작한 건 1913년 부터다. 심장 발작과 뇌졸중을 일으키는 동맥경화성 플라크는 주로 콜레스테롤로 구성되어 있으며, 사람들은 이러한 플라크가 생기는 이유가 콜레스테롤 식품을 과도하게 섭취했기 때문이라고 가정했다. 이는 소의 심장을 먹으면 심장이 강해진다고 가정하는 것과 같은 이치이지만, 당시는 1913년이었다. 러시아 과학자 니콜라이 애니코프(Nikolai Anichkov)는 토끼에게 콜레스테롤을 공급하면 죽상경화증이 생긴다는 것을 발견했다. 그러나 토끼는 초식동물이므로 콜레스테롤이 든 먹이를 먹지 않는다. 사자에게 건초를 먹여도 건강 문제가 발생할 것이다. 불행히도 당시에는 병의 원인을 찾는 데 급급한 나머지 이 점을 놓치고 말았다.

앤셀 키스는 1950년대에 콜레스테롤 식품이 문제가 되지 않는다는 사실을 확인했다. 당시의 저명한 영양 연구자 중 하나였던 그는 인간 피험자들에게 콜레스테롤 섭취량을 증가시킨 후 혈중 콜레스테롤 수치가 올라갔는지 확인했다. 수치는 오르지 않았다. 그는 그의 「7개국 연구(Seven Countries Study)」(최대의 다이어트와 영양 역학 연구 중 하나)에서도 콜레스테롤을 섭취해도 혈중 콜레스테롤 수치가 올라가지 않는다는 사실을 입증했다.

콜레스테롤 식품이 혐의를 벗음에 따라 지방이 주 용의자가 되었다. 지방을 많이 섭취하면 콜레스테롤 수치가 높아진다고 생각했던 것 같다. 지방 역시 프래밍햄 연구에 의해 오래 전에 혐의를 벗었다. 1948년, 매사추세츠주 프래밍햄의 주민들은 식이요법을 비롯한 생활 습관의 모든 측면이 심장 질환 발병에 얼마나 중요한 요인인지를 파악하는 장기 연구의 대상이 되었다. 이 연구는 아직도 제 3세대 참가자들을 대상으로 굳건히 진행되고 있다. 프래밍험 심장 연구(Framingham Heart Study)에 관한 의학 논문이 수천 건에 달하지만, 프래밍험 식단 연구(Framingham Diet Study)는 사실상 역사에서 잊혀졌다.

이 야심찬 연구는 1957년에서 1960년까지 진행되었으며 천 명이 넘는 참가자들을 대상으로 식이지방과 혈중 콜레스테롤의 연관성을 찾아내고자 했다. 연구자들은 이미 이 연관성을 믿고 있었다. 수백만 달러의 투자와 수고스러운 관찰 업무로 짜증이 날 대로 난 연구자들은 식이지방과 혈중 콜레스테롤 수치 간에 어떠한 상관관계도 발견하지 못했다. 사람들이 지방을 많이 먹든 거의 먹지 않든 콜레스테롤에는 아무런 차이가 없었다.

이 발견은 일반적인 통념과 격렬하게 충돌했고, 연구자들은 하나를 선택해야 했다. 이 결과를 받아들여 진실에 더 가까운 영양학 이론을 찾거나, 그냥 무시하고 거짓으로 판명된 이론을 계속 믿거나 둘 중 하나였다. 애석하게도 그들은 후자를 선택했다. 결국 이 결과는 표로 정리된 후 조용히 묻혀 상호심사 학술지에 발표되지 않았다. 아무리 옳다 하더라도 영양학의 정통성에 반기를 든 자들은 용납되지 않았다.

수십 년 후 의사인 마이클 이드는 사라져 버린 이 중요한 연구의 사본을 추적했다. 통계학자인 타비아 고든(Tavia Gordon)은 "유감스럽게도 최초의 연구자들이 이 데이터를 최종 보고서에 포함시키지 않았으며, 많은 양의 매우 신중하고 사려 깊은 연구가 사용되지 않은 채 프래밍험 파일에서 잠자고 있었다"고 탄식했다. 이 연구에서 '일일 총 지방(동물성 지방도 포함) 섭취량과 혈청 콜레스테롤 수치의 근소한 역연관성'이 밝혀졌다. 즉, 지방 섭취가 많을수록 혈중 콜레스테롤 수치가 낮아진다는 것이다. 1970년에 프래밍험의 지역 신문은 "프래밍험 식단 연구 단체의 보고에 따르면, 음식 섭취량과 혈청 콜레스테롤 수치 간에는 확실한 관련성이 없다"는 기사를 실었다.

하지만 저지방 종교가 이미 널리 퍼졌고 견과류, 아보카도, 올리브 오일과 같은 건강에 좋은 고지방 식품은 수십 년 동안 유죄 판결을 받았다. 그러나 진실은 영원히 숨겨질 수 없기에, 식이지방이 콜레스테롤을 높이지 않는다고 밝히는 다른 연구 결과들이 계속 등장했다.

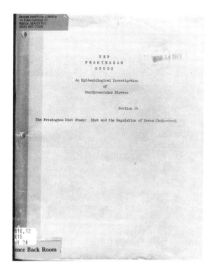

프래밍햄 연구 원본 / 출처 : 마이클 이드(의사)

식이지방과 콜레스테롤의 연관성은 1976년 미시간주, 테컴 시에서도 연구되었다. 연구자들은 피험자들을 혈중 콜레스테롤 수치(낮음, 중간, 높음)를 기준으로 세 집단으로 나누었다. 각 집단의 식이 습관을 비교하자, 놀랍게도 각 집단은 지방과 동물성 지방, 포화지방, 콜레스테롤을 동일한 양으로 섭취하고 있었다. 다시 한 번 지방 섭취가 혈중 콜레스테롤을 높이지 않는다는 사실이 분명해졌다.

또 다른 연구에서는 한 지원자 집단에게 22%의 지방을, 두 번째 집단에게는 39%의 지방을 섭취하게 했다. 두 집단의 기준 콜레스테롤은 173mg/dl이었다. 50일 후에 저지방 집단의 콜레스테롤 수치는… 173mg/dl였다. 50일 후, 고지방군의 콜레스테롤 수치는 약간만 증가해 177mg/dl였다. 이렇듯, 고지방식은 콜레스테롤을 많이 증가시키지 않는다.

Findings of Framingham Diet Study Clarified

FRAMINGHAM — Although there is no discernible relationship between reported diet intake and serum cholesterol levels in the Framingham Diet Study group, "it is incorrect to interpret this finding to mean that diet has no connection with blood cholesterol," Dr. William B. Kannel, director of the Framingham Heart Study has stated.

"It has been repeatedly demonstrated that blood cholesterol levels can be altered by changes in diet; and dietary alteration is still the most acceptable form of medical management for persons with elevated blood lipids," Dr. Kannel said.

"The available evidence indicates that coronary heart disease appears to result from a combination of contributing factors and that no single factor capable of producing the disease by itself has been convincingly demonstrated," he stated.

"However," he added, "if any common denominator does exist through which such multiple, inter-related factors operate to produce atherosclerotic lesions, then some aberration of blood lipids is certainly the chief contender. It appears to be the thread running through the web of circumstances leading to coronary heart disease."

A number of blood lipids have been implicated in coronary disease, Dr. Kannel said, but none more substantially than the blood cholesterol content. That blood cholesterol is somehow intimately related to coronary atherosclerosis is no longer subject to reasonable doubt because of massive evidence that:

—diseases associated with hypercholesterolemia are also associated with premature atherosclerosis.

—persons with inborn errors of cholesterol metabolism develop extremely precocious atherosclerotic disease.

—persons with high cholesterol levels in epidemiological study populations have been observed to develop coronary heart disease with greater frequency than those with low cholesterol levels, the risk being proportional to the degree of elevation of the blood cholesterol.

—countries with high average cholesterol values among their citizens report high coronary death rates; those with low average cholesterol values report low coronary death rates.

—atherosclerotic deposits are usually loaded with cholesterol, and the movement of cholesterol from the blood into the deposits has been amply demonstrated.

—producing high cholesterol values in animals produces atherosclerotic deposits that can be made to regress by lowering blood cholesterol.

"Moreover," Dr. Kannel said, "the evidence incriminating diet in producing elevated serum cholesterol values is quite substantial: for example,

—areas in which the population exhibits high cholesterol values characteristically have diets different from those where low values are characteristic.

—migrants from "low cholesterol" areas to "high cholesterol" areas are often subsequently found to have higher cholesterol levels and to have changed their dietary pattern.

—manipulation of diet can alter serum cholesterol values in predictable fashion in humans and, in animals, can produce atherosclerotic deposits or cause established deposits to regress.

"The reason for the high cholesterol values frequently found in free-living population groups is not always apparent and the details of the mechanisms involved, the role of inheritance, regulatory mechanisms, and what constitutes the 'normal range' of cholesterol values are not completely understood," Dr. Kannel said.

1970년, 〈프래밍햄–내틱 뉴스(Framingham-Natick News)〉는 프래밍햄 식단 연구에서 식단과 혈중 콜레스테롤 수치는 연관성이 없음이 밝혀졌다고 보도했다. 출처 : 마이클 이드(의사)

아주 엄격한 저지방 식습관을 실천해도 혈중 콜레스테롤에 유익한 효과가 전혀 없다. 한 연구에서는, LDL이 5% 정도 감소했지만 HDL도 6%나 감소했다. 따라서 '나쁜' 콜레스테롤과 '좋은' 콜레스테롤이 모두 떨어졌기 때문에 전체 위험 수준은 개선되지 않았다.

반대되는 모든 증거에도 불구하고 1977년과 1983년에 미국과 영국은 심장 질환의 위험을 줄이기 위해 저지방 식단을 권장하는 식단 지침을 도입했다. 신중한 메타 분석과 조 하콤(Zoe Harcombe)의 체계적인 검토를 통해 이러한 권고 사항의 효과를 입증하는 어떠한 증거도 없다는 것이 오늘날은 물론 식단 권장안 발표 당시에도 확인되었다.

수백만 명이 저지방 저콜레스테롤 식단을 따른다. 그 이유는 이 방식이 오래 전에 무효하다고 판명되었음을 알지 못한 채 심장에 좋다고 생각하기 때문이다. 하버드 공중보건대학원의 프랭크 후(Frank Hu)와 월터 윌릿(Walter Willett)은 2001년에 "저지방 캠페인은 과학적 증거가 거의 없으며 의도하지 않은 건강상의 결과를 초래할 수 있다는 사실이 점차 인식되고 있다"라고 썼다. 이는 혈중 콜레스테롤을 낮추는 유일한 방법이 약물 복용이라는 의미일까? 아마 아닐 것이다. 단순하고 자연스럽게 콜레스테롤을 낮추는 방법이 하나 있다. 바로 단식이다.

단식이 콜레스테롤을 낮추는 이유

혈중 콜레스테롤은 대부분 간이 만든다. 콜레스테롤을 적게 먹는 것은 간의 콜레스테롤 생성에 거의 영향을 미치지 않는다. 사실 적게 먹으면 역효과를 낳을 수 있다. 간이 적게 들어오는 콜레스테롤 양을 감지하기 때문에 스스로 생성을 늘릴 수 있기 때문이다.

그렇다면 단식이 간의 콜레스테롤 생성에 영향을 미치는 이유는 뭘까? 탄수화물 섭취가 감소함에 따라 간은 중성지방 합성을 줄인다. 많은 양의 탄수화물이 중성지방으로 전환되기 때문에 탄수화물이 없으면 중성지방이 감소한다. 중성지방은 간에서 LDL의 전구체인 VLDL로 방출된다는 점을 기억하라. 따라서 VLDL이 감소하면 결국 LDL이 낮아진다.

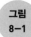

그림 8-1 격일 단식을 하면 LDL 콜레스테롤이 감소한다.

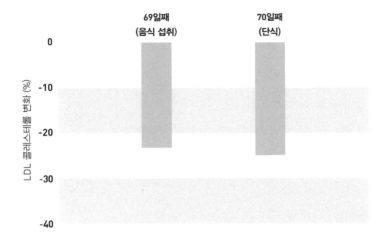

출처 : 부타니 외., 「격일 단식을 하면 관상동맥 심장 질환 위험 지표가 개선되면서 지방조직이 변화한다」

LDL 수치를 낮추는 유일한 방법은 간이 콜레스테롤을 덜 만드는 것이다. 실제로 연구 결과, 격일 단식 70일이 지나면 LDL이 25% 감소할 수 있다고 밝혀졌다. 이는 거의 모든 다른 식이요법으로 얻을 수 있는 결과를 훌쩍 뛰어넘으며, 가장 강력한 콜레스테롤 저하제 중 하나인 스타틴 약물 치료로 얻을 수 있는 효과의 절반이다. 이 단식으로 중성지방 수치가 30% 감소하는데, 이것은 초저탄수화물 식단이나 약물로 얻을 수 있는 결과와 맞먹는다. 완벽히 자연적이고 비용이 들지 않는 식이요법치고는 나쁘지 않은 결과다.

덧붙여 스타틴이 당뇨병과 알츠하이머병의 위험을 지닌 반면, 단식은 체중을 줄이고 제지방량을 보존하며 허리둘레를 줄인다. 또한, LDL과

그림 8-2

격일 단식을 하면 중성지방 수치가 내려간다.

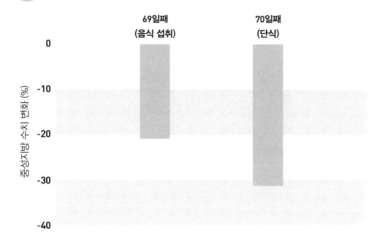

출처 : 부타니 외., 「격일 단식을 하면 관상동맥 심장 질환 위험 지표가 개선되면서 지방조직이 변화한다」

HDL을 모두 낮추는 저지방 식단과 달리, 단식은 HDL을 유지한다. 전반적으로 단식을 하면 여러 가지 심장 위험 요인이 상당히 개선된다. 그러니 심장마비와 뇌졸중을 걱정하는 사람들에게 할 질문은 "단식을 왜 하시나요?"가 아니라 "단식을 왜 하지 않으시죠?"이다.

CHAPTER 9

배고픔에 대해 당신이 알아야 할 것들

────── 나는 수년 동안 수백 명의 환자들과 단식을 이용해 비만과 제 2형 당뇨병을 치료하는 방법을 논의했다. 대부분의 사람들은 근본적으로 이 치료가 명백히 효과적인 이유를 이해한다. 먹지 않으면 체중이 줄 것이다. 먹지 않으면 혈당이 떨어질 것이다. 하지만 거의 모든 사람들이 처음에는 단식을 시도한다는 생각만으로도 거부감을 느낀다. 왜일까? 무엇과도 비할 데 없는 엄청난 두려움, 즉 배고픔 때문이다.

의심의 여지 없이 거의 누구나 참을 수 없는 배고픔을 가장 걱정한다. 일부 '전문가들'조차도 사람들이 단식이 끝나면 과식을 심하게 하는 경향이 있다고 선언한다(맞지 않다). 그들은 "한 끼도 거르지 마세요. 안 그러면 너무 배가 고파서 볼이 터지도록 크리스피 크림 도넛을 쑤셔 넣을 거예요"라고 말한다. 그리고 대부분의 사람들은 자신이 배고픔을 이기지 못해 단식을 계속할 수 없을 거라고 걱정한다.

실제 수백 명의 환자를 접한 경험에 의하면, 다소 놀랍게도 간헐적 단식 요법을 실시하는 동안 오히려 배가 덜 고픈 경우가 가장 많았다. 그들은 예상과 달리 평소에 매일 먹던 양의 절반 이하로 먹어도 포만감을 충분히 느낀다고 보고하는 경우가 많았다. 대부분의 사람들은 이 때문에 기분 좋은 놀라움을 느낀다.

우리는 식사를 마치고 약 4시간 후에 공복통을 느끼기 시작한다. 그래서 우리는 24시간 동안 단식을 하면 여섯 배 더 배가 고플 테니 참을 수 없을 거라고 생각한다. 그러나 이런 일은 일어나지 않는다. 허기를 극복하는 일이 어려워 보이는 이유는 배고픔의 본질을 근본적으로 오해하기 때문이다.

배고픔은 마음에서 시작된다

우리는 허기가 먹지 않아서 나타나는 자연스러운 생리 반응일 뿐이므로 들판에서 만난 폭풍우처럼 피할 수 없다고 믿는다. 우리는 위장에 음식이 가득 차면 위가 뇌에게 다 찼다는 신호를 보낸다고 상상한다. 또 위가 비어서 임계점 이하로 떨어지면 뇌가 우리에게 먹으라는 신호를 보낸다고도 상상한다. 하지만 이는 부분적으로만 사실이다. 아침에 막 일어났을 때 허기를 얼마나 느끼는지 생각해 보라. 24시간 생체리듬을 연구한 결과에 따르면 대부분의 사람들은 아침에 눈을 떴을 때 음식을 먹은 지 12~14시간이 지났음에도 배가 거의 고프지 않다고 한다. 반대로 저녁 식사 시간에는 불과 6시간 전에 점심식사를 했건만 배가 몹시 고프다.

분명히 배고픔은 단순히 먹는 양이 적어서 느
끼는 것이 아니다. 그보다 배고픔은 어느 정도는
학습된 현상이다. 배가 고프지 않더라도 스테이
크 냄새와 함께 지글지글 고기 익는 소리가 들리
면 우리는 상당히 게걸스러워질 수 있다. 음식과
관련된 이런 종류의 반응은 습득할 필요가 없다.
거의 모든 사람에게 이는 선천적이다. 그러나 우
리는 음식과 본질적으로 관련이 없는 조건에서
도 배가 고파질 수 있다. 예를 들어, 저녁 식사 벨소리를 듣고 불현듯 배
가 고파질 수 있다. 이러한 자극의 힘은 대표적으로 파블로프의 개 실험
에서 입증되었다.

1890년대, 러시아 과학자 이반 파블로프(Ivan Pavlov)는 개의 타액 분비
를 연구하고 있었다. 개들은 음식을 보고 먹고 싶어지면 침이 분비된다.
이는 훈련 없이 발생하는 자연스런 반응이다. 실험 조교들이 개들에게 반
복적으로 먹이를 주자, 개들은 곧 실험실 가운과 먹이를 연관 짓기 시작
했다. 실험실 가운을 입은 사람은 본질적으로 식욕을 돋우지 않지만 실험
실 가운을 입은 남성이 개에게 꾸준히 먹이를 주었기 때문에 실험실 가운
과 먹이가 개 마음속에서 한 쌍으로 연결되었다.

곧 개들은 먹이와 상관없이 실험실 가운을 보기만 하면 침을 흘리기
시작했다. 이반 파블로프는 이 연관성에 주목했다. 그리고 얼마 지나지
않아 이 천재는 노벨상 수상을 위해 스톡홀름으로 떠나는 가방을 싸고
있었다.

이렇듯 심리학 개론 수준에 나오는 심리학 상식을 적용해도 충분히 배

고픔을 설명할 수 있다. 우리는 여러 가지 이유로 배가 고플 수 있다. 스테이크 냄새와 지글거리는 소리처럼 자연스럽게 우리를 배고프게 만드는 자극이 있는가 하면, 배고픔을 유발하기 위해서는 음식과 지속적으로 연관되어야 하는 자극도 있다.

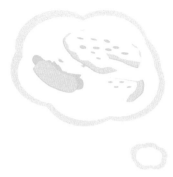

이러한 조건 반응은 매우 강력할 수 있다. 실제로 음식을 언급하는 것만으로도 신체적 반응이 나타나는 걸 측정할 수 있다. 타액과 췌장액 분비, 인슐린 생산은 실제로 음식을 먹지 않고 기대하는 것만으로도 즉시 증가한다. 음식을 섭취하자마자 장 반응을 유도할 수 있도록 돕는 이런 반응을 두뇌 단계 반응이라고 한다.

일류 식당들이 음식 플레이팅에 많은 시간과 에너지를 쏟는 이유는, 쾌감이 시작되는 시점이 음식을 처음 한 입 물었을 때가 아니라 음식을 보았을 때라는 걸 알기 때문이다. 같은 음식이라도 매력적으

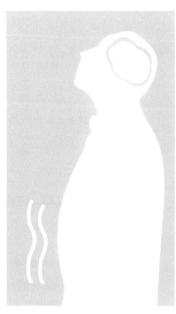

허기는 마음에서 시작된다.

로 플레이팅된 식사는 개 밥그릇에 아무렇게나 담겨진 음식보다 우리를 더 허기지게 한다. 이 경우에 배고픔은 눈에서 시작된다. 그러나 우리가 음식을 보고 배고파질 수 있는 다른 가능성은 무한하다.

우리가 매일 7시에 아침을 먹는다면, 그 시간에 대한 조건 반응이 생겨

전날 저녁에 무척 많이 먹었더라도 아침 7시면 배가 고프게 된다. 이는 점심과 저녁 식사에도 동일하게 적용된다. 이는 단지 시간 때문에 배가 고픈 것이므로 본질적인 배고픔이 아니다. 이러한 반응은 수십 년에 걸쳐 형성된다. 한편 아이들은 이른 아침에는 배가 고프지 않아 음식을 거부한다.

마찬가지로 우리는 영화를 맛있는 팝콘과 달콤한 음료에 끊임없이 연결하기 때문에 영화를 생각하는 것만으로도 배가 고프다. 물론 식품회사들은 우리에게 이러한 연상 작용을 불러일으키기 위해 수십억 달러를 쓴다. 야구 경기를 관람하며 음식을! 영화를 보며 음식을! TV를 시청하며 음식을! 아이들의 축구 경기에서 중간 휴식 시간에 음식을! 강의를 들으며 음식을! 콘서트에서 음식을! 이런 것들이 모두 조건반응이다. 이러한 가능성은 사실 끝이 없다.

요즘에는 어디를 가도 커피숍이나 패스트푸드 식당이 있다. 북미의 모든 건물 구석구석마다 자동판매기가 있다. 단지 먹을 시간이 되었기 때문에, 그리고 황금색 아치(맥도날드 로고 - 옮긴이)를 보고 먹는 것과 연관시키도록 조건화되었기 때문에 우리가 파블로프의 개처럼 맥도날드를 그냥 지나치기가 점점 어려워지는 것이 전혀 놀라운 일이 아니다. 우리는 매일 끊임없이 음식의 이미지를 보고 음식에 대한 이야기를 들으며 산다. 어디서나 음식을 구할 수 있는 편리성과 뿌리 깊은 파블로프 반응이 결합해 생명을 위협하는 비만을 불러온다. 이를 어떻게 물리칠 수 있을까?

조건화된 배고픔 극복하기

간헐적 단식은 독특한 해결책을 제시한다. 무작위로 끼니를 건너뛰고 식사 간격을 다양화하면 하늘이 두 쪽 나도 하루 세끼 꼬박꼬박 먹는 습관을 깰 수 있다. 우리는(저자들) 이제 3~5시간마다 배고픔에 대한 조건반응을 보이지 않는다. 이제는 정오이거나 영화관에 있다는 이유로 배가 고프지 않다. 우리가 배고픔을 전혀 느끼지 않는다는 얘기가 아니다. 우리는 여전히 배고픔을 느끼지만, 단순히 특정 시간이나 상황에 대한 조건반응으로 인해 배가 고프지는 않다. 대신 우리는 정말로 배가 고프기 때문에 배고프다. 우리는 시계를 보고 먹지 않고 몸이 우리에게 영양이 필요한 때를 알려 주게 한다.

단식의 고수 ― 에이미 버거 대부분의 경우, 단식의 가장 큰 장애물은 생리적인 것이 아니라 심리적인 것이다. 산업화된 현대 사회에서 우리는 하루 종일 먹는 것에 익숙하다. 우리는 행복할 때, 슬플 때, 지루할 때, 흥분할 때, 스트레스를 받을 때, 외로울 때, TV를 볼 때, 축하할 때, 그리고 뭘 하든 먹는다. 단식에 성공하려면, 하루에 여러 번 먹어야 한다는 생각에서 벗어나라. 실제로 배고픈 느낌에 다시 익숙해지는 것은 괜찮다(사실상 이롭다). 실제로, 몸이 보내는 신호에 다시 익숙해지는 건 좋은 일이다. 결국 신호를 오게 할 수 있다면 말이다. 우리 몸은 축제, 축제, 축제가 아니라, 축제와 기근을 번갈아 겪도록 프로그래밍되어 있다.

직장이나 학교에서 너무 바빠 아침과 점심 먹는 걸 잊어버린 적이 있는가? 그때 당신은 눈앞에 닥친 업무에 너무나 집중하느라 몸이 보내는 수많은 배고픔 신호 가운데 어떤 것에도 주의를 기울이지 못한 것이다.

당신의 몸은 음식 대신 체지방으로 저장된 풍부한 에너지를 연료로 사용한 것이다.

지금부터 음식과 다른 어떤 것 사이의 연관 관계를 끊는 가장 간단한 방법을 소개한다. 오직 테이블에서만 식사하라. 컴퓨터 앞에서 먹지 마라. 차 안에서 먹지 마라. 소파에서 먹지 마라. 침대에서 먹지 마라. 강의실에서 먹지 마라. 야구 경기를 보며 먹지 마라. 생각 없이 먹는 것을 피하라. 모든 끼니는 영화를 보면서 먹는 음식이 아닌 식사로 즐겨야 한다. 그렇게 하면 음식! 하면 부엌과 테이블만 연상이 된다. 물론 이는 새로운 생각이 아니다. 우리 할머니 세대에서는 이것이 상식에 불과했다.

그러나 습관을 끊을 때 처음부터 완전히 중단하는 방법은 많은 경우 성공하지 못한다. 그보다는 덜 해로운 습관으로 대체하는 것이 좋다. 금연을 하려는 사람들이 종종 껌을 씹는 이유도 이 때문이다. 텔레비전을 보면서 먹는 습관이 있던 사람이 아무것도 먹지 않는다면 뭔가 허전한 느낌이 들 것이다. 그보다는 주전부리하는 습관을 허브티나 녹차를 마시는 습관으로 바꿔라. 물론 처음에는 어색하겠지만 허전한 느낌이 훨씬 줄 것이다. 결과적으로 다른 습관으로 바꾸는 것이 훨씬 성공적인 전략이다.

인공감미료를 피하는 것도 도움이 된다. 인공감미료는 칼로리는 없지만 인슐린 생산뿐만 아니라 배고픔을 자극하는 두뇌 단계 반응을 촉발할 수 있다. 나는 단식 중에 인공감미료를 권장하지 않는다. 최근의 연구에 따르면 다이어트 음료가 일반적으로 체중 감량에 도움이 되지 않는다는데, 아마도 배고픔은 유발하면서 포만감을 주지 못하기 때문인 듯하다.

　　단식은 식습관과 배고픔의 관계를 재조정하는 강력한 도구

가 될 수 있다. 진정한 배고픔은 일반적으로 위가 아니라 몸과 뇌에서 경험된다. 약간의

연습이 필요할 수도 있지만, 진정한 배고픔과 다시 연결되면 배고픔을 느낄 때마다 인체

가 이끄는 대로 먹을 수 있다.

단식 중 허기 조절하기

특정 자극에 허기를 느끼는 조건반응과 두뇌 단계 반응은 단식을 더 쉽

게 할 수 있는 방법들이 있음을 의미한다. 물론, 완전히 없애기 어려운

배고픔을 유발하는 자연적인 자극들이 많이 있다. 그러나 몇 가지 간단

한 규칙을 따르면 배고픔을 훨씬 쉽게 처리할 수 있다.

　첫째, 위에서 언급했듯이 인공감미료는 두뇌 단계 반응을 유도해 배고

픔과 인슐린 생성을 유발할 수 있으므로 단식 중에는 인공감미료를 피하

는 게 좋다. 커피에 감미료를 첨가하면 단식을 더 잘할 수 있어 체중 감

량에 도움이 된다고 생각하는 사람들이 분명 있으며, 물론 이것이 효과

가 있다면 좋은 일이다. 하지만 내가 할 수 있는 최선의 충고는 감미료를

사용하지 않고 단식하려고 노력하라는 것이다. 그렇게 할 수 없다면 감

미료를 소량 추가하라. 그러나 단식을 더 어렵게 하거나 결과가 좋지 않

다면 중단하라.

　둘째로, 단식하는 동안 모든 음식 자극으로부터 멀리하려고 애써라.

단식 중에는 요리를 하거나 음식을 보고 냄새를 맡는 일조차 참기가 힘

들다. 이것은 단순히 약한 의지력의 문제가 아니다. 이때 두뇌 단계 반응

이 완전히 활성화되므로, 실제로 먹지 않으면서 이 반응을 느끼는 것은 미친 듯이 먹이를 살육하는 피라냐 떼를 멈추는 것과 같다. 물론 배고플 때 음식을 구매하거나 부엌 선반에 간식을 두면 안 되는 것도 같은 이유 때문이다.

단지 정해진 시간에 먹는 습관을 버리는 것만으로는 어려울 수 있다. 한 가지 해볼 수 있는 방법은 아침 식사와 함께 커피나 홍차를 큰 컵으로 마시는 습관을 만드는 것이다. 단식하는 날에는 음식을 먹지 않아도 매일 아침 커피를 한 컵 마시면 단식이 더 쉬워진다. 아침에 뭔가를 먹는 습관을 깨지 않아도 되는 것이다. 또한 단식하는 날 저녁 시간에 수제 사골국 한 그릇을 먹을 수도 있다. 그러면 장기적으로 단식이 더 쉬워진다.

단식을 위한 가장 중요한 조언 중 하나는 바쁘게 지내라는 것이다. 나 역시 점심시간 없이 바쁘게 일할 때는 종종 배고픔을 잊어버렸다. 두뇌 단계 반응이 활성화되지 않은 것이다. 누군가 눈앞에 음식을 갖다 놓는 다면 저항하기 어려울 테지만, 서류 더미만 있다면 나는 바로 일에 뛰어 들어 배고픔을 잊어버린다.

배고픔의 실체
파도타기

단식 중에 배가 고프다는 사실을 부정하려는 게 아니다. 그러나 중요하게 기억할 사항은, 배고픔은 우리가 예상하는 만큼 끔찍한 경험이 아니라는 것이다. 우리는 종종 배고픔이 점점 심해져 더 이상 참지 못하고 볼이 터져라 크리스피 크림 도넛을 먹어 댈 것이라고 상상한다. 하지만 전혀 그렇지 않다. 비밀을 알려 주자면, 배고픔은 파도처럼 온다. 당신은 그저 그 파도를 타기만 하면 된다.

점심을 먹지 않았던 때를 기억해 보라. 아마도 회의가 끝나지 않아 빠져나올 수가 없었을 것이다. 처음에는 배가 고프다. 배는 점점 고파오는데 어찌할 수가 없다. 하지만 1시간 정도 후에 무슨 일이 일어났는가? 배고픔이 완전히 사라졌다. 파도가 지나간 것이다.

단식 중에 배고픔의 파도를 견딜 수 있는 가장 좋은 방법은 무엇일까? 많은 경우 녹차나 커피를 마시는 것으로 충분하다. 다 마실 때쯤에는 배고픔이 지나가 버려 다음 할 일을 할 것이다. 배고픔은 갈수록 심해지지 않는다. 배고픔은 점점 커져 절정에 이르렀다가 사라지므로, 당신이 해야 할 일은 그것을 무시하는 것이다. 배고픔은 확실히 다시 돌아오겠지만, 그 또한 지나갈 걸 안다면 그에 대처할 수 있는 힘과 자신감을 얻게 된다.

이는 장기 단식 기간에도 적용된다. 단식을 시작하고 처음 1~2일 동안에는 배고픔이 꽤 강렬하게 느껴지며, 일반적으로 2일째에 정점에 이른다. 그 후 배고픔은 가라앉고 결국 사라진다. 어떤 사람들은 지방 연소 중에 생성된 케톤이 식욕을 활발히 억제한다고 추측한다. 내분비학 전문가인 이안 길리랜드 박사는 단식 환자에 대한 경험을 다음과 같이 썼다. "행복감이 확실히 생겨났고… 희열감이 찾아왔다. 첫날이 지난 후

> 장기 단식 기간 동안 배웠던 가장 중요한 교훈 중 하나는 처음 며칠 동안은 배고픔에 대비해 할 일 목록이 있어야 한다는 것이다. 나는 냉장고에 목록을 붙여놓고, 냉장고 문을 열려고 할 때마다 목록에서 할 수 있는 일을 하나 골랐다. 배고픔을 잊기 위한 활동에는 걷기, 서랍이나 캐비닛 정리하기, 물 한 잔 마시기 등등이 포함되어 있었다. 이 방법은 효과가 있었다. 할 일을 끝낼 때쯤 나는 배고픔을 잊고 있었다!
> – 킴벌리 H., 캘리포니아주, 새크라멘토

에는 배가 고파 불만을 토로하는 사람은 없었다" 사람들은 배고프지 않았으며 사실상 단식 14일 동안에 '희열감'을 느꼈다. 어떤 사람들은 단식 중에 너무 좋아서 단식을 계속하기를 원했다. 실제로, 장기 단식 기간 동안에 배고픔을 느끼지 않는다는 점은 우리 IDM 프로그램뿐만 아니라 단식에 관한 과학 문헌 전반에서 일관되게 발견된다.

사람들이 24시간을 초과하는 단식에 엄두를 못 내고 있을 때 우리는 때로 3~7일 전일 단식을 시도해 보라고 권유한다. 얼핏 들으면 도통 이해가 안 될 수 있다. 하루를 넘기지 못하는데 어떻게 7일을 할 수 있을까? 이 방식이 통하는 이유는, 장기 단식으로 몸이 지방을 대사하는 방법을 배우는 동안 먹지 않아도 배고프지 않은 경험을 하기 때문이다. 긴 단식으로 몸이 단식에 빠르게 적응하는 것이다. 처음 1~2일을 넘기면 배고픔이 사라지기 시작하고 자신이 배고픔에 제압당하지 않는다는 걸 확신한다. 배고픔은 단식의 일부지만 극복할 수 없는 건 아니다.

여러 날 동안 단식을 하면서 어떻게 배가 고프지 않을 수 있을까? 그 이유는 배고픔이 특정 기간 동안 먹지 않아서 생기는 것이 아니기 때문이다. 그보다는 배고픔은 호르몬 신호이다. 단순히 위장이 비어 있기 때문에 배고픔을 느끼는 것이 아니다. 식사 시간, 영화, 야구경기, 음식이 기대되는 행사와 같은 조건화된 자극뿐 아니라 시각, 후각과 같이 배고픔을 일깨우는 자연적인 자극을 피한다면 호르몬 신호를 피하는 데 도움

이 된다,

단식은 모든 조건화된 자극을 멈추는 데 도움이 된다. 따라서 허기를 자극하지 않아 배고픔을 줄이는 데 도움이 된다.

배고픔은 위장 상태가 아니라 정신 상태이다.

───── 나는 2015년 11월에 제 2형 당뇨병을 11년간 앓아온 66세의 남성 대럴을 의뢰받았다. 그는 고콜레스테롤과 고혈압이 있었고 신장은 하나밖에 없었다. 그는 복부 비만이 한몫을 한 심각한 요통을 경험했다. 복부에 찐 살이 신체 균형을 깨트려 허리에 큰 부담을 주었던 것이다. 결국 이 때문에 척추에 관절염이 생기고 심한 허리 통증이 발생했다.

통증 전문의에게 보내진 그는 대사증후군의 전형적인 특징과 함께 체중을 줄이면 통증에 상당한 도움이 된다는 사실을 알게 되었다.

대럴의 당뇨병 이야기는 흔한 것이었다. 그는 한 가지 약을 소량으로 복용하기 시작했으나 복용량을 계속 늘려, 수년 동안 매일 70단위의 인슐린을 복용하며 혈당 관리를 하고 있었다. 우리는 저탄수화물, 고지방 식단으로 시작해 간헐적 단식을 추가했다. 그는 일주일에 3일, 24시간 단식을 했다.

결과는 금방 나타났다. 그의 체중과 허리 치수가 감소하기 시작했다. 불과 2주 만에 혈당치가 정상 범위를 꾸준히 유지해서 모든 인슐린을 중단했다. 그 후로 그는 당뇨병 치료제를 사용하지 않았으며, 가장 최근에 측정한 당화혈색소가 5.9%였다. 우리 프로그램을 시작하기 전에는 당화혈색소가 6.8%였다. 달리 말해, 인슐린을 모두 중

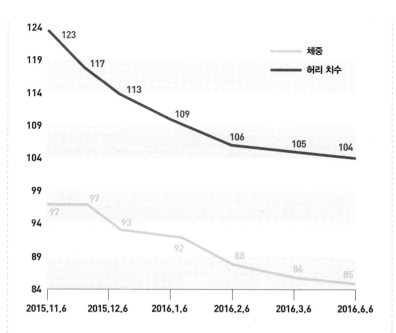

단했음에도 그의 혈당 수치는 유래 없이 낮았다. 사실 그는 이제 당뇨병 환자로 분류되지 않는다. 그의 당뇨병은 완치되었다.

　11년 동안 제 2형 당뇨병으로 고통 받던 대럴이 어느 시점에 적절한 식이요법으로 당뇨병을 완전히 치료했다고 상상해 보라. 대럴은 근본적인 문제를 해결하지 않은 채 향후 20년간 인슐린 주사를 맞을 수 있었지만, 단순한 식사 규칙을 지켜 제 2형 당뇨병을 치료했다.

CHAPTER 10

단식하면 안 되는 사람들

──── 지금까지 단식의 많은 이점에 관해 이야기했으므로, 이제 단식이 모든 사람에게 맞는 건 아니라는 중대한 경고를 덧붙일 것이다. 단식은 특정한 위험성을 지니며 단식하는 동안에는 비타민과 미네랄, 기타 필수 영양소를 평소대로 섭취할 수 없다. 아래에 해당하는 사람들은 절대로 치료를 위한 단식을 해서는 안 된다.

- 심한 영양실조 또는 저체중인 사람들
- 18세 미만의 어린이
- 임산부
- 모유 수유 여성

일부 사람들은 단식할 때 주의를 요하지만 단식을 피할 필요는 없다. 다음과 같은 상황에서는 치료를 위한 단식을 하기 전에 의사의 조언을 구하기 바란다.

- 통풍이 있다.
- 약을 먹고 있다.
- 1형 또는 2형 당뇨병이 있다.
- 위식도 역류성 질환이 있다.

단식을 하면 절대로 안 되는 사람

심각한 영양실조 또는 저체중

영양실조가 문제라면 영양소와 칼로리를 의도적으로 제한하는 건 바람직하지 않다. 체지방이 4% 이하로 떨어지면 몸은 스스로 영양분을 주기 위해 단백질을 사용해야 한다(비교하자면, 평균 체지방은 남성이 25%, 여성이 35% 이상이며, 이는 평균치일 뿐이며 비만인의 체지방률은 훨씬 높다. 정상급 마라토너는 매우 마른 체형임에도 약 8~10%의 체지방을 지닌다). 체지방에 저장된 에너지가 모두 소모되면 인체는 기능 조직을 태워 생존해야 한다. 소모 증후군이라 불리는 이 상태는 어떤 경우든 건강하거나 유익하지 않다.

체질량지수(BMI)란 체중을 키의 제곱으로 나눈 값(kg/m^2)이다. 일반적으로 BMI가 18.5 미만일 때 저체중으로 분류한다. 178cm의 남자라면 체중이 58kg일 때 저체중에 해당한다. 20 미만의 BMI에서는 합병증의 위험이 급격히 높아지므로, 나는 대개 어떤 유형의 단식도 권하지 않지만, 장기 단식을 피하는 것은 특히 중요하다.

　　나는 사람들이 단식을 핑계로 단식하지 않을 때 마음껏 먹어 대는 걸 좋아하지 않는다. 또한 과식이나 '치팅(cheating, 건강에 좋지 않은 음식을 먹는 것)', 특정 식이요법을 지키지 않는 것에 대한 처벌로 단식이 이용되어서도 안 된다. 단식에서 혜택을 얻을 것이라고 생각한다면 인체를 재조정하거나 재설정하기 위해 이용할 수 있다. 하지만 음식과 연관된 죄의식을 떨쳐 내기 위한 응급조치로 단식을 이용해서는 안 된다.

18세 미만 아동

적절한 성장이 다른 모든 건강 문제에 우선하며, 적절한 영양 섭취는 정상적인 성장을 위한 절대적인 전제 조건이다. 칼로리를 제한하면 또한 적절한 성장과 필수 장기, 특히 뇌 발달에 필요한 필수 영양소가 결핍된다. 특히 사춘기에 정상적으로 성장하려면 엄청난 양의 영양소가 필요한데, 이 기간 동안에 영양소가 부족하면 돌이킬 수 없는 성장 장애를 초래할 수 있다. 18세 이하의 모든 아동에게 단식으로 인한 영양실조의 위험은 용납할 수 없을 정도로 높다.

　어쩌다 한 번 끼니를 거르는 것이 아이들의 건강에 해롭다고 말할 수는 없지만, 24시간 이상의 장시간 단식은 바람직하지 않다. 오랫동안 세계의 거의 모든 문화권에서 이를 인정했다. 중요한 발달의 시기에 의도하지 않은 영양실조를 막기 위해 아이들은 문화적, 종교적 단식에서 항

───── 거식증으로 고통 받는 환자는 이미 심하게 저체중이고 영양실조 상태이기 때문에 분명히 단식을 해서는 안 된다. 이 상태에서의 단식은 곧바로 거식증 소견을 보이게 된다. 음식은 거식증의 치료약이 될 수 있으므로 음식을 제한하는 것은 바람직하지 않다. 그런데 일반 사람들에게 단식이 거식증을 유발할까?

대답은 '아니오'이다. 거식증은 신체 이미지를 왜곡하는 정신장애다. 환자들은 심한 저체중일지라도 자신을 과체중으로 인식한다. 이는 심리적인 질병이지 먹지 않아서 생기는 병이 아니다. 먹지 않는 것은 원인이 아니라 증상이다. 단식은 일반적으로 즐거운 행위가 아니므로 단식에 빠질 위험이 거의 없다. 단식은 확실히 코카인에 중독되듯이 중독되지 않는다.

단식이 거식증을 유발한다고 주장하는 것은 손 씻는 일이 강박장애로 이어질 것이라고 주장하는 것과 같다. 과도한 손씻기는 원인이 아닌 질병의 증상이다.

또한 단식은 전 세계적으로 수천 년 동안 안전하게 행해졌지만 거식증은 매우 최근에 발생한 병이다. 단식이 거식증을 일으켰다면, 수천 년 전에 기록되었을 것이며, 여성뿐만 아니라 남성도 걸릴 것이다. 따라서 단식이 거식증의 주요 원인이라는 견해는 앞뒤가 전혀 맞지 않는다. 결론은 뭘까? 단식은 거식증을 일으키지 않는다. 하지만 거식증 환자가 단식을 시도해서는 안 된다.

상 제외되었다.

아이들에게 적절한 음식을 선택하도록 가르치는 일이 더 중요하다. 우선 가공되지 않은 자연식품을 먹는 것부터 시작하면 좋다. 고도로 가공된 곡물을 피하고 특히 첨가 당을 줄이면 비만 예방과 건강 증진에 큰 도움이 된다.

임신한 여성

마찬가지로 임신 기간 중에 단식을 하면 적절한 태아 발달에 문제가 생길 수 있다. 발육 중인 태아는 최적의 성장을 위해 적절한 영양소가 필요하며 영양 결핍은 중대한 이 시기에 돌이킬 수 없는 해를 끼칠 수 있다. 이런 이유로 많은 여성들이 임산부용 종합 비타민제를 복용한다. 엽산 보충제는 엽산 결핍이 신경관 결함(예 : 척추뼈 갈림증)의 위험을 증가시킬 수 있기 때문에 특히 중요하다. 엽산은 인체에 몇 달밖에 저장되지 않기 때문에 영양 결핍이 길어지면 발달 중인 태아가 심각한 위험에 처하게 된다.

임신 기간은 9개월로 제한되기 때문에 이 기간 동안에는 단식할 이유가 없다. 임신(그리고 모유 수유 - 아래 참조)이 끝나면 더 안전한 시기에 단식을 다시 시작하면 된다. 반복하지만, 세계 대부분의 문화에서 임신 기간에 하는 단식의 위험성을 오랫동안 인식해 왔으며, 임산부는 문화적, 종교적 단식을 면제 받았다.

모유 수유

발달 중인 아기는 어머니로부터 모유의 형태로 모든 영양분을 받는다. 어머니가 비타민과 미네랄이 결핍되면 아기도 결핍된다. 그 결과 돌이킬 수 없는 성장 지연이 발생할 수 있다. 그런 이유로 나는 모유 수유중인 여성에게는 단식을 권하지 않는다. 가끔씩 끼니를 거르는 것은 해롭지 않지만 의도적인 장기 단식은 바람직하지 않다.

다시 말하지만, 모유 수유는 일반적으로 수 개월 만에 끝나기 때문에 단식할 이유가 없다. 모유 수유를 마친 후에는 아기 걱정 없이 안전하게 단식할 수 있다.

단식은 성인기의 대부분 동안 안전하게 실시할 수 있지만, 자신이나 아기의 건강에 위험을 초래할 수 있는 시기에 단식을 시도하는 건 어리석은 일이다. 서두를 이유가 없다. 나중에, 안전할 때 단식할 시간은 언제나 충분히 있다.

다음과 같은 경우에는 의사와 상담하라

통풍이 있다

통풍은 관절의 과도한 요산 결정에 의해 유발되는 염증성 관절염이다. 높은 혈중 요산 수치는 이 질환의 주요 원인 중 하나이며, 때때로 재발 가능성을 줄이기 위해 혈중 요산 수치를 낮추는 약물이 처방된다.

단식 중에는 소변을 통한 요산 제거가 감소하므로 요산 수치가 상승한다. 이론적으로는 이로 인해 통풍이 악화될 수 있다. 단식을 하는 42명의 비만 환자를 검사한 연구에서, 모든 환자에서 요산이 증가했지만 통풍이 생긴 사람은 아무도 없었다.

통풍 병력이 있는 대부분의 환자는 어려움 없이 단식을 할 수 있다. 그러나 잠재적인 위험을 반드시 알아야 한다. 의심스러운 점이 있다면 단식을 시작하기 전에 의사와 상담하라.

약을 복용한다

어떤 질환이든 약을 복용하는 사람은 약의 종류와 상관없이 식단이나 단식 프로그램을 시작하기 전에 의사와 상담해야 한다. 특정 의약품은 음식과 함께 섭취하는 것이 가장 좋지만 단식 중에는 분명히 그렇게 할 수 없다. 단식 중에 문제를 일으키는 가장 흔한 약물은 아스피린, 메트포민, 철/마그네슘 보충제이다. 하지만 종종 이러한 약물을 복용하기 위해 단식 일정을 조정할 수 있다.

아스피린은 일반적으로 심혈관 질환 환자의 혈액 희석제로 사용된다. 한 가지 공통적인 부작용은 위벽이 상하는 위염이다. 심한 경우 위와 소장에 궤양이 생길 수 있다. 종종 이러한 합병증의 위험을 줄이기 위해 아스피린을 음식과 함께 복용한다. 요즘에는 위벽을 보호하기 위해 많은 아스피린 정제가 보호 필름으로 코팅되지만 위염과 궤양의 위험은 제거되지 않고 줄어들 뿐이다. 음식 없이 아스피린을 복용하면 위장을 자극할 위험이 높아진다.

메트포민은 세계에서 가장 널리 처방되는 제 2형 당뇨병 약품이다. 이 혈당 강하제는 1950년대부터 사용되어 왔으며 다낭성 난소 증후군에 흔히 처방된다. 한 가지 주요 부작용은 위장 장애인데, 빈속에 복용하면 더 나쁠 수 있다. 가장 흔하게 보고되는 증상은 설사와 메스꺼움 또는 구토이다.

철분 보충제는 흔히 철분 결핍성 빈혈이라고도 하는 만성 혈액 손실로 인해 혈구 수가 적을 때 처방된다. 예를 들어, 많은 여성들이 매달 치르는 긴 월경 기간 탓에 철분 수치가 낮다. 철분 보충제의 가장 흔한 부작용은 변비와 복통이며, 이 증상들이 단식으로 악화될 수 있다.

마그네슘은 주로 뼈에 저장된 미네랄이다. 마그네슘 보충제는 종종 다리 경련과 편두통, 하지불안 증후군을 치료하기 위해 사용된다. 또한 제산제와 완하제로도 사용된다. 경구 마그네슘 보충제는 종종 내장에서 제대로 흡수되지 않아 설사를 일으킨다. 음식과 함께 마그네슘을 복용하면 이러한 증상이 감소하는 경우가 있다. 낮은 마그네슘 수치는 특히 제 2형 당뇨병에서 흔하다.

대안으로 마그네슘은 마그네슘 설페이트의 결정인 엡섬(Epsom) 소금의 형태로 피부에 흡수될 수 있다. 따뜻한 욕조에 엡섬 소금 1컵을 녹이고 30분 동안 담그면 된다. 마그네슘이 피부를 통해 흡수된다. 예전부터 근육 경련과 변비, 피부 문제를 포함한 많은 질환에 이 치료법을 사용했다. 또는 피부에 바를 수 있는 마그네슘 오일이나 마그네슘 겔이 있다.

당뇨병이 있다

제 1형 또는 제 2형 당뇨병이 있는 경우, 단식을 하거나 식습관을 바꿀 때 특히 조심해야 한다. 약을 복용하는 경우에는 특히 그렇다. 같은 양의 약을 복용하면서 음식 섭취량을 줄이면 혈당이 매우 낮아질 위험이 있다. 이를 저혈당이라고 한다.

저혈당의 증상으로는 떨림, 발한, 과민 또는 신경질, 약한 배고픔, 메스꺼움 등이 있다. 더 심한 증상에는 혼란, 정신 착란, 발작이 포함된다. 치료를 받지 않으면 저혈당으로 사망에 이를 수도 있다. 증상이 매우 빠르게 나타날 수 있으며, 증상이 나타나면 급히 단 음료나 음식을 섭취해 생명이 위급한 상황을 피해야 한다.

식이 프로그램을 시작하기 전에 의사와 상의해 당뇨병 치료제나 인슐린의 용량을 조정해야 한다. 혈당을 주의 깊게 관찰하는 일이 중요하다. 그렇게 할 수 없다면, 단식을 해서는 안 된다(당뇨병에 대한 자세한 내용은 6장을 참조하라).

역류성 질환이 있다

흔히 속쓰림으로 알려진 위식도 역류 질환(GERD)이 있으면 위산이 식도로 올라와 식도의 민감한 조직에 손상이 생긴다. 이것은 가슴 아래 또는 복부에 둔한 통증처럼 느껴지고 누워 있을 때 종종 악화된다. 사람들은 자주 위 내용물이 '거꾸로 올라오는 느낌'이라고 설명한다.

과도한 복부 지방은 위장에 압력을 가해 음식과 위산을 식도로 밀어올린다. 단식 중에는 위에 위산을 흡수할 수 있는 물질이 없기 때문에 때로는 증상이 악화될 수 있다(이는 조금 슬프게 아이러니하다. 종종 단식은 속쓰림을 낮게 하는 체중 감량이 목적이니 말이다). 체중이 빠지면 많은 경우 속쓰림이 해결된다. 때때로 음식은 위산의 생성을 자극할 수 있어서, 단식을 하면 위산이 줄어 속쓰림 증상이 낫는다.

다음은 위식도 역류의 증상을 줄이는 데 도움이 되는 간단한 방법이다.

- 역류를 악화시키는 음식(초콜릿, 카페인, 알코올, 튀긴 음식, 감귤 등)을 피하라. 카페인은 하부 식도 괄약근을 이완시켜 역류를 악화시킬 수 있다.
- 잠들기 전 적어도 3시간 전에 식사를 마친다.
- 저녁 식사 후에 산책한다.
- 침대 머리에 받침을 넣어 머리 위치를 높인다.

- 알칼리성 물 또는 레몬 물을 사용한다.

- 제산제, 비스무스 용액 또는 라니티딘(잔탁)과 같은 일반 의약품을 복용한다.

- 프로톤 펌프 억제제와 같은 보다 강력한 처방약에 대해 의사에게 문의한다.

이러한 전략이 효과가 없다면, 종종 속쓰림을 피하기 위해 단식법을 수정할 수 있다. 예를 들어, 단식 중에 규칙적으로 샐러드 채소를 조금만 먹어 보라. 그러면 단식의 이점을 누리면서 속쓰림 증상을 줄일 수 있다. 단식 기간 중에 지방만 섭취하는 '지방 단식'도 효과적일 수 있다. 11장을 참조하라.

여성이 단식을 해도 될까?

여성들이 단식해도 되는가에 관한 질문을 자주 받는다. 여자들은 단식하지 말아야 한다는 소문이 어디에서 시작되었는지 확실히 모르겠지만, 이 질문을 자주 들었기 때문에 구체적으로 설명을 하고 싶다.

여성들은 단식의 효과를 남성과 동일하게 경험하지 못할 수도 있다는 우려가 꾸준히 있어 왔다. 이는 진실과는 전혀 다른 이야기다. 실제로 모든 단식 연구에서 남성과 여성 모두 단식으로 혜택을 받는다고 확인되었다. 그리고 효과 면에서도 남녀 사이에 특별한 차이가 없다.

나의 임상 경험에서도 이 사실이 확인된다. 지난 5년 동안 수백 명의 남성과 여성의 단식을 도우면서 나는 남녀 간 차이를 발견하지 못했다. 오히려 여성이 단식을 더 잘하는 경향이 있다. 가장 큰 성공 사례 중 상당수는 여성이다. 우리 프로그램 디렉터인 메건은 단식 요법으로 건강

그림 10-1 남성와 여성의 난식 중 체중 감소율은 비슷하다.

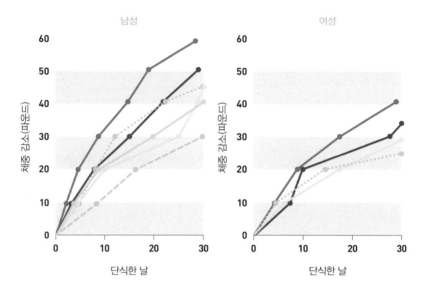

출처 : 드레닉, 헌트, 스웬드세이드, 「단식과 재섭취가 인체 구성에 미치는 영향」

을 크게 향상시킨 후에 다른 사람들이 단식에 성공할 수 있도록 돕기 위해 자신이 몸담았던 의학 연구 분야를 떠났다. 물론 여성이 단식 중에 문제가 있을 수 있지만, 남성도 종종 같은 문제를 겪는다. 흥미롭게도 함께 단식하려고 노력하는 부부가 가장 높은 성공률을 보였다. 상호 지원이 큰 도움이 되고 단식을 훨씬 쉽게 만든다.

단식은 적어도 2,000년 동안 인류 문화의 일부였다. 회교도 여성은 단식에서 면제될까? 불교도 여성은 단식에서 면제될까? 카톨릭 여성은 단식에서 면제될까? 아니다! 수천 년 동안 실제로 단식을 경험해 온 이 종교들에서는 여성이 임신 중이거나 모유 수유 중인 경우를 제외하고는 성인 남녀를 구별하지 않는다.

여성과 관련해 우려할 사항 중 하나는 단식이 생식 호르몬에 영향을 줄 수 있다는 점이다. 물론, 영양이 부족한 여성들은 지나치게 낮은 체지방이 무월경(월경주기 상실)과 난임을 초래할 수 있기 때문에 단식을 해서는 안 된다. 그러나 정상 체중 여성은 단식 중에 성 호르몬 수치에서 유의미한 차이를 보이지 않는다. 한 연구에서 3일간의 단식이 생리 주기의 여러 부문 가운데 생식 호르몬에 어떠한 영향을 미치는지 조사했다. 포도당과 인슐린 수치는 단식에 순응해 낮게 유지되었지만 모든 생식 호르몬은 정상 범위 내에 머물렀다. 또한 초음파 검사 결과, 우세한 난포(난자)가 정상적인 성장을 보였고 생리 주기도 변하지 않았다. 체지방율이 너무 낮으면 무월경과 무배란 주기의 문제(난자가 생성되지 않는 월경주기)가 발생한다. 그러나 무엇보다도 체지방이 지나치게 적은 여성은 단식을 해서는 안 된다(남성도 마찬가지다). 단식 중에 무월경 또는 다른 생리 문제가 나타나면 즉시 중단하라.

앞서 언급했듯이 임신을 했거나 모유 수유를 하는 여성은 단식을 해서는 안 된다. 아기의 성장을 위해 적절한 영양소가 절대적으로 필요한 시기이기 때문이다.

확실히 짚고 넘어가자. 여성이 단식 중에 마주할 수 있는 잠재적인 문제가 있다. 그러나 이 모든 문제는 남성에게도 발생한다. 때로 여성들은 원하는 대로 체중을 줄이지 못하며 때로는 남성도 그렇다. 때로 여성들은 남성과 마찬가지로 단식이 어렵다는 것을 알게 된다. 백년 이상 축적된 많은 단식 연구 결과를 보면 단식이 남녀 모두에게 안전하다는 걸 알 수 있다.

항상 기억해야 할 가장 중요한 사실은, 남자건 여자건 어떻게든 몸 상태가 좋지 않다면 즉시 단식을 중단하고 의사를 찾아야 한다는 것이다.

단식의 고수 ─ **DR. 마이클 러시오** ▶ 주요 증상을 주의 깊게 관찰하는 것이 중요하다. 시간이 지나면서 자신의 상태가 점점 더 좋아지는지 나빠지는지 평가하는 일 역시 중요하다. 대체로 나아지고 있다면, 그 방식을 고수하라. 대체로 더 나빠지고 있다고 느끼면 현재의 방식이 적합하지 않을 수 있으며 다른 단식 방식을 시도하는 게 좋을 수 있다.

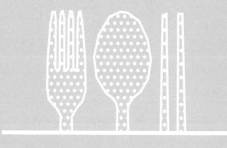

PART 2

단식하는 법

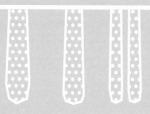

CHAPTER 11

단식의 종류와 최선의 단식법

───── 단식은 두 가지 요소, 즉 허용되는 음식료, 그리고 기간이나 빈도로 분류하는 것이 유용하다. 12장, 13장, 14장에서 기간과 빈도에 관한 문제를 다루겠지만, 먼저 섭취할 수 있는 음식료에 따라 단식의 종류를 살펴보자.

대부분의 단식에서는 칼로리가 없는 음료만 허용된다. 즉, 물, 차, 블랙커피는 단식 중에 모두 허용되지만 설탕, 꿀, 과당, 아가베 시럽, 기타 당분은 금지된다. 스테비아, 아스파탐, 수크랄로스와 같은 인공감미료에 대해서는 의견 차이가 있다. 이것들은 칼로리가 없기 때문에 이론적으로는 허용될 수 있다. 그러나 이러한 인공감미료에 든 화학 물질을 사용한다면 원치 않는 당분과 지방뿐만 아니라 화학물질과 기타 인공 물질에서 인체를 정화한다는 단식의 정신에 위배된다. 크리스탈 라이트(Crystal

Light)나 쿨 에이드(Kool-Aid), 수프용 큐브(bouillon cubes)와 같은 인위적인 맛에도 동일한 논리가 적용된다.

물만 마시는 단식은 전통적이고 전형적인 방법이며, 다른 모든 음료와 첨가제는 단식 기간 동안 허용되지 않는다. 이 단식에서는 일반적으로 염분을 섭취하지 않는다는 점에 유의해야 한다. 소금이 없으면 인체가 물을 계속 보유하지 않으므로 탈수의 위험이 있다. 물만 마시는 단식을 할 때 소금물을 마셔도 되지만, 마시기 어려울 수도 있다. 그러나 우리 몸은 식단에서 소금을 쉽게 얻을 수 없을 때 소금을 유지하는 능력이 탁월하다. 따라서 물만 마시는 단식의 기간이 길지 않는 한, 소금 요구량이 상당히 낮기 때문에 염분 부족은 문제가 되지 않는다.

주스 단식에서는 주스뿐 아니라 물도 섭취할 수 있다. 주스에는 자연스럽게 설탕과 칼로리가 포함되기 때문에 엄밀히 따지면 단식이 아니지만, 편의상 주스 단식이라는 말을 사용한다. 이 단식의 결과는 섭취한 주스의 종류와 양에 따라 다양하다. 과일 주스는 당분의 함량이 매우 높기 때문에 다른 엄격한 단식보다 결과가 좋지 않을 수 있다. 녹즙 단식은 최근에 큰 인기를 끌고 있다. 이름에서 짐작할 수 있듯이 녹즙은 시금치와 케일과 같은 녹색 잎이 많은 채소의 즙을 낸 것이다. 따라서 오렌지와 사과와 같은 달콤한 과일 주스보다 당분이 훨씬 적다. 또한 잎이 많은 채소에는 실제 즙이 거의 없기 때문에 종종 분쇄된 잎과 즙이 섞이게 되므로 섬유질과 영양분이 풍부하다. 많은 경우 이러한 주스에 셀러리도 넣는다.

'지방 단식'은 단식의 새로운 변형이다. 지방 단식에서는 코코넛 오일, 크림, 버터와 같은 상대적으로 순수한 지방이 허용되기 때문에 역시 진정한 단식은 아니다. 일반적으로 우리가 지방만 섭취하는 경우는 드물다. 우리는 보통 올리브 오일을 컵으로 마시거나 버터를 그냥 먹지 않는다. 그러나 이런 식으로 지방을 먹으면 배가 고프지 않아 단식을 훨씬 쉽게 할 수 있다고 생각하는 사람들이 있다.

단식의 고수 — 에이미 버거　　소량의 순수 지방 또는 거의 순수한 지방(올리브 또는 코코넛 오일 한술, 버터 한 덩이), 그리고 일부 사람에게는 소량의 마카다미아나 호두와 같은 고체 식품(단백질과 탄수화물은 매우 적고 지방이 주로 많은)은 단식이 인체에 주는 효과를 방해하지 않는다. 때로 이런 음식을 조금 먹으면 어려움을 겪지 않고 단식을 지속하는 데 도움을 받을 수 있으며, 대체로 원하는 결과를 얻는 데 해가 되지 않는다.

이러한 흐름에는 '방탄 커피'의 인기가 한몫을 했다. 커피를 '방탄'으로 만들려면 코코넛 오일, 중간사슬중성지방(MCT 오일) 또는 목초 버터 형태로 지방을 추가하면 된다. 고지방 커피는 칼로리(요리법에 따라 컵 당 400~500칼로리)가 높으므로 식사 대용이라고 말하는 게 더 정확할 것이다. 그런데 칼로리는 사실상 모두 지방에서 온다.

알려진 바 지방 단식은 이득이 무척 많다. 지방을 인체 연료로 사용하는 케토제닉 또는 초저탄수화물 다이어트의 일부로 지방 단식이 체중 감량을 돕는다고 주장하는 사람들이 있는가 하면, 지방이 정신을 또렷하게 하거나 음식 갈망을 없애는 데 도움이 된다고 생각하는 사람들도 있다. 지방 단식의 효과를 입증하는 과학적인 증거는 현재 많지 않지만, 성공 체험담은 넘쳐난다.

'드라이(dry) 단식'은 어떤 종류의 액체도 허용하지 않는다. 이슬람교도들은 라마단 성월의 낮 시간 동안 이런 유형의 단식을 한다. 이는 단식과 가벼운 탈수를 결합하는 방식이다. 내 의견으로는, 이러한 단식은 다른 종류의 단식보다 훨씬 실행하기가 어려운 데다, 의학적인 이유 때문에 나는 이 방식을 권장하지 않는다. 수반되는 탈수증으로 인해 합병증의 위험 또한 훨씬 높다.

'단식 모방 식단'은 연구자들이 단식을 하지 않으면서 단식의 이점을 얻기 위해 만든 식단이다. 이는 매달 5일 동안 칼로리 섭취를 줄이는 복잡한 방식이다. 첫날에는 1,090칼로리가 허용되며 단백질 10%, 지방 56%, 탄수화물 34%로 구성된다. 그 다음 4일 동안에는 같은 영양 비율로 725칼로리를 섭취한다. 이 다이어트가 단식의 모든 혜택을 제공한다는 주장을 뒷받침하는 자료는 부족한 실정이다. 나는 불필요한 복잡성 때문에 이 방식을 권장하지 않는다. 나로서는 매달 5일간 정기적으로 단식을 하는 편이 훨씬 더 간단하다.

단식의 고수 — **토마스 세이프리드 박사**　　모든 종류의 단식은 치료 효과가 있다. 치료의 열쇠는 장기 케톤 상태(3~6mM 범위의 혈중 케톤)와 함께 혈당 수치 감소(3~4mM)이다. 환자는 메디센스(Medisense) 사의 프리시즌 엑스트라(Precision Xtra) 미터를 이용해 치료가 시작되는 시점을 알 수 있다. GKI(Glucose/Ketone Index : 혈당을 케톤으로 나눈 수치) 비율 1.0 미만(케톤은 높고 혈당은 낮은 상태)은 가장 효과적인 치료 범위이다.

집중 식이관리

단식 : 최선의 방법

우리는 집중 식이관리(Intensive Dietary Management, 이하 IDM) 프로그램에서 체중 감량과 제 2형 당뇨병과 지방간과 같은 다른 대사 장애를 치료하기 위해 단식을 광범위하게 사용한다. 이 책에 요약된 종합적인 지침을 읽으면 단식 기간에 상관없이 건강한 방식으로 단식하는 데 도움이 된다. 당신에게 효과가 있는 내용도 있고 없는 내용도 있을 것이다. 단식에는 엄격한 규칙이 없으므로 언제든지 실험하고 조정할 수 있다.

IDM 단식에서는 물과 차, 커피가 허용된다. 설탕, 꿀, 아가베 시럽, 기타 감미료는 허용되지 않는다. 인공감미료 또는 향료는 허용되지 않지만 레몬주스, 박하, 계피 또는 기타 향신료와 같은 천연 향료는 허용된다.

IDM 단식에서는 또한 단식을 쉽게 하고 장기 단식 기간 동안 염분 결핍을 예방하는 데 도움이 되는 사골국이 허용된다.

나는 23kg을 감량한 후에 이 체중을 유지했다. 나는 저탄수화물 고지방 식단(LCHF)을 꼬박꼬박 먹고 최소 18시간 동안 간헐적 단식을 하며, 일주일에 2~3일 물만 마시는 단식을 한다. 물만 마시는 단식을 즐긴다고는 말할 수 없지만, 이 단식으로 체중 정체를 극복하는 데 도움을 받은 건 부정할 수 없다. 바쁘게 지내는 것이 물만 마시는 단식을 견디는 최선의 방법이라고 생각한다.

— 필립 M., 텍사스주, 벨레어

물

단식하는 동안 체내의 수분을 반드시 유지하도록 하라. 생수든 탄산수든 물은 항상 좋은 선택이다. 매일 2리터의 물과 다른 수분을 마시는 것을 목표로 하라. 우선 충분한 수분 보충을 위해 매일 아침 8온스(236ml)의 시원한 물 한 컵으로 하루를 시작하는 습관을 들여라. 원한다면 레몬이나 라임을 짜 넣어 향을 내도 좋다. 또는 오렌지 조각이나 베리, 오이 조각을 물병에 넣어 향을 낼 수 있다. 사과 사이다를 희석해 넣으면 혈당을 낮추는 데 도움이 될 수 있다. 하지만 인공향과 감미료는 허용되지 않는다. 쿨-에이드나 크리스탈 라이트, 탱(Tang)을 물에 넣으면 안 된다.

차

녹차, 블랙티, 우롱차, 허브티 등 모든 종류의 차는 탁월한 선택이다. 단식할 때 녹차는 특히 좋은 선택이다. 녹차의 카테킨은 식욕을 억제하는 데 도움이 된다고 한다. 차를 다양하게 혼합해 따끈하거나 차갑게 마실 수 있다. 계피나 육두구와 같은 향신료는 풍미를 더한다.

허브티는 찻잎이 아니기 때문에 진정한 차가 아니다. 하지만 단식에 아주 좋다. 계피차와 생강차는 식욕억제제로 평판이 좋다. 민트차와 카모마일차는 진정 작용이 있다. 허브에는 카페인이 들어 있지 않기 때문에 낮이든 밤이든 즐길 수 있다. 허브티를 포함한 모든 차는 따끈하거나 차갑게 즐길 수 있다.

차에 우유 크림을 소량 넣어도 되지만 설탕과 인공감미료, 향료는 허용되지 않는다. 하지만 감량의 속도가 느린 경우 단식 중에 모든 칼로리를 완전히 제거할 수 있다. 환자의 체중 정체가 오래 계속되면 우리는 종종 전통적인 '물만 마시는 단식'으로 돌아가라고 조언한다.

커피

단식 중에 커피나 디카페인 커피는 허용된다. 우리는 또한 커피나 차에 소량의 크림이나 코코넛 오일을 첨가하는 것을 허용한다. 이는 엄밀히 말해 진정한 단식은 아니지만, 단식의 전반적인 결과에 아무런 영향을 주지 않을 만큼 미치는 영향이 미미하다. 또한, 이러한 융통성을 발휘하면 프로그램에 충실할 수 있는 능력이 향상된다. '소량'이란 크림이나 코코넛 오일 1~2스푼을 의미한다. 방탄 커피처럼 엄청난 양의 지방을 넣는 게 아니다.

계피 또는 육두구와 같은 향신료를 첨가할 수 있지만 감미료나 설탕, 인공향료는 금지된다. 더운 날에는 아이스커피가 좋은 대안이다. 평상시처럼 포트에 끓여서 냉장고에서 식혀라. 커피가 지닌 많은 건강상의 이점이 지금 막 알려지는 중이다. 예를 들자면, 제 2형 당뇨병의 위험을 낮추고 항산화 물질이 매우 풍부하다.

사골국

단식 중에 쇠고기, 돼지고기, 닭고기 또는 생선뼈로 만든 수제 사골국을 먹으면 아주 좋다. 동물의 뼈를 다른 야채와 조미료와 함께 오랜 시간 동안 고면 된다(8~36 시간). 3부의 조리법을 참조하라. 사골국에 영양분이 더 많지만, 야채 국물로 대체할 수 있다. 사골국에 갖은 야채와 허브, 향신료를 첨가하면 좋지만, 인공향과 MSG로 가득한 수프용 큐브를 추가하지는 마라. 통조림 육수는 삼가라. 수제 육수를 허접하게 흉내 낸 것이다.

우리는 종종 수제 사골국에 바닷소금을 넣으라고 조언한다. 장기 단식 기간 동안에는 물이나 차, 커피에 소금을 넣지 않기 때문에 염분이 부족할 수 있어, 탈수가 일어날 수 있다. 바닷소금에는 칼륨과 마그네슘과 같은 다른 미량 미네랄도 들어 있어 단식 중에 특히 유익하다(24시간 단식과

36시간 단식과 같은 더 짧은 단식의 경우에는 거의 차이가 없다).

사골국에는 소량의 단백질과 미네랄(칼슘과 마그네슘)이 포함되어 있으므로 엄밀히 말해 육수를 허용하는 단식은 진정한 단식이 아니다. 하지만 우리는 많은 사람들이 육수를 먹으면 장기 단식을 더 오래 견딜 수 있다는 걸 발견했다. 육수에 함유된 젤라틴과 단백질은 배고픔을 줄이는 데 도움이 되며 항염 효과와 뼈와 관절 건강을 포함해 이외에도 다른 건강상의 이점이 많다.

CHAPTER 12

간헐적 단식

―――― 제 1부에서 나는 단식이 나쁜 것이 아니라고 주장했다. 사실 단식은 인간 사회에서 수천 년 동안 자주 행해졌고, 특정한 건강 문제를 지닌 사람들에게 혜택을 제공한다. 특히 현대 사회에서 차고 넘치는 음식으로 인한 비만과 제 2형 당뇨병에 유익하다.

전통적인 수렵, 채집 사회에서는 식량이 풍족할 때조차도 비만이나 당뇨가 사실상 발생하지 않았다. 농경시대 이전에는 인류의 식단에서 동물성 식단이 칼로리의 약 2/3를 제공했다고 추정된다. 따라서 현대에는 붉은 고기와 포화지방에 이를 갈지만 우리의 조상들은 문제없이 이런 음식을 먹었던 것으로 보인다.

약 1만 년 전, 농업혁명으로 인해 음식이 풍족해지면서 우리에게 하루에 두세 번 먹는 습관이 생겼다. 그러나 초기 농경사회에서는 탄수화물을 주식으로 섭취해도 비만 문제가 없었다. 비만은 현대에 발생한 문제인 것 같다.

이렇듯 역사를 살펴보면 우리가 고기와 탄수화물을 먹어도 당뇨병과 과체중 문제가 발생하지 않는다는 걸 분명히 알 수 있다. 비만은 주로 과도한 인슐린의 문제이기 때문에, 가장 중요한 건 음식에 대한 인슐린의 반응이다. 인슐린에 관해서는, 5장과 6장에서 논의했듯이, 식사 타이밍과 빈도가 영양소 비율만큼 중요하다. 다시 말하면, 언제 먹어야 하는지는 무엇을 먹어야 하는지 만큼 중요하다. 간헐적 단식이 우리에게 가장 도움이 될 수 있는 이유도 바로 이 때문이다.

간헐적 단식이란?

간헐적 단식이란 정상적인 식사를 하는 중간 중간에 정기적으로 단식을 행하는 방식을 의미한다. 단식의 기간과 정상적인 식사의 기간은 매우 다양하다. 단식 요법은 매우 다양하므로 '최고의' 단식법이란 없다. 모든 방법들은 다양한 사람들에게 다양한 효과를 제공한다. 어떤 사람에게 효과가 있는 방식이 다른 사람에게는 효과가 없을 수 있다. 짧은 단식을 선호하는 사람이 있는가 하면 장기 단식을 선호하는 사람도 있다. 단식의 방식에는 맞고 틀리고가 없다. 모두 개인의 취향이다.

단식 기간은 12시간에서 3개월 이상까지 다양하다. 일주일에 한 번이나 한 달에 한 번, 일 년에 한 번 단식해도 된다. 대체로 짧은 단식을 더 자주 실시하는데, 매일 할 수도 있다. 좀 더 긴 단식은 보통 일주일에 2~3회(대개 24~36시간) 실시한다. 장기 단식은 1주에서 1개월까지다.

나는 단식 기간을 단기(24시간 미만)나 장기(24시간 이상)로 분류하지만, 이는 다소 임의적이다. IDM 프로그램에서는 제 2형 당뇨병, 지방간 질환 또는 기타 대사성 질환 치료보다는 체중 감량에 주로 관심이 있는 사람들이 대개 더 짧은 요법을 사용한다. 그러나 짧고 잦은 단식도 위의 질환들에 효과가 좋다.

단기 단식 기간 동안에도 매일 식사를 하므로 영양실조의 위험은 최소화된다. 단기 단식은 일과 가정생활 일정에도 잘 맞는다.

단식의 고수 — 에이미 버거　　나는 간헐적 단식이 탁월하다고 생각한다. 이 단식을 정기적으로 하면 신체가 단식에 익숙해져 주저 없이 단식을 실시할 수 있다. 배고픔 신호가 점점 더 규칙적이 될 것이다. 다시 말해, 몸이 단식에 적응하게 되면서 인슐린, 혈당, 스트레스 호르몬의 급격한 변동으로 유도되는 '가짜' 신호에 의해서가 아니라 몸이 먹을 준비가 되면 배가 고프기 시작할 것이다.

장기 단식은 결과는 더 빨리 나타나지만 사람들이 대개 덜 자주 실시한다. 24시간을 넘기는 단식은 어려워 보이지만, 내가 발견한 바로는, 놀라울 정도로 많은 환자가 더 길고 덜 자주 단식하는 것을 선호한다. 13장과 14장에서 더 긴 단식을 살펴볼 것이다.

분명히 말하지만, 언제라도 단식 방법을 바꿀 수 있다. 한 가지 방법으로만 하라는 법은 없다. 하지만 처음 몇 번은 항상 어려운 법이며, 안타깝게도 여기에 별 뾰족한 수가 없다는 점을 명심하라. 인생의 다른 모든 일들과 마찬가지로 단식도 여러 번 할수록 쉬워진다.

짧은 일일 단식법

12시간 단식

과거에는 매일 12시간 금식하는 것을 정상적인 식사 패턴으로 여겼다. 말하자면 아침 7시부터 저녁 7시까지 하루에 세끼를 먹고 저녁 7시부터 다음 날 아침 7시까지 단식했다. 아침 7시에 소량의 아침 식사로 '단식'을 중단했다. 이는 1970년대까지 꽤나 일반적이었고, 아마도 우연이 아니겠지만 당시에는 비만이 훨씬 적었다.

1977년부터 식단에 두 가지 주된 변화가 일어났다. 그 해 미국 농무부가 미국인 식단 권장안을 발표하면서 우리의 식단은 고탄수화물, 저지방으로 바뀌었다. 정제 탄수화물이 풍부한 식단을 섭취하면 인슐린 수치가 계속 높아져 체중이 늘고 결국에는 비만이 된다.

단식의 고수 — **버트 헤링**　단식으로 식욕이 확실히 주는 건 아니다. 단식 일정이 유지되는 경우에만 식욕이 효과적으로 감퇴한다. 하지만 하루 이틀 단식을 못하더라도 곧바로 감퇴한 식욕이 다시 살아나지는 않는다.

중요하지만 우리가 거의 알아채지 못했던 식단 변화는 식사 횟수가 점진적으로 증가했다는 점이다. 1977년에는 하루 평균 먹는(끼니와 간식) 횟수가 3회였다(아침, 점심, 저녁 식사). 2003년에는 이 수치가 하루 6회에 가까웠다. 사람들은 매일 세끼와 세 번의 간식을 먹었고, 인슐린 수치는 꾸

그림 12-1 하루 세끼 먹는 전통적인 12시간 단식 중 인슐린 수치

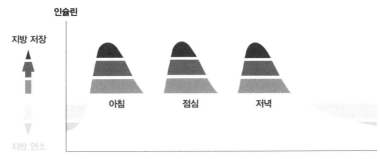

그림 12-2 8시간 동안만 먹는 16시간 단식 중 인슐린 수치. 그래프에서 볼 수 있듯이 8시간 동안에 쉽게 두 번 이상 먹을 수 있다.

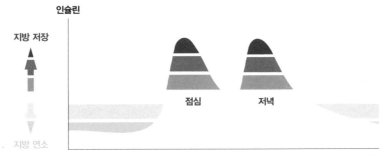

그림 12-3 저녁 4시간 동안에만 먹는 20시간 단식 중 인슐린 수치

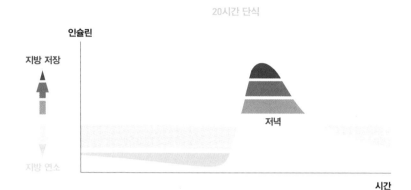

준히 높아지기 시작했다. 시간이 지나면서 인슐린이 지속적으로 자극을 받으면 인슐린 저항성이 생기며, 이로 인해 인슐린 수치가 높아져 비만 으로 이어진다(인슐린과 인슐린 저항성에 대해서는 5장과 6장을 참조하라).

매일 12시간 단식을 하면 하루 동안 인슐린 수치가 매우 낮아진다. 그 러면 인슐린 저항성이 생기지 않으므로 12시간 단식이 비만을 막는 강 력한 무기가 된다. 실제로, 자연식품과 저탄수화물 식단, 당분 제한, 매 일 12시간 단식이 어우러져 1950년대와 1960년대 미국인의 비만을 막 을 수 있었다. 그들은 흰 빵과 잼을 많이 먹었으며, 통밀 빵은 보기 힘들 었고 통밀 파스타는 들어본 적도 없었지만 말이다.

그러나 매일 12시간 단식이 예방 전략으로서는 훌륭할 수 있지만, 증 가한 체중을 되돌리는 데는 충분하지 않을 수 있다. 체중을 줄이기 위해 서는 많은 경우 좀 더 긴 단식 기간이 필요하다.

16시간 단식

이 요법은 매일 16시간 단식을 하는 방식이다. 예를 들어, 오후 7시부터 다음날 오전 11시까지 단식할 수 있다. 바꿔 말하면, 먹는 시간을 하루 8시간으로 제한한다고도 말할 수 있다. 그래서 이를 시간 제한식이라고 부르기도 한다. 이 방식에서는 대부분의 사람들이 매일 아침 식사를 건너뛴다. 그렇다면 8시간 동안 몇 끼를 먹어야 할까? 두 끼를 먹는 사람이 있는가 하면 세 끼를 먹는 사람도 있다.

마틴 버크한이라는 스웨덴의 보디빌더가 이 요법을 대중화했다. 이 방식을 때로 린게인즈(LeanGains) 방법이라고도 한다. 그로부터 몇 년 후, 8시간 식사법을 옹호하는 『8시간 다이어트(The 8-Hour Diet)』라는 책이 출간되었다.

16시간 단식의 가장 큰 장점은 일상생활에서 쉽게 실시할 수 있다는 것이다. 이 방식을 이용하는 사람들은 대부분 아침 식사를 건너뛰고 8시간 사이에 점심과 저녁 식사를 한다. 많은 사람이 아침을 먹지 않아도 배가 고프지 않기 때문에 이 방법이 매우 쉽게 느껴진다.

단식의 고수 — **아벨 제임스**　　나는 대부분의 사람들에게 장기 단식보다는 16 : 8 간헐적 단식(식사 가능 시간을 짧게 잡은)을 권한다. 사실 단식하는 대부분의 시간 동안 잠을 자면 비교적 고통이 덜하다.

매일 16시간 단식은 매일 12시간 단식보다 더 강력하지만, 저탄수화물

식단과 결합되어야 최상의 효과를 발휘한다. 이 방식을 이용하면 체중이 서서히, 꾸준히 감소하는 경향이 있다.

20시간 단식 : '전사 다이어트'

오리 호프메클러(Ori Hofmekler)는 2002년에 출간한 『전사 다이어트(The Warrior Diet)』에서 식사 시간이 영양소 구성만큼 중요하다고 강조한다. 앞서 언급했듯이 '언제 먹을까'와 '무엇을 먹을 것인가'가 모두 중요하지만 '언제'가 심각하게 과소평가 되어 있다.

호프메클러는 스파르타인과 로마인과 같은 고대 전사들로부터 영감을 얻어 저녁 4시간 동안에만 음식을 먹는 '전사 다이어트'를 고안했다. 이 방식에서는 매일 20시간 단식을 해야 한다. 호프메클러 식단은 또한 내가 건강한 습관이라고 생각하는 가공하지 않은 자연식품과 고강도 인터벌 훈련을 강조한다.

24시간 생체리듬

24시간 생체리듬이란 24시간 동안 반복적이고 예측 가능하게 이루어지는, 행동과 호르몬의 주기적인 변화를 말한다. 이러한 생체리듬은 대부분의 동물에서 발견된다. 성장호르몬, 코르티솔, 부갑상선 호르몬을 포함한 거의 모든 호르몬은 24시간 생체리듬에 따라 분비된다. 이 리듬은 체중 증가에 영향을 주는 인슐린과 배고픔을 조절하는 그렐린을 통제하는 데에도 도움이 되어, 식이 패턴과 체중 감소에 실질적인 영향을 미친다.

인슐린과 밤 시간

음식 섭취에 관련한 생체리듬은 계절과 시간에 따라 변화하는 주변의 태양빛에 반응하도록 진화해 왔다. 구석기시대에는 식량이 상대적으로 부족해서 대체로 낮 시간대에 음식을 먹었던 것으로 보인다. 인간은 사냥을 해서 낮에 먹었고, 해가 지면 음식을 구경하기 힘들었을 것이다. 야행성 동물이라면 야간 섭취에 더 적합한 24시간 생체리듬을 지니겠지만 사람은 그렇지 않다.

그렇다면 낮에 먹는 것과 밤에 먹는 것에 차이가 있을까? 이에 대한 연구는 거의 없지만 아마도 밝혀지는 중일 것이다. 2013년 연구에서, 과체중 여성들을 무작위로 두 집단으로 나눠 많은 양의 아침 식사 또는 저녁 식사를 먹도록 했다. 두 집단 모두 하루에 1400칼로리를 먹었지만 가장 많이 먹는 시간(아침이나 저녁)은 달랐다.

아침 식사군은 저녁 식사군보다 체중을 훨씬 더 많이 감량했다. 왜일까? 비슷한 식단을 비슷한 양으로 섭취했지만 저녁 식사 그룹은 인슐린이 전반적으로 훨씬 많이 증가했다. 1992년 초에 진행된 연구에서도 비슷한 결과가 나왔다. 같은 식사를 아침 또는 저녁에 섭취한 결과, 저녁에 먹은 집단의 인슐린 반응이 25~50% 더 높았다.

체중 증가는 인슐린이 유도하므로, 인슐린 반응이 높았던 저녁 식사군의 체중 증가가 더 컸던 것은 당연한 결과였다. 이는 비만이 칼로리가 아닌 호르몬 불균형의 문제라는 매우 중요한 사실을 보여 주며, 잘 알려진 야간 근무와 비만의 연관성을 잘 설명해 준다(하지만 야간 근무가 초래한 수면 장애로 인한 코르티솔 증가와 관련될 수도 있다).

저녁에 많이 먹으면 더 이른 시간에 많이 먹는 것보다 인슐린 증가량이 훨씬 큰 것으로 보인다. 물론 어려서부터 우리는 저녁에 많이 먹지 말라는 말을 들으며 자랐다. 어른들은 대개 "자기 전에 음식을 먹으면 그것이 연소가 되지 않아 몸에 지방이 낀단다"와 같은 이유를 댔다. 이 말이 의학적으로 정확한 표현은 아닐지 모르지만, 아마 여기에 뭔가 있는 것 같다. 늦은 밤에 먹으면 특히 체중 증가 문제를 일으키는 것 같다. 이러한 반응은 아득히 먼 옛날에 인류의 생존에 유리한 지방을 얻는 데 도움이 되도록 서서히 생겨난 듯하다.

단식의 고수 — **롭 울프** ▷ 스트레스가 심한 환경에 있다면 간헐적 단식이 무척 어려울 수 있다. 고강도 훈련을 하는 선수는 간헐적 단식 요법을 실시하는 방법에 주의를 기울여야 한다. 간헐적 단식으로 지방 적응이 향상된다는(특히 영양적 케톤 상태와 결합되는 경우) 증거가 있지만, 나는 습관적으로 적게 먹어 '궁지에 몰린' 사람들도 보았다. 단식은 강력한 도구이지만, 모든 도구와 마찬가지로 이 방식을 사용하는 이유와 자신이 구체적으로 어떠한 상황인지 잘 생각해 봐야 한다.

배고픔에도 역시 자연적인 24시간 생체리듬이 있다

배고픔이 단순히 먹지 않아서 생기는 것이라면, 밤새 긴 공복을 겪고 난 아침에는 배가 고파야 한다. 그러나 사람들의 경험과 연구 결과에 따르면, 아침에 허기를 가장 적게 느끼며 아침 식사의 양은 일반적으로 하루 중 가장 적다. 배고픔은 섭취/단식 주기와 별개로 자연적인 24시간 생체리듬을 따른다.

24시간 생체리듬으로 인해 자연스레 오전 8시에 배고픔을 가장 적게 느끼며 오후 8시에 가장 많이 느낀다.

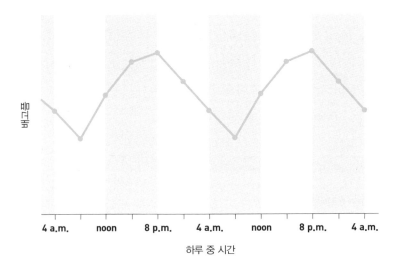

배고픔

4 a.m.　　noon　　8 p.m.　　4 a.m.　　noon　　8 p.m.　　4 a.m.

하루 중 시간

출처: 쉐어, 모리스, 시어, 「음식 섭취 및 기타 행동과는 별개로 체내 24시간 생체리듬으로 인해 저녁 시간에 허기와 식욕이 증가한다」

배고픔을 느끼게 하는 호르몬인 그렐린(ghrelin)은 자연적인 24시간 생체리듬에 따라 오르고 내린다. 이에 따라 보통 오전 8시에 낮고 오후 8시에 높다. 따라서 배고픔은 보통 오전 7시 50분에 가장 낮은 수준으로 떨어지고 오후 7시 50분에 최고조에 달한다. 이는 우리의 유전자에 내재한 자연스러운 리듬이다. 허기는 '오래 굶으면 배가 고프다'처럼 간단하지 않다. 배고픔을 조절하는 호르몬이 중요한 역할을 한다.

흥미롭게도 장기 단식 기간 동안에 그렐린은 처음 2일 동안 최고조에 이르렀다가 꾸준히 하락한다. 이는 우리 환자들이 보이는 결과와 완벽하

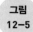

그림
12-5 배고픔을 조절하는 호르몬인 그렐린은 단식 2일째에 최고조에 이른다.

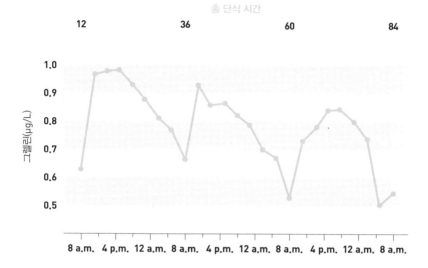

출처 : 에스펠룬드 외, 「단식으로 밝혀진 혈청 그렐린과 코르티솔의 강력한 역상관관계 : 비만과 정상 체중의 연구」

게 일치한다. 배고픔은 처음 2일 동안 가장 심각한 문제이지만, 더 긴 단식을 하는 경우, 많은 사람들이 대개 2일 후에는 배고픔이 사라진다고 보고한다.

가장 많이 먹어야 할 시간은?

그렇다면 이러한 호르몬 리듬과 음식 섭취와는 실제 어떤 관련이 있을까?

오전 8시에는 허기가 활발히 억제된다. 이때 억지로 먹는 것은 비생산

저이다. 핵심이 뭘까? 먹으면 체중이 줄지 않는다. 배고프지 않을 때 억지로 먹는 것은 성공적인 전략이 아니다.

밤늦게 먹는 것도 좋지 못한 전략이다. 배고픔이 최고조에 이르는 시간은 대략 저녁 7시 50분이다. 이 시간에 섭취한 음식이 인슐린을 최대로 자극한다. 다시 말해, 같은 양의 음식을 섭취해도 인슐린 수치가 더 높아진다. 인슐린 수치가 높으면 자연스럽게 체중이 증가한다.

불행히도 이 시간은 북미 지역에서 식사량이 가장 많은 시간과 일치한다. 저녁에 식사량이 가장 많은 이유는 대부분 건강을 생각해서가 아니라 직장과 학교의 일정 때문이다. 교대 근로자는 특히 불리한 입장에 있다. 그들은 저녁에 더 많이 먹는 경향이 있어서 인슐린 수치가 높아진다.

따라서 정오부터 3시 사이에 가장 많이 먹고 저녁에는 소량만 먹는 것이 최적의 전략으로 보인다. 흥미롭게도 이는 지중해 지역의 전통적인 식습관이다. 그들은 점심을 거하게 먹고 오후에는 낮잠을 잔 다음 저녁에는 거의 간식 수준으로 조금만 먹는다. 우리는 종종 음식의 구성 때문에 지중해 식단을 건강식이라고 생각하지만 식사 시간 또한 중요한 역할을 한다.

CHAPTER 13

중기 단식

———— 제 1부에서는 인슐린과 인슐린 저항성이 비만과 제 2형 당뇨병에 미치는 근본적인 영향을 알아보았다. 모든 음식은 인슐린을 어느 정도 증가시키기 때문에 인슐린을 낮추는 가장 효율적인 방법은 아예 먹지 않는 것이다. 24시간 미만의 단기 단식이라도 인슐린 저항성을 예방하고, 비교적 경미한 저항성을 되돌릴 수 있으며, 체중 감소에 확실히 도움이 된다.

하지만 인슐린 저항성을 예방하기 위해서는 인슐린 수치가 낮아야 할 뿐더러 낮은 수치가 유지되어야 하기 때문에 단식을 더 길게 할 필요가 있다.

중기 단식의 위험과 이점

단식 기간이 길어지면 체중 감소와 인슐린 수치 개선을 포함한 건강상의 이점이 빠르게 발생하지만, 당뇨병 환자와 약물 복용자가 합병증을 얻을 위험 또한 더 커진다. 내가 발견한 바로는, 중기 단식이 단기 단식보다 더 강력하기 때문에 제 2형 당뇨병 환자와 난치성 비만 환자를 치료하는 데 특히 도움이 된다. 그러나 나는 항상 환자의 혈압과 호흡, 체온, 심박수, 혈액검사 결과를 면밀히 관찰한다. 언제든 몸 상태가 좋지 않으면 단식을 중단해야 한다는 건 아무리 강조해도 지나치지 않다. 단식으로 배가 고플 수는 있지만 몸이 아파서는 안 된다.

약물 치료를 받는 경우에는 단식 중에 의사가 주의 깊게 관찰해야 하며, 물론 단식을 시작하거나 식단을 변경하기 전에 반드시 의사와 상의해야 한다. 당뇨병 약을 먹고 있다면 이는 특히 중요하다. 중기 단식 기간 동안 음식 섭취를 줄이면 종종 혈당이 낮아진다. 단식 중에 평소의 복용량과 같은 양의 약을 복용하면 저혈당증에 걸릴 위험이 높아 매우 위험하다.

저혈당 증상으로는 정신 혼미와 발한, 몸 떨림이 있다. 배고픔이나 떨림, 전신 쇠약을 경험할 수도 있다. 이를 치료하지 않고 방치하면 실신하거나 발작을 일으킬 수 있으며, 심한 경우 사망에 이를 수도 있다.

단식 중에는 저혈당이 올 수도 있기 때문에 그 자체로는 합병증이 아니다. 그러나 혈당을 낮추기 위해 약을 먹는 경우, 단식을 하면 과잉 투약이 된다. 저혈당과 고혈당을 피하기 위해 혈당과 약물을 신중하게 관리, 조절해야 한다. 단식 요법을 실시할 때에는 의사와 면밀히 상의해 약물을 조절하고 혈당을 신중히 관찰해야 한다.

일반적으로 저혈당을 예방하기 위해서는 단식일에 당뇨병 치료제와 인슐린을 줄여야 한다. 정확히 얼마를 줄일 것인지는 의사의 감독 하에 결정해야 한다.

> ! 약을 복용하는 경우, 중기 단식을 시도하기 전에 반드시 의사와 상담하라!

24시간 단식

24시간 단식은 취향에 따라 저녁만 먹거나 아침만 먹는 단식이다. 예를 들어, 첫날 오후 7시에 저녁 식사를 마치면 다음 날 오후 7시에 저녁 식사를 할 때까지 굶는 것이다. 단식이라는 이름을 붙이기는 했지만, 단식하는 날에도 여전히 한 끼를 먹기 때문에 사실 하루 종일 굶는 것은 아니다. 기본적으로 하루 한 끼를 먹는 1일 1식이다.

이 단식은 다른 중기 단식에 비해 몇 가지 중요한 장점이 있다. 단식일에 여전히 식사를 하기 때문에 메트포민이나 철 보충제, 아스피린과 같이 음식과 함께 복용해야 하는 약을 모두 복용할 수 있다.

이 단식법은 또한 일상생활을 하면서 아주 쉽게 할 수 있다. 가족의 저녁 식사에 빠지지 않고도 단식을 할 수 있다. 아침과 점심만 거르면 되니까 말이다. 직장에서 일이 바쁘다면 특히 수월하다. 커피 한 잔(큰 컵)으로. 아침을 시작해 아침과 점심을 거른 채 내처 일한 후에 저녁에 집에 돌아오라. 이렇게 하면 시간과 돈을 절약할 수 있다. 아침 식사를 만들거나 부엌을 치울 일이 없다. 집에서 저녁을 먹을 때 당신이 단식 중임을 아무도 모를 수도 있다.

영양결핍은 24시간 단식에서 큰 문제가 아니다. 매일 식사를 하기 때문에 영양분이 풍부하고 가공하지 않은 자연식품으로 단백질과 비타민, 미네랄을 충분히 섭취하기만 하면 된다. 대부분의 사람들은 일주일에 두세 번 24시간 단식을 해서 좋은 결과를 얻을 수 있지만, 매일 실시해도 된다. 『먹고, 단식하고, 먹어라』의 저자인 브래드 필론은 24시간 단식을 주 2회 권한다.

중기 단식 후의 음식 섭취

———— 일반적인 중기 단식 요법을 따를 시에는 단식 후에 의도적으로 칼로리를 제한하지 않는 것이 가장 좋다. 여전히 저탄수화물, 고지방, 가공되지 않은 음식으로 구성된 식단을 유지해야 하지만, 배가 부를 때까지 먹어야 한다. 단식 기간에는 저장된 에너지의 상당 부분을 태우게 되므로, 결국 칼로리를 의도적으로 더 줄이는 것은 보통 장기적으로 어렵다.

5 : 2 다이어트

이와 관련해 영국 출신의 TV 프로듀서이자 의사인 마이클 모슬리가 옹호한 5:2 다이어트라는 게 있다. 그가 쓴 『간헐적 단식법』은 베스트셀러가 되었다. 이 식단에서는 일정 기간 음식을 완전히 제한하는 대신 칼로리 섭취를 낮춘다. 하지만 단식처럼 유익한 호르몬 변화를 많이 일으킬 정도로 낮게 유지된다. 이 방법으로 성공했다는 사례가 많다.

5:2 다이어트에서는 5일 동안 정상적으로 식사를 한다. 나머지 이틀 동안에 여성은 하루 500칼로리, 남성은 600칼로리까지 먹을 수 있다. 단식하는 날은 취향에 따라 연속 이틀이 될 수도 있고 간격을 두어도 된다. 하루에 500~600칼로리를 한 끼에 먹거나 여러 끼로 나누어 먹을 수 있다(물론 양이 아주 적을 것이다).

단식일에 칼로리를 제한적으로 허용하는 이유는 단식을 좀 더 쉽게 하도록 하기 위해서다. 모슬리는 하루 종일 칼로리를 전혀 섭취하는 않는 것은 너무 힘들기 때문에 많은 사람들이 그렇게 할 수 없다고 생각했다. 나는 사람들이 생각보다 단식을 잘한다는 걸 알게 되었지만, 5:2 다이어트는 단식하기에 좋은 방법일 수 있다. 목표 체중에 도달한 이후에도 줄인 체중을 유지하기 위해 사람들은 보통 5:2 식단을 계속 유지한다.

> *내 경우에는 24시간 단식을 주 3회 하는 것이 효과가 좋다. 사실 한두 끼 굶는 건 큰 문제가 아니다. 그리고 대부분 수면 시간에 단식이 이루어진다. 나는 단식일 저녁에 식사를 하는데, 자연의 순리에 따라 배가 고프기 때문에 밥맛이 아주 좋다는 점이 흥미롭다.*
>
> *— 스텔라 B., 영국 리즈*

단식의 고수 ─ 마크 사이슨 누군가가 체중이 많이 나가 지방을 태우는 몸을 만들려고 노력하고 있다면 나는 24시간, 36시간, 48시간 단식을 권할 것이다. 아마도 단식 시간이 이보다 더 길지는 않겠지만 단식을 다소 자주 실시해야 할 것이다(6주 동안 매주 또는 2주

마다 2일 단식 후 휴식). 운동을 하고 하루의 활동량이 꽤 많은 한, 케톤을 활용해 지방을 태우고 아마 근육도 만들 수 있을 것이다.

격일 단식

이름에서 알 수 있듯이 격일 단식은 이틀에 한 번 단식하는 방식이다. 5:2 다이어트의 경우, 각 단식일에 500~600칼로리가 허용되지만, 이 단식은 일주일에 두 번이 아니라 하루건너 한 번 실시되기 때문에 5:2 다이어트보다 조금 더 강력한 방식이다. 목표 체중에 도달할 때까지 이 방식을 따라야 한다. 그 후에는 이상적인 체중을 유지하는 한 단식 일수를 줄일 수 있다.

레오니 하일브론(Leonie Heilbronn)은 일일 칼로리 제한의 대안을 찾던 중 격일 단식을 이용해 체중 감량을 할 수 있는지 실험했다. 남녀 지원자를 대상으로 이 요법을 실험한 결과, 체중 감량이 지속될 수 있다고 밝혀졌다.

시카고 대학의 영양학 조교수 크리스타 바라데(Krista Varady)는 2010년에 진행한 연구를 통해 격일 단식의 유효성과 타당성을 확인했다. 그녀는 남녀 피험자들이 한 달 동안 격일 단식을 실시하도록 지도했다. 그 후 피험자들은 30일 동안 혼자서 이 방식을 계속 유지했다. 30일(총 2개월)이 지난 후에 그들이 감량한 체중은 평균 5.7kg이었다. 중요한 점은 이것이다. 제지방(근육, 단백질, 뼈) 수치는 그대로였기 때문에 체중 감소는 순전히 지방 손실로 인한 것이었다.

단식의 고수 — **롭 울프** ▶ 중기 단식은 시간 여유가 있고 활동량이나 업무량 등을 조정할 수 있는 경우에 가장 적합하다. 고대적 관점에서 볼 때 단식은 거의 확실히 인류가 물려받은 유전적 유산의 핵심이다. 즉, 현대를 사는 우리는 조상들이 살던 시대에 비해 만성 스트레스와 해야 할 일이 더 많다. 그래서 내 생각에는, 단식의 기간을 결정할 때 평소의 업무량이나 활동량을 면밀히 고려하는 것이 매우 중요하다.

36시간 단식

36시간 단식은 하루 종일 굶는 방식이다. 예를 들어 오후 7시에 저녁 식사를 마치면 바로 첫날 단식이 시작된다. 2일째에는 모든 식사를 거르고 3일째 되는 날 아침 7시에 아침 식사를 한다. 단식 시간은 총 36시간이다.

펑 선생님의 36시간 단식 치료법으로 6개월 사이에 혈당치가 112에서 88로 떨어졌다.

— 샌디 R., 캘리포니아주, 새크라멘토

우리 IDM 프로그램에서는 제 2형 당뇨병 환자에게 주 3회 36시간 단식을 사용한다. 우리는 원하는 결과가 나올 때까지 이 일정을 계속 유지한다. 환자는 모든 당뇨병 약을 중단하고 원하는 체중에 도달한다. 그 후 우리는 환자가 힘들게 얻은 결과를 유지하면서도 환자에게 더 쉬운 수준으로 단식의 빈도를 줄인다. 주 3회 단식 일정을 유지하는 기간은 제각기

그림 13-1 격일 단식을 하면 체중이 꾸준히 감소한다. 최고점은 음식을 섭취한 날이며, 이때 체중이 다시 약간 증가했다.

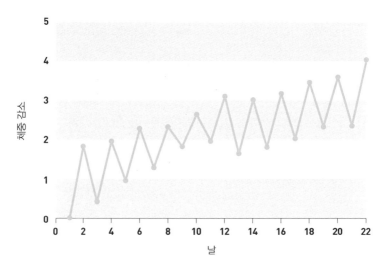

출처 : 하일브론 외., 「비만이 아닌 피험자의 격일 단식 : 체중, 신체 조성 및 에너지 대사에 미치는 영향」

다르지만, 대개 환자의 당뇨병 유병 기간이 길수록 단식 기간이 길어진다. 20년 된 당뇨병을 몇 주 안에 고칠 수는 없다. 하지만 단식 기간이 길면 합리적인 기간 안에 좋은 결과를 얻는 데 유리하다.

단식의 고수 ― DR. 마이클 러시오　　내 환자의 대부분은 위장 증상을 관리하기 위해 2~4일 중기 단식을 시작하면 몸 상태가 아주 좋아진다. 그 후 관리 차원에서 일주일에 한번 또는 몇 차례 정기적으로 반나절 또는 하루 단식을 할 수 있다. 증상이 심할수록 내가 중기 단식을 권할 확률이 높지만, 중기 단식에는 육수나 균형 영양식(semi-elemental

그림
13-2
격일 단식을 2개월 실시하는 동안 체중, 체질량지수, 체지방, 허리둘레는 모두 감소했지만 제지방(근육과 뼈)은 감소하지 않았다.

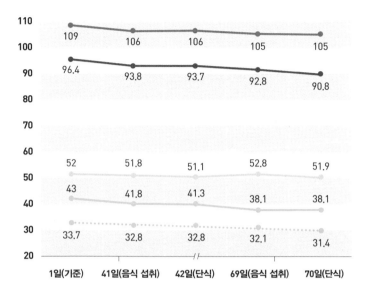

출처 : 부타니 외, 「격일 단식으로 관상동맥 심장 질환 위험 지표가 개선되면서 지방조직에도 변화가 있었다」

nutrition : 뉴케어 같은 제품을 말함. elemental은 포도당, 아미노산이 액상으로 있는 영양분의 최소단위까지 분해된 것이고, semi-elemental은 분해되지 않은 형태로 녹말, 단백질이 들어 있음-감수자 주) 같은 액상 음식이 포함된다. 피로와 체중 감소, 영양 부족이 가장 우려되지만, 균형 영양식과 같은 좋은 액상 음식을 사용해 이를 예방할 수 있다.

저혈당뿐만 아니라 고혈당의 가능성도 있기 때문에 우리는 하루에 2~4회 정기적으로 혈당 검사를 하도록 권한다. 저혈당을 예방하기 위해 일반적으로 단식일에는 약물을 줄인다. 재차 강조하지만 약물을 복용 중이라면 단식 요법을 시작하기 전에 의사와 상담하라. 그러나 약물의 변화가 미치는 영향은 모든 사람이 조금씩 다르기 때문에, 약물을 너무 많이 줄이면 혈당이 높아질 수 있다. 정기적으로 검사를 하면 약물을 미세 조정하여 적절한 양의 약물을 복용할 수 있다.

42시간 단식

IDM 프로그램 고객 중 다수가 일상적으로 아침 식사를 거르고 정오경에 첫 식사를 한다. 때문에 평소에 16시간 단식법을 따르기가 쉽다. 일어나자마자 먹는 건 별 이득이 없다. 커피 한 잔으로 하루를 시작하는 것은 꽤 받아들일 만하다.

매일 이 단식을 하다가 가끔씩(일주일에 2~3회) 36시간 단식을 결합하면 42시간 단식이 된다. 예를 들어, 첫날에 오후 6시에 저녁을 먹을 수 있다. 둘째 날에는 모든 식사를 건너뛰고 셋째 날 정오에 '아침식사[breakfast : 단식(fast)을 깨는(break) 것]'을 한다. 그러면 총 42시간 단식이 된다.

단식 성공 스토리 ─ 써니와 쉐리

───── 나는 2015년 9월에 집중 식이관리 프로그램에서 처음 써니를 만났다. 당시 51세였던 써니는 1990년대 중반에 30대의 나이에 제 2형 당뇨병을 진단 받았고, 메트포민 치료를 시작했다. 수년 동안 그는 혈당치를 조절하기 위해 점점 더 많은 약물이 필요했다. 2011년에 그는 인슐린을 처방 받았다. 나를 만났을 즈음 그는 매일 70단위의 인슐린을 주입하는 것 이외에도 최대 용량의 메트포민을 복용하고 있었다.

약물의 복용량이 많았음에도 그의 혈당은 잘 조절되지 않았다. 3개월 평균 혈당치를 반영하는 당화혈색소가 7.2%였다. 보통 7.0% 미만을 최적의 혈당치라고 보지만 많은 의사들이 이 수치를 6.5% 미만으로 낮추라고 권고한다.

써니는 2015년 10월 2일부터 IDM 프로그램에 참여했다. 그는 정제 탄수화물이 적고 천연 지방이 많은 식단으로 바꿨다. 또한 우리는 일주일에 3회 36~42시간 단식을 실시하라고 요청했다. 단식 첫날에 저녁 식사를 마치고 나서 3일째 점심까지 아무것도 먹지 않는 방식이었다.

그의 혈당은 즉시 개선되었다. 불과 2주 만에 우리는 인슐린을 모두 중단할 수 있었다. 그로부터 1개월 후, 당뇨병 치료제를 완전히 중

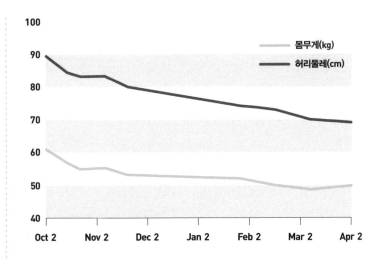

단했다. 그 후로 그는 약물을 전혀 복용하지 않고 식이요법만으로 정상 혈당을 유지하고 있다.

크리스마스 휴가 기간 동안, 우리 프로그램의 많은 환자가 그렇듯이 그 역시 체중이 증가했고 혈당도 약간 증가했다. 그러나 식단과 간헐적 단식을 다시 시작하자 체중과 혈당이 다시 내려가서 약물이 필요 없었다.

써니는 이러한 과정을 겪는 동안 놀라우리만큼 몸 상태가 좋았다. 그는 저탄수화물 식단이나 간헐적 단식 요법을 유지하는 데 어려움이 없었다. 2016년 3월쯤에 체중이 안정되었고 체질량지수가 19로 떨어졌다.

더 중요한 건 허리둘레가 크게 줄었다는 사실이다. 허리둘레는 복부 장기 주위에 낀 내장 지방의 양을 잘 알려 주므로, 이 수치로 인체의 대사 상태를 보다 정확하게 파악할 수 있다. 체중보다 허리/엉덩

이둘레와 허리둘레/신장의 비율로 건강 상태를 더 잘 예측할 수 있다.

무엇보다 주목할 사항은, 이 프로그램에 참가하면서 써니의 신장 기능이 곧바로 개선되었다는 점이다. 단식 요법을 시작했을 때 그의 소변에서 정상 한계치를 훨씬 웃도는 단백질이 검출되었다. 이러한 단백뇨는 당뇨병으로 인한 신장 손상의 첫 징후이며, 제 2형 당뇨병이 그렇듯이 이 손상 또한 돌이킬 수 없는 것으로 간주되는 경우가 많다. 그러나 단식을 시작한 지 불과 1개월 만에 써니의 단백질 배출량은 정상 범위 내로 떨어졌으며 그 이후로 이 수치가 유지되었다.

2016년 3월, 써니는 더 이상 체중을 줄일 필요가 없어져서 관리 차원에서 주 3회 24시간 단식으로 단축했다. 물론 식단을 제대로 지키지 못하거나 혈당이나 체중이 상승하기 시작하면 필요에 따라 단식일을 쉽게 늘릴 수 있었다.

5년 동안 매일 2회 인슐린 주사를 맞고 20년 이상 당뇨병 치료제를 복용한 써니는 적절한 식이요법과 간헐적 단식으로 단 몇 개월 만에 제 2형 당뇨병에서 해방되었다. 현재 그의 혈당 수준은 당뇨병 환자가 아닌 당뇨 전 단계로 분류된다. 병이 나은 것이다.

하지만 이야기는 여기서 끝나지 않는다.

쉐리의 이야기

2016년 1월, 써니의 누나 쉐리는 병을 고친 남동생을 보고 깜짝 놀랐다. 동생의 체중과 허리 사이즈가 줄었을 뿐 아니라 당뇨병 치료제를 모두 중단했으니 말이다. 게다가 그는 생활 습관을 바꾸는 일을 그리

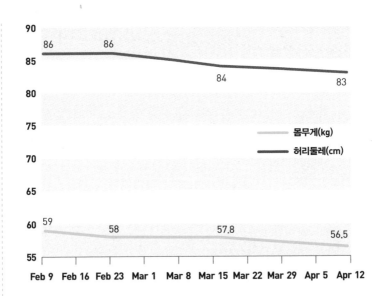

어렵게 느끼지도 않았다. 20년간 앓던 그의 당뇨병이 거의 하룻밤 사이에 회복된 것이다. 쉐리도 단식 치료를 받고 싶어 했다.

쉐리는 55세였고 9년 전인 46세에 제 2형 당뇨병을 진단 받았다. 그녀의 이야기는 남동생의 이야기와 비슷했다. 그녀는 당뇨병 약을 소량 복용하기 시작했지만 수년 동안 약봉지가 서서히 많아졌다. 그녀는 당시 콜레스테롤, 혈압, 속쓰림 치료제와 함께 당뇨병 치료제 3가지를 복용하고 있었다.

우리는 쉐리와 논의한 후 식이요법을 결정했다. 그녀는 정제 탄수화물이 적고 천연 지방이 많은 식단으로 바꿨다. 그녀는 단식 중에 몸 상태가 어떨지 확신하지 못했기 때문에 주 3회 24시간 단식을 하기로 결정했다. 그녀의 당뇨병은 남동생만큼 심각하지 않았기 때문에 필요할 경우에 언제든 단식 기간을 늘릴 수 있었다.

그녀는 2016년 2월에 프로그램을 시작했다. 혈당치는 즉시 반응을 보였다. 2주가 채 지나기도 전에 당뇨병 치료제가 필요 없어져 세 가지 약을 모두 중단했다. 당시 그녀의 혈당은 계속 정상 범위에 머물렀다. 체중 역시 허리 치수와 마찬가지로 꾸준히 감소하기 시작했다.

쉐리는 속쓰림이 사라져 속쓰림 약을 중단했고, 혈압 역시 정상화되어 혈압약도 중단했다. 콜레스테롤 수치가 개선되어 콜레스테롤 약을 중단했다. 한 달 안에 여섯 가지 약물을 모두 중단했지만, 혈액 순환 상태는 어느 때보다도 양호했다. 당화혈색소는 6.2%로 3가지 당뇨병 치료제를 복용할 때보다 개선되었다. 그녀는 이제 당뇨병 환자가 아닌 당뇨 전 단계로 분류되었다. 그녀의 병이 회복되고 있다는 의미였다.

이러한 과정에서 그녀의 몸 상태도 굉장히 좋았다. 그녀는 단식 요법을 실시하는 데 아무런 어려움이 없었다. 그녀의 단식 기간은 써니보다 짧았지만 훌륭한 결과를 얻고 있었기 때문에 이를 변경할 필요가 없었다. 그녀는 단식을 시작할 때 여섯 가지 약을 먹고 있었지만 이제 약을 모두 끊었고, 몸 상태가 백배는 더 좋아진 듯 느꼈다.

이 이야기에서 중요한 점을 알 수 있다. 제 2형 당뇨병은 식이 질환이다. 따라서 이를 치료하는 타당한 방법은 오로지 식단과 생활방식을 바꾸는 것이다.

탄수화물을 과도하게 섭취해서 생긴 문제라면 탄수화물을 줄이는 것이 답이다. 과체중으로 생긴 문제라면 단식으로 체중을 줄이는 것이 답이다. 근본적인 문제를 해결하면 병이 낫는다.

하지만 우리는 지금까지 제 2형 당뇨병과 모든 합병증을 피할 방법이 없다고 세뇌 당했다. 약물의 복용량을 늘리면 식이 질환을 성공적으로 치료할 수 있다는 거짓말에 속은 것이다. 약으로 치료되지 않는 당뇨병을 의사들은 만성, 진행성이라고 한다.

써니는 20년 이상 제 2형 당뇨병을 앓았지만 몇 달 안에 문제를 성공적으로 해결할 수 있었다. 7년 동안 당뇨병 약을 먹어 왔던 쉐리는 몇 달 만에 병을 치료하는 데 성공했다. 하지만 이들은 특별한 사례가 아니다. 거의 매일 나는 연령층을 막론하고 단식 요법으로 제 2형 당뇨병을 고쳤거나 고쳐 가는 중인 사람들을 만난다.

CHAPTER 14

장기 단식

——— 42시간 이상 지속되는 장기 단식은 수 세기 동안 세계의 모든 지역과 문화에서 행해졌다. 의사였던 오토 폴린(Otto Folin)과 W. 데니스(W. Denis)가 단식을 '비만 환자의 체중 감량을 위한 안전하고 효과적인 방법'이라고 설명했던 1915년에는 단식에 대한 광범위한 의학 보고서들이 발표되었다. 같은 해에 프랜시스 가노 베네딕트(Francis Gano Benedict)도 장기 단식에 관한 책을 출간하며 관심을 모았다. 그러나 그 이후 치료 도구로서의 장기 단식에 대한 관심은 사라져 가는 듯했다.

1950년대 후반과 1960년대에 점점 더 많은 의사들이 단식에 관한 경험을 보고하면서 관심이 되살아났다. 초기 연구는 주로 짧은 단식에 집중되었지만 단식에 익숙해지자 많은 의사들이 단식 기간을 늘렸다.

1968년에 내분비학자 이안 길리랜드는 환자 40명을 대상으로 단식의

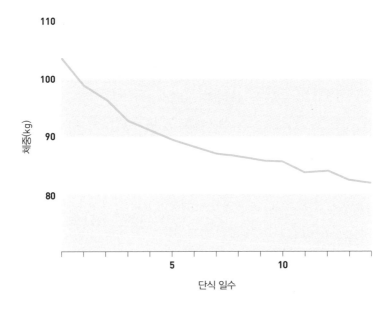

그림 14-1 1968년 길리랜드가 연구를 히는 동안 14일 단식으로 체중을 감량한 1인의 경험

출처 : 길리랜드, 「비만 치료에서의 완전 단식」

효과를 연구했다. 단식 규칙을 엄수하는지 지켜보기 위해 피험자들을 입원시킨 후 그는 물과 차, 커피만 허용하는 14일 단식을 시작하도록 했다. 그 후 피험자들을 퇴원시키고 집에서 600~1,000칼로리 다이어트를 하게 했다. 흥미롭게도 두 명의 환자는 14일 단식을 또 한 번 하기 위해 재입원을 요청했다. 비교적 쉽게 좋은 결과를 얻자 단식 기간을 늘려 효과를 극대화하고 싶었던 것이다.

14일간의 단식 후에 평균 체중 감소량은 7.8kg이었다. 예상대로 단식 기간 동안 혈당치가 낮아지면서 당뇨병 환자 참가자들이 상당한 효과를 보았다. 3명의 당뇨병 환자 모두 2주 후에 인슐린을 완전히 중단했다.

인슐린은 신장이 염분과 물을 보유하게 하므로 인슐린 수치가 내려가면 인체가 여분의 염분과 물을 배출하게 되어, 단식 첫 며칠 동안 소변량이 증가한다. 길리랜드의 연구에서 심한 울혈성 심부전을 앓는 한 환자는 체내에서 여분의 염분과 물이 빠져나가면서 병이 호전되었다. 2주 후에 그는 호흡 곤란 없이 걸을 수 있었다.

2주 단식이 힘들었을까? 실은 정반대였다. 길리랜드는 참가자들이 '안녕감'과 '행복감'을 느꼈다고 설명한다. 그들이 배고팠을까? 아마도 놀라겠지만, 그렇지 않았다. 그는 "우리는 첫날 이후에 배가 고프다는 불만을 듣지 못했다"고 말했다. 확인된 바, 그 당시 다른 연구자들도 같은 경험을 했다고 한다.

그러나 집에 돌아간 참가자들은 길리랜드가 처방한 600~1,000칼로리 식단을 잘 지키지 못했다. 2년간의 추적 관찰 기간 동안 참가자 중 50%는 이 식단을 유지하지 못했다. 우리가 현재 칼로리 제한 다이어트(제5장 참조)에 대해 아는 바를 감안하면 이는 놀라운 일이 아니다.

단식에는 상한선이 없다. 1970년대에 207kg의 27세 스코틀랜드 남성이 단식을 시작했다. 그는 칼로리가 없는 음료와 일일 종합비타민, 다양한 보충제만으로 382일 동안 생존해 세계 최장기 단식 기록을 세웠다. 이 기간 동안 의사가 그를 주의 깊게 관찰했지만 건강에 큰 해가 없다고 판단했다.

그의 체중은 207kg에서 82kg으로 감소했다. 단식 후 5년이 지나서도 그는 89kg을 유지했다. 감소한 혈당치는 정상 범위 내에서 잘 유지되었으며, 저혈당 증상도 없었다.

장기 단식 중 일어날 수 있는 일

길리랜드 연구에서 46명의 환자 중 44명이 2주간의 단식을 끝까지 완수했다. 한 명은 구역질을 일으켰고, 또 한 명은 단식을 못하겠다며 중도 하차했다. 96%의 완료율이었다! 2주간의 단식도 많은 사람들이 생각하는 것만큼 어렵지 않다. 우리의 임상 경험이 이를 확인한다. 사람들은 종종 단식을 할 수 없다고 생각하지만, 우리가 과정을 설명하고, 성공을 위한 유용한 정보와 적절한 지원을 제공하면, IDM 프로그램의 환자는 단식이 실제로 매우 쉽다는 것을 빨리 깨닫는다.

그렇다고 적응 기간이 없다는 얘기는 아니다. 사실 단식을 시작하고 첫 며칠은 꽤 힘든 경우가 많다. 2일째는 배고픔 때문에 가장 힘든 것 같다. 하지만 이 고비만 넘기면 단식이 점점 쉬워진다. 허기가 서서히 사라지고 대개 행복감이 생겨난다. 예를 들어, 역기를 처음 들어 올린 후에는 근육통이 심하다. 하지만 예상되는 이러한 근육통 때문에 운동을 포기해서는 안 된다. 시간이 지나면서 힘이 더 좋아져 어려움이나 통증 없이 같은 무게를 들어 올릴 수 있다. 마찬가지로, 단식도 초반에는 어려울 수 있지만 하면 할수록 점점 쉬워진다.

길리랜드 연구 참가자들은 하루에 평균 0.34kg을 감량했으며, 단식이 끝난 후에는 예상대로 수분 무게가 회복되어 체중이 다소 조정되었다. 200일 이상의 단식을 실험한 다른 연구 결과들에서도 유사하게 일일 0.19kg에서 0.27kg

나는 일주일에 3.5일을 연속으로 단식하고 나머지 3.5일 동안에는 저탄수화물, 고지방 식단(LCHF)을 먹는다. 이 방식은 효과가 정말 좋다. 이는 내 버전의 격일 단식이지만 대신 의사의 관리를 받는다. 실험을 통해 저마다 맞는 방식을 찾아 주는 펑 선생님의 방식이 나는 좋다.

— 이블린 C., 캐나다, 새스캐추안주, 레지나

에 이르는 체중 감량을 보였다. 우리는 IDM 프로그램 환자들에게 단식으로 일일 평균 0.22kg의 지방 감소를 예상한다고 말한다. 이보다 체중이 더 감소한다면 인슐린 수치 하락으로 인해 빠지는 수분 무게일 가능성이 크다.

하루에 2,000칼로리를 태운다고 가정하고 지방 1파운드(0.45kg)에 약 3,500칼로리가 포함되어 있다면 칼로리를 전혀 섭취하지 않는 완전 단식을 하면 매일 0.26kg이 빠질 것이다(2,000칼로리 소모/파운드 당 3,500칼로리=0.26kg 감량). 이 수치는 연구 결과들과 상당히 가깝다. 즉, 단식하는 동안 대사가 비교적 안정되게 유지된다는 의미다. 대사 저하가 없으므로 단식 중에도 평소처럼 하루 2,000칼로리를 연소한다. 따라서 체지방량이 45kg인 환자의 경우, 약 200일 단식을 하면 이 지방을 모두 뺄 수 있다고 추산해 볼 수 있다.

장기 단식 기간 동안 뇌는 포도당을 에너지원으로 의존하는 정도가 약화된다. 그 대신 뇌 연료의 대부분을 지방이 연소해 생성되는 케톤체가 공급한다. 전문가들은 뇌가 이 케톤을 더 효율적으로 사용할 수 있기 때문에 정신 능력이 향상될 수 있지 않을까 생각한다. 케톤은 때로 뇌의 '슈퍼 연료'라고도 불린다. 케톤이 증가하려면 일반적으로 36시간에서 48시간의 단식이 필요하다. 그 전에는 인체의 에너지 요구량 대부분이 글리코겐 분해로 충족된다(자세한 내용은 1장을 참조하라). 장기 단식은 웬만해선 전해질 이상을 유발하지 않는다. 칼슘,

간헐적 단식(16:8과 20:4)을 하면서 근력 운동/인터벌 운동(근육량을 유지하고 포도당 저장고를 비우기 위해)을 함께하면 케톤 상태에 더 빨리 도달하며, 잘 계획된 케토제닉 다이어트만을 사용하는 것보다 체지방을 더 효율적으로 줄일 수 있다. 식이요법만으로는 배고픔을 극복하는 데 약 3주 이상이 걸리지만 케토 식단과 함께 단식과 운동을 하면 이 시간이 절반으로 줄어든다.
– 레슬리 E., 플로리다주, 베니스

그림 14-2 단식 몇 주 후, 주로 케톤이 뇌에 연료를 공급한다.

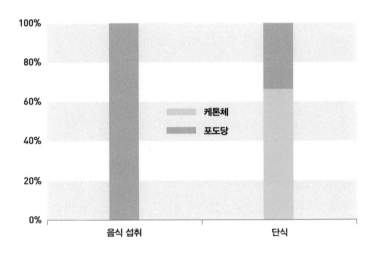

출처 : 카힐, 「단식 중 연료 대사」

인, 나트륨, 칼륨, 클로라이드, 요소, 크레아티닌, 중탄산염 혈중 수치는 정상적인 한도 내에서 유지되며 단식이 끝날 때까지 사실상 변하지 않는다. 혈중 마그네슘 수치는 때로 낮아진다. 특히 당뇨병 환자에게 이런 일이 많다. 체내 마그네슘은 대부분 세포 안에 존재하며 혈액검사로 측정되지 않는다. 연구자들이 최장기 단식 세계기록인 382일 동안 추적 관찰하며 세포 내의 마그네슘 함량을 측정해 보니, 수치가 변함없이 정상 범위에 머물고 있었다. 그럼에도 우리는 만전을 기하기 위해 종종 환자에게 마그네슘을 보충한다.

장기 단식 중에는 배변이 원활하지 않는 게 정상이다. 소화기관으로 들어오는 게 전혀 없으니 나올 게 없는 것이다. 최장기 세계기록 단식 중에는 37일~40일마다 배변이 발생했다. 이는 완벽히 정상적인 현상이라는 점에 유의해야 한다. 몸 컨디션을 위해 매일 화장실에 갈 필요는 없다. 장에 변이 가득 차면 변비로 인한 불편감이 생기지만 장기 단식을 하는 동안에는 장내에 거의 아무것도 없기 때문에 불편감이 거의 없다. 이를 통해 단식 기간 동안 인체가 오래되었거나 기능이 떨어지는 세포를 분해해서 생기는 모든 필수 지방과 아미노산을 재활용한다는 사실도 알수 있다.

마지막으로, 당뇨병이 있거나 약물을 복용 중인 사람들을 위해 주의사항을 알려 주겠다. 장기 단식을 시작하기 전에 반드시 의사와 상의해야한다. 또한 단식 중에 언제라도 불편함을 느낀다면 중단해야 한다. 배고픔은 괜찮지만, 정신이 혼미하거나 몸 상태가 좋지 않거나 구역질을 느껴서는 안 된다. 이는 정상적인 현상이 아니므로 무작정 진행해서는 안된다.

2~3일 단식

체중이 더 이상 빠지지 않거나 고혈당이 지속될 때 선택할 수 있는 한 가지 방법은 단식 기간을 42시간 이상으로 연장하는 것이다. 단식을 얼마나 지속할지는 개인의 취향에 달렸지만, 우리가 제공할 수 있는 몇 가지일반 지침이 있다.

우리는 IDM 프로그램 환자에게 2~3일 단식을 권장하지 않는다. 대부분의 사람들은 장기 단식에서 2일째에 가장 힘들어 한다. 2일이 지나면배고픔이 점차 줄다가 완전히 사라진다고 많은 사람들이 설명한다(며칠

후부터 다수의 케톤체가 순환하기 때문이라는 가설을 세우는 사람들이 있다). 실제적으로 가장 힘든 하루가 지나자마자 단식을 끝내는 건 좀 가혹한 것 같다. 그래서 우리는 7~14일 동안 단식을 계속하도록 권장한다. 14일 단식은 2일 단식보다 7배나 이롭지만 그저 조금 더 어려울 뿐이다.

7~14일 단식

우리는 제 2형 당뇨병이 심한 환자는 종종 7~14일 단식부터 시작하도록 한다. 여기에는 몇 가지 이유가 있다. 첫째, 인체가 단식에 더 빠르게 적응할 수 있어, 많은 사람들이 좀 더 서서히 일어나는 변화보다 이를 더 쉽다고 느끼기 때문이다. 이것은 깊은 풀장에 첨벙첨벙 들어가는 것과 한 발짝 한 발짝 조금씩 들어가는 것의 차이와 비슷하다. 어떤 사람들에게는 첨벙첨벙 들어가는 것이 더 쉬운 선택이다.

둘째, 단식 기간이 길면 혈당과 제 2형 당뇨병이 더 빨리 개선된다. 약물 복용량이 많거나 장기 손상 합병증을 앓고 있는 환자의 경우, 당뇨병을 회복하고 체중을 줄이는 일이 더 시급하다. 당뇨병으로 인한 장기 손상은 대부분 일단 발생하면 돌이킬 수 없다. 많은 경우, 단식 5~6일이 지나야 혈당이 크게 개선되어 당뇨병 약을 줄일 수 있다. 단식 기간이 짧으면 이러한 결과를 얻는 데 더 오래 걸린다.

우리는 영양재개 증후군의 위험을 최소화하기 위해 일반적으로 단식 기간을 14일로 제한한다. 그러나 많은 사람들이 문제없이 14일을 넘어 그 이상으로 단식 기간을 연장한다. 하지만 보통 우리는 환자가 장기 단식을 반복하기 전에 2주간의 격일 단식 요법으로 전환하도록 권한다.

영양재개 증후군

영양재개란 장기 단식 직후 1~2일을 가리킨다. 영양재개 중에 나타난 의학적 합병증은 제 2차 세계대전 이후 일본 포로수용소에서 심각한 영양실조를 겪은 미국인들에게서 처음 발견되었다. 그 이후로 오래된 신경성 식욕부진과 알코올중독 환자를 치료하면서도 이 증후군이 발견되었다. 이 증후군이 발생하는 이유는 영양실조 상태인데다 우선 체지방이 많이 부족하기 때문이다. 음식을 오랫동안 먹지 않으면 몸이 기능적 단백질을 분해하여 필요한 에너지를 확보할 수 있다. 이 증후군은 영양 공급이 충분하고 적절한 체지방을 가진 환자에게서는 극히 드물게 발생한다. 하지만 그런 경우에도, 한 번에 5일 이상 장기 단식을 시도한다면 드물지만 발생할 수 있다.

영양재개 증후군은 영양실조로 인해 전해질, 특히 인이 고갈될 때 발생한다. 성인의 체내에는 500~800g의 인이 저장된다. 그 중 약 80%가 뼈 안에 있고 나머지는 연조직에 있다. 대부분의 인은 혈액보다 조직 세포에 저장되며 혈중 인 수치는 매우 엄격하게 조절된다. 영양실조가 장기화되면 뼈의 저장량이 모두 소모되지만 혈중 인 수치는 정상으로 유지된다.

영양 섭취가 다시 시작되면 음식물이 인슐린 수치를 높여 글리코겐과 지방, 단백질의 합성을 촉진한다. 이를 위해서는 인이나 마그네슘 같은 미네랄이 필요하다. 이는 이미 고갈된 인 저장고에 엄청난 부담으로 작용하며 혈중 인 수치가 너무 줄어들어 몸에 힘이 빠지게 된다. 근육이 약화되고 완전히 파괴되기도 한다. 이것은 심장 근육과 호흡에 영향을 주는 횡격막 근육에도 영향을 줄 수 있다.

마그네슘도 고갈되어 경련, 정신 혼미, 몸 떨림, 때로는 발작을 일으킬 수 있다. 칼륨과 마그네슘 수치가 낮아지면 심장 리듬 장애나 심한 심장마비가 발생할 수 있다. 또한 영양재개 중 인슐린 수치가 높아지면 신장에 염분과 수분이 남아있을 수 있다. 이때 발과 발목이 부을 수 있는데 이를 영양재개 부종이라고 한다.

만성적인 영양실조 상태이거나 심하게 저체중인 사람들은 영양재개 증후군의 위험이 아주 높다. 거식증, 만성 알코올중독, 암, 조절되지 않은 당뇨병, 장 질환이 있는 사람들도 마찬가지다. 이 중 하나라도 적용된다면 단식이 맞지 않으니 의사와 상담하라. 더 일반적으로, 체질량지수가 18.5미만인 사람, 지난 6개월 동안 의도치 않게 체중이 10%이상 감소했거나 알코올중독이나 약물 남용의 병력이 있는 사람은 장기 단식에 특히 주의해야 한다. 이러한 사람들은 일반적으로 영양실조와 저체중이므로, 치료 도구로 단식을 시도할 이유가 없다. 그러나 반드시 필요한 경우(예 : 종교적 또는 영적 목적)에는 24시간 미만의 단기 단식을 고려하라.

다행히도, 영양재개 증후군은 매우 드물다. 연구 결과, 병원에 입원한 환자들에서조차 발병률이 0.43%에 불과했다. 영양재개 증후군의 주요 위험 요소는 장기간의 영양실조이다. 우리가 IDM 클리닉에서 치료 도구로 단식을 사용할 때, 대부분의 환자들은 25년 동안 단 한 번도 식사를 거른 적이 없는 사람들이다! 영양실조는 확실히 우려 사항이 아니다.

영양재개 증후군은 심하게 굶을 때 주로 발생한다. 즉 어쩔 수 없이 음식을 먹지 못하고, 특히 체력이 소모되기 시작할 때(기아로 인한 심한 영양실조를 경험할 때) 발생한다. 단식처럼 통제되고 자발적인 음식 제한으로

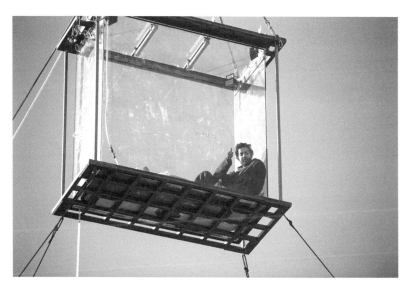

2003년, 데이비드 블레인은 런던 하늘 위 플렉시글라스 상자 안에서 44일간 물만 먹으며 단식을 했다.

인한 영양재개 증후군은 매우 드물다.

다음은 단식 후 영양재개 기간에 나타나는 문제를 방지하기 위한 2단계 실천 방안이다.

❶ 물만 먹는 단식을 이용해 장기 단식을 하지 마라. 수제 사골국을 마시면 인과 기타 단백질, 전해질이 제공되어 영양재개 증후군이 발생할 가능성이 줄어든다. 그리고 매일 종합 비타민제를 섭취해 비타민 결핍을 예방하라.

❷ 단식하는 동안 평소에 하던 활동, 특히 운동 프로그램을 모두 하라. 근육과 뼈를 유지하는 데 도움이 된다.

2003년, 공연 예술가인 데이비드 블레인(David Blaine)은 44일간 물만 먹는 단식을 했다. 그는 체중의 25%인 54파운드(24.5kg)를 감량했다. 체질량지수는 29에서 21.6으로 떨어졌다. 혈당과 콜레스테롤 수치는 정상 수준을 유지했지만 영양재개 증후군과 부종이 발생했다.

데이비드 블레인은 단식 기간 동안 공중에 매달린 프렉시글라스 (plexiglas) 상자 안에 있었다. 그는 44일 동안 평소에 하던 활동뿐 아니라 서 있을 수도 없었다. 이는 단식을 훨씬 넘어선 것이다. 실제로 그 기간 동안 그의 근육과 뼈에 상당한 위축이 발생했다. 그는 지방보다 훨씬 더 많은 걸 잃었다. 그는 상당한 체중과 근육, 뼈를 잃었다. 이는 단식 때문이 아니라 20일 동안 상자에 갇혀 있었기 때문이다.

CHAPTER 15

단식 팁과 자주 하는 질문들

───── 과거에는 단식이 생활에서 필수적인 부분이었다. 실제로 다수의
종교에 단식 관습이 여전히 남아 있다. 예를 들면, 그리스 정교와 이슬람
교가 그렇다. 이러한 맥락에서 단식은 공동체의 관행이다. 단식은 혼자
하는 것이 아니라 모든 가족과 친구들과 함께하는 것이었다. 언제라도
동료들의 지원을 받을 수 있고 실용적인 조언이 대대로 전수되었다. 하
지만 단식의 관행이 쇠퇴하면서 요즘에는 주변에서 좋은 조언을 얻기가
어렵다.

이번 장에서는 수백 명의 단식 환자를 돌본 경험을 토대로 실용적인
조언을 제공하고 흔히들 궁금하게 생각하는 것들에 답할 것이다.

하지만 먼저 단식에 성공하기 위한 두 가지 일반적인 제안을 하겠다.
첫째, 항상 마음속에서 자신이 단식을 하는 목적을 잊지 마라. 예를 들

어, 동창회를 앞두고 몇 kg을 감량하려고 한다면 200kg 가까운 체중에 당뇨가 심한 경우와는 단식 전략이 달라야 할 것이다.

둘째, 결과에 따라 전략을 재조정하라. 격일 단식을 해서 좋은 결과를 얻는다면, 좋다! 그러나 단식이 중단되면 방식을 변경하는 것이 좋다. 긴 단식이 짧은 단식보다 훨씬 더 쉽다고 느껴지면 단식 일정에 더 긴 단식을 추가해 식단을 조정하라. 또는 여름철에 더 짧고 더 자주 먹는 단식이 자신에게 맞다면 겨울철에는 단식의 빈도를 줄이는 게 좋다. 조정하고 적응하라. 단식에는 정해진 법칙이 없다.

9가지 단식 팁

❶ **물을 마셔라 :** 매일 8온스(0.23리터)의 물 한잔으로 시작하라. 부족한 수분을 보충하고 하루 종일 수분을 충분히 섭취하는 데 도움이 된다.

❷ **바쁘게 지내라 :** 바쁘면 음식 생각이 나지 않을 것이다. 근무가 바쁜 날에 단식하라. 너무 바쁜 나머지 배고픈 줄 모를 수 있다.

❸ **커피를 마셔라 :** 커피는 약한 식욕 억제제이다. 녹차가 식욕을 억제할 수 있다는 증거도 있다. 홍차와 사골 국물도 식욕 조절에 도움이 될 수 있다.

❹ **파도를 타라 :** 배고픔은 파도처럼 밀려 왔다 가버리므로 지속되지 않는다. 허기를 느끼면 물이나 뜨거운 커피 한잔을 마셔라. 다 마시면 허기가 사라질 것이다.

❺ **사람들에게 단식한다고 말하지 마라** : 대부분의 사람들은 단식의 이점을 이해하지 못하기 때문에 당신의 의지를 꺾으려고 할 것이다. 단식하는 사람들끼리 모여 서로 격려하는 것은 때로 유익하지만, 지인들에게 모두 말하는 것은 좋은 생각이 아니다.

❻ **자신에게 한 달의 시간을 줘라** : 몸이 단식에 익숙해지기까지는 시간이 걸린다. 처음 몇 번은 단식이 어려울 것이니 자신을 준비시켜라. 낙심하지 마라. 점점 쉬워질 것이다.

❼ **단식하지 않는 날에는 영양가 있는 식단을 섭취하라** : 간헐적 단식을 핑계로 좋아하는 음식을 먹지 마라. 단식하지 않는 동안에도 당분과 정제된 탄수화물이 적은 영양가 있는 음식을 계속 섭취하라. 건강한 지방이 많은 저탄수화물 식단을 섭취하면 몸이 지방 연소 모드를 유지할 수 있어 단식이 더 쉬워진다.

❽ **폭식이나 폭음하지 마라** : 마치 단식을 하지 않았던 것처럼 평소처럼(충분한 영양과 함께) 먹어라.

❾ **단식을 생활에 맞춰라** : 이는 내가 알려 줄 수 있는 가장 중요한 팁이며, 단식을 지속할 수 있느냐에 가장 큰 영향을 미친다. 단식 일정에 맞춰 자신의 생활을 바꾸지 마라. 단식 일정을 자신의 생활에 맞춰라. 단식 중이라는 이유로 사회생활에 제약을 두지 마라. 휴가나 휴일, 결혼식과 같이 단식이 불가능할 때가 있을 것이다. 이러한 시기에는 억지로 단식하려고 하지 마라. 이때는 휴식과 즐거움을 즐겨야 한다. 나중에 단식을 늘려 보상받을 수 있다. 아니면 정기 단식

일정을 다시 시작하라. 단식 일정을 자신의 생활 방식에 맞게 조정하라. 앞으로 이것에 대해 더 자세히 설명할 것이다.

　단식은 인생의 다른 기술과 다르지 않다. 단식을 잘하기 위해서는 연습과 지원이 필수적이다.

단식 중단하기

단식을 서서히 중단하라. 단식 기간이 길수록 음식량을 서서히 늘려야 한다. 하지만 사람들은 단식이 끝나자마자 자연스레 과식하는 경향이 있다. 흥미롭게도 대부분의 사람들은 참을 수 없이 배가 고파서가 아니라 먹어야 한다는 강박관념 때문에 과식하게 된다고 말한다. 단식 후 바로 과식하면 많은 경우 위장이 불편해진다. 심각하지는 않더라도 매우 불편할 수 있다. 이 문제는 대개 저절로 해결된다. 간식이나 소량의 음식으로 시작해서 30분에서 60분 정도 기다렸다가 정식으로 식사를 하라. 그러면 대개 배고픔의 파도가 지나가서 음식에 점차 적응할 시간을 벌 수 있다. 보통 단기 단식(24시간 이하)의 경우에는 특별히 걱정할 필요가 없지만, 그 이상일 경우에는 미리 계획하는 것이 좋다. 소량의 음식을 준비해 냉장고에 넣어 두면 단식이 끝났을 때 주위에 널린 간편 음식에 유혹을 덜 느낄 수 있다. 다음은 우리가 제안하는 단식 후 처음 먹는 간식의 예이다.

■ 마카다미아나 아몬드, 호두, 잣 1/4 ～ 1/3컵

- 땅콩버터나 아몬드 버터 1큰술

- 소량의 샐러드(샐러드 드레싱 대신에 코티지치즈 또는 크렘 프레쉬)

- 올리브 오일과 식초를 넣은 생야채 소량

- 야채수프 한 그릇

- 소량의 고기[예를 들어, 프로슈토(향신료가 많이 든 이탈리아 햄)나 돼지 뱃살 한두 조각]

단식을 끝내고 위장 장애를 일으키는 주범은 계란인 것 같다. 위가 예민하거나 단식을 중단하는 일이 염려된다면, 첫 식사에서 계란은 피하는 게 좋다.

간식으로 단식을 중단하는 법

- 반드시 소량을 먹어라. 곧 정식으로 식사를 할 것이므로 많이 먹을 필요가 없다.

- 천천히 꼭꼭 씹어라. 잠시 쉬고 있던 소화기관에 도움이 될 것이다. 소화계를 서서히 가동시켜야 한다.

- 서두르지 마라. 단식은 끝났다. 빨리 먹고 싶겠지만, 한 시간 안에 식사를 할 테니 조바심 내지 마라.

- 잊지 말고 물을 마셔라! 단식을 중단한 후 음식을 먹기 전과 후에 큰 컵으로 물을 한잔 마셔라. 단식을 끝내고 나서 수분 섭취하는 것을 잊을 때가 많지만, 우리는 종종 갈증을 배고픔으로 착각한다. 과식하지 않도록 반드시 수분을 충분히 섭취하기 바란다.

모두의 걱정거리

배고픔

단식을 고려하는 사람들이 가장 걱정하는 것은 아마 배고픔일 것이다. 그들은 자신이 단식을 하면 배고픔을 이기지 못해 단식을 망칠 거라고 가정한다. 우리는 9장에서 배고픔에 관한 잘못된 통념을 밝히고 배고픔의 생리를 설명했다. 그러나 이제 배고픔 때 실제적으로 어떠한 일이 벌어지며 어떻게 해야 배고픔을 줄일 수 있는지를 알아보자.

사실 배고픔은 지속되지 않고 파도처럼 밀려왔다 밀려간다. 당신이 배고픔을 느낀다면 그것은 지나갈 것이다. 단식하는 날 바쁘게 지내면 대개 배고픔을 잊는 데 도움이 된다.

몸은 단식에 익숙해지면서 허기를 억제하는 데 도움이 되는 지방을 태우기 시작한다. 몇 주 동안 단식을 지속하면 식욕이 증가하지 않을뿐더러 되레 감소한다고 많은 사람들은 말한다. 장기 단식을 하는 동안, 많은 사람들이 2일이나 3일째에 배고픔이 완전히 사라진다는 걸 알게 된다.

단식 기간 동안에는 배고픔을 억제하는 데 도움이 되는 음료나 향신료들이 허용된다. 다음은 내가 권하는 다섯 가지 자연 식욕 억제제다.

물 : 차가운 물 한잔으로 하루를 시작하라. 체내 수분을 유지하면 배고픔을 예방하는 데 도움이 된다(식사 전에 물 한잔을 마시면 배고픔이 줄어 과식을 예방할 수 있다). 미네랄 탄산수는 뱃속 꼬르륵 소리와 경련에 도움이 될 수 있다.

녹차 : 항산화 물질과 폴리페놀로 가득한 녹차는 다이어트를 하는 사람들에게 큰 도움이 된다. 강력한 항산화 물질이 대사와 체중 감소를 자극할 수 있다.

계피 : 계피는 위의 배출을 늦추고 허기를 억제하는 데 도움이 될 수 있다. 또한 혈당을 낮추는 데 도움이 되기 때문에 체중 감소에 유용하다. 모든 차와 커피에 계피를 첨가해 풍미를 더할 수 있다.

커피 : 커피의 카페인이 배고픔을 억제한다고 생각하는 사람들이 많지만, 연구 결과에 따르면 이 효과는 항산화 물질과 관련이 있는 것 같다. 카페인이 대사를 높이고 더 나아가 지방 연소를 촉진시킬 수 있지만 말이다. 그러나 한 연구에 의하면 카페인이 없는 커피와 일반 커피 모두 카페인을 탄 물보다 배고픔을 더 억제한다. 건강상의 이점을 고려하면 커피 섭취량을 제한할 이유는 없다.

치아씨 : 치아씨는 가용성 섬유질과 오메가-3 지방산이 풍부하다. 이 씨를 30분 동안 액체에 담그면 수분을 흡수해 식욕 억제에 도움이 되는 젤 형태가 된다. 치아씨는 건조한 상태로 먹거나 젤이나 푸딩으로 만들 수 있다. 단식 중에 먹으면 배고픔을 억제할 수 있다. 다시 한 번 말하지만, 이로써 사실상 단식이 중단되는 셈이지만. 그 영향이 매우 미미하기 때문에 단식의 혜택이 별반 줄지 않는다. 단식을 더 잘할 수 있게 되어 득이 훨씬 더 많다.

배고픔을 더 깊이 탐구하고 싶으면, 다시 9장을 보라.

현기증

단식 중에 어지러움을 느낀다면 대부분 탈수 때문이다. 이를 방지하려면 소금과 물을 섭취해야 한다. 물을 충분히 마셔야 하며, 염분이 부족한 경우 수제 사골국이나 미네랄워터에 소금을 추가하라. 또한 혈압이 너무 낮을 가능성이 있다. 고혈압 치료제를 복용하는 경우 특히 그렇다. 의사와 약을 조절하는 문제를 상의하라.

두통

단식을 시작하고 처음 몇 번은 두통이 흔하다. 전문가들은 두통이 생기는 이유가 비교적 염분 함량이 높은 식단을 먹다가 소금 섭취가 급격히 줄기 때문이라고 생각한다. 두통은 보통 일시적이며, 단식에 익숙해지면서 이 문제는 종종 저절로 해결된다. 그 동안 육수나 미네랄워터에 소금을 조금 넣어 마셔라.

변비

변비는 일반적이며 예상되는 것이다. 음식물 섭취가 적기 때문에 보통 배변 활동이 준다. 실제로 불편감을 느끼지 않는다면 배변 감소는 대개는 걱정할 필요가 없다. 하지만 단식하지 않는 기간 동안 섬유소, 과일 및 채소 섭취를 늘리면 변비에 도움이 될 수 있다.

섬유소와 함께 대변량을 증가시키기 위해 단식 중이나 후에 메타뮤실(Metamucil) 또한 복용할 수 있다. 문제가 지속되면 의사에게 완하제 처방을 요청하라.

속쓰림

단식 후에 속쓰림을 예방하려면 식사량을 늘리지 말고 평소대로 식사하

라. 식사 직후에 눕지 않는 것도 도움이 될 수 있다. 식사 후에 적어도 30분 동안 몸을 똑바로 세운 자세를 유지하라. 마찬가지로 나무 블록을 침대 머리 밑에 끼우면 야간 증상에 도움이 될 수 있다. 또한 탄산수에 레몬을 넣어 마시면 도움이 될 때가 많다. 이런 방법을 시도해도 효과가 없으면 의사와 상담하라.

근육 경련(쥐)

당뇨병 환자에게 특히 흔한 마그네슘 부족은 근육 경련을 일으킬 수 있다. 처방전 없이 살 수 있는 마그네슘 보충제를 복용할 수 있다. 마그네슘 소금인 엡섬염에 몸을 담가도 된다. 따뜻한 욕조에 소금 한 컵을 넣고 30분 동안 몸을 담가두면 마그네슘이 피부를 통해 흡수된다. 또는 피부를 통해 흡수되는 마그네슘 오일을 구해 보라.

자주 하는 질문들

Q. 단식하면 성미가 까칠해질까요?

흥미롭게도, 우리 프로그램에서 수년간 수백 명의 환자를 치료했지만 이것이 문제가 된 적은 없었습니다. 마찬가지로, 일상적으로 단식을 실시하는 종교인들의 성미가 까다롭다고 알려진 바는 없습니다. 예를 들어, 거의 매일 단식을 하는 불교 승려들의 성격이 보통 까칠하다고 여기는 사람은 없을 것입니다. 내 생각에는, 사람들이 먹지 않으면 짜증이 날 거라고 생각하기 때문에 자기 충족적 예언(스스로 예상한 대로 결과가 나타나는 현상-옮긴이)을 실현하는 것 같습니다. 우리가 단식에 대한 사람들의 생각을 바로잡으면 그들은 성미가 까다로워지는 것을 잊어버립니다.

Q. 단식을 하면 피곤한가요?

그렇지 않습니다. 집중 식이관리 프로그램(IDM)에서 경험한 바로는 그 반대입니다. 많은 사람들이 단식 중에 활력이 솟는다고 느낍니다. 아마 아드레날린이 증가하기 때문인 것 같습니다. 당신은 평소에 하던 일상 활동을 모두 할 만큼 에너지가 충분하다는 걸 알게 될 것입니다. 지속적인 피로는 단식의 정상적인 반응이 아닙니다. 피로감이 과하게 느껴지면 즉시 단식을 중단하고 의사의 조언을 구해야 합니다.

Q. 단식하면 정신이 혼미해지거나 건망증이 생기나요?

아닙니다. 단식 중에 기억이나 집중력이 저하되지 않아야 합니다. 그와는 반대로 단식을 하면 정신이 더 또렷해지고 예민해집니다. 장기적으로 단식은 기억력 향상에 실제로 도움이 될 수 있습니다. 한 이론에 의하면 단식은 노화로 인한 기억 상실 예방에 도움이 될 수 있는 자가포식이라는 일종의 세포 정화작용을 활성화합니다. 자세한 내용은 7장을 참조하세요.

Q. 단식 후에 과식을 하게 되나요?

간단한 대답은 '그렇다'입니다. 단식 직후에는 평소보다 더 많이 먹을 것입니다. 그러나 단식하지 않는 날의 평균 식사량을 초과해서 먹는다 해도 단식으로 인한 부족분을 상쇄하기에 충분하지 않습니다. 36시간 단식을 연구한 결과, 단식 후의 식사량이 평소보다 거의 20% 많았지만, 이틀이 지나도 합쳐 1,958칼로리가 모자랐습니다. '더 먹어도' 단식으로 먹지 못한 양을 벌충하지 못합니다. 이 연구는 "36시간 단식은… 그 다음날 단식을 보상할 강력하고 무조건적인 자극을 유도하지 못했다"라고 결론 지었습니다.

Q. 위장에서 항상 꾸르륵 소리가 납니다. 어떻게 해야 할까요?

미네랄워터를 마시기 바랍니다. 그 기전이 분명하지는 않지만 미네랄의 일부가 위를 진정시키는 데 도움이 된다고 합니다.

Q. 저는 음식과 함께 약을 먹습니다. 단식 중에는 어떻게 해야 할까요?

특정 약물은 빈속에 부작용을 일으킬 수 있습니다. 아스피린은 위장 장애나 위궤양까지 유발할 수 있습니다. 철분 보충제는 메스꺼움과 구토를 유발할 수 있고요. 당뇨병 약으로 흔히 처방되는 메트포민은 메스꺼움이나 설사를 유발할 수 있습니다. 단식 중에 이러한 약제를 계속 복용해야 하는지는 담당 의사에게 문의하십시오. 또한 칼로리가 낮고 단식을 방해하지 않는 녹색 채소와 함께 약을 복용해 보세요.

단식 중에는 종종 혈압이 떨어질 수 있습니다. 혈압 강하제를 복용하면 혈압이 너무 낮아져서 가벼운 현기증이나 두통이 발생할 수 있습니다. 약물 조정에 대해서는 의사와 상담하십시오.

당뇨 약을 복용하는 경우, 단식을 시작하기 전에 의사와 상담하는 것이 특히 중요합니다. 다음 질문을 보십시오.

Q. 당뇨병이 있으면 어쩌나요?

제 1형 당뇨병 또는 제 2형 당뇨병이 있거나 당뇨병 약을 복용 중인 경우에는 특별한 주의가 필요합니다(메트포민과 같은 특정 당뇨병 약물은 다낭성 난소 증후군과 같은 다른 질환에 사용됩니다). 혈당을 면밀히 관찰하고 그에 따라 약물을 조절하십시오. 담당 의사가 자세히 관찰해야 합니다. 당뇨병을 주의 깊게 관리할 수 없다면 단식하지 마십시오.

단식을 하면 혈당이 떨어집니다. 단식 중에 당뇨병 약물, 특히 인슐린을 계속 투약하면 혈당치가 매우 낮아 저혈당증이 발생할 수 있습니다. 생명을 위협하는 상황이 될 수도 있습니다. 당일 단식을 중단하더라도 혈당을 정상으로 되돌리려면 설탕이나 주스를 섭취해야 합니다. 단식 중에 혈당을 면밀히 관찰해야 합니다. 저혈당이 계속되는 건 단식의 효과가 미흡해서가 아니라 약을 과하게 복용하기 때문입니다. 집중 식이관리 프로그램에서는 저혈당을 예상해 단식을 시작하기 전에 약을 줄입니다. 그러나 단식에 대한 혈당 반응은 예측할 수 없기 때문에 반드시 의사가 면밀히 관찰해야 합니다.

Q. 단식 중에 운동할 수 있나요?

많은 사람들이 단식하는 동안 운동하기가 어려울 것이라고 추측하며, 때때로 육체노동을 하는 사람들은 일하면서 단식할 수 있을지 걱정합니다.

분명히 말씀드리자면, 네, 운동할 수 있습니다. 운동을 하면 신체의 에너지 요구량이 늘어납니다. 그러나 단식하는 중에도 저장된 음식 에너지를 사용하는 과정은 동일하게 유지됩니다. 몸은 우선 간에 저장된 당인 글리코겐을 태워 에너지로 사용합니다. 운동 중에는 에너지 요구량이 더 많아지므로 글리코겐이 더 빨리 소모됩니다. 그러나 인체는 일반적으로 글리코겐을 24시간 동안 충분히 지니고 있으므로, 상당한 운동량을 버틸 수 있습니다.

그러나 철인3종 선수와 마라톤 선수, 울트라마라톤 선수와 같은 지구력 운동선수들은 때로 에너지가 바닥납니다. 글리코겐 저장고가 고갈되어 근육이 근본적으로 힘을 잃어버리는 상황이 되는 것이죠. 에너지 고갈에 관해 가장 기억에 남는 장면은 아마도 1982년 철인3종 대회에서 미국 선수 줄리 모스(Julie Moss)가 일어날 기운조차 없어 결승선으로 기어가는 모습일 것입니다.

그러나 글리코겐이 고갈되더라도 인체는 여전히 막대한 양의 에너지를 지방 형태로 지니고 있으며, 단식 중에는 우리 몸이 당분 연소 모드에서 지방 연소 모드로 바뀝니다. 초저탄수화물 식단이나 케토제닉 다이어트 식단을 섭취하면 체내 조직이 지방을 연소하는 데 익숙해집니다.

마찬가지로, 단식 상태에서 운동하면 근육이 지방을 태우는 데 길들여집니다. 한정된 글리코겐 저장고에 의존하는 대신에 우리는 지방 저장고의 에너지를 거의 무제한으로 사용할 수 있습니다. 근육은 사용 가능한 에너지원을 사용하는 데 적응이 됩니다(이 때문에 지구력 운동선수에게 에너지가 고갈되는 문제가 생깁니다. 글리코겐보다 지방을 에너지원으로 사용하는 데 적응하지 않았기 때문이죠). 우리가 단식을 통해 글리코겐을 고갈시키면 근육은 훨씬 더 효율적으로 지방을 연소하게 됩니다. 전문적으로 지방을 연소하는 단백질의 수가 증가하면, 에너지를 위한 지방 분해가 향상됩니다. 단식으로 길들여진 근육 섬유에는 가용 지방이 더 많아집니다. 이 모든 현상은 근육이 당이 아닌 지방을 태우도록 훈련하고 있다는 징후입니다.

운동 능력이 저하될까요? 그렇지 않습니다. 한 연구의 결과, 3.5일 단식을 해도 운동 강도, 무산소성 운동 능력, 유산소성 지구력을 포함한 운동 능력 수치에 영향이 없었습니다.

그러나 당질 연소에서 지방 연소로 전환되는 과정에 적응하는 동안 운동 능력이 저하될 수 있습니다. 이는 약 2주간 지속됩니다. 당질이 고갈되면 근육이 지방을 사용하는 데 적응할 시간이 필요합니다. 에너지와 근력, 전반적인 운동 능력은 떨어지지만 결국 회복됩니다. 이 과정을 때로 '케토 적응(keto-adaptation)'이라고 합니다. 초저탄수화물 다이어트, 케토제닉 다이어트, 단식 상태에서의 훈련은 모두 근육이 지방을 태우도록 훈련하는 데 도움이 되지만, 근육은 적응할 시간이 필요합니다.

인체는 글리코겐보다는 지방 형태로 훨씬 더 많은 에너지를 저장할 수 있으므로 지구력 운동선수의 경우 지방 연소가 시작되면서 사용 가능한 에너지가 증가한다는 것은 상당한 이점입니다. 울트라마라톤을 뛸 때 매우 제한된 글리코겐 저장고 대신에 거의 무제한인 지방 저장고를 활용할 수 있다는 것은 '에너지가 바닥나지' 않아 경쟁에서 이길 수 있다는 의미입니다.

단식 중에는 몸이 지방 저장고에 의존하므로 에너지가 부족하지 않습니다. 따라서 평소에 하던 활동을 모두 할 수 있고 그래야만 합니다. 단식 중에 운동을 중단할 이유는 없습니다. 실제로 많은 정상급 선수들과 지구력 선수들이 단식 상태로 훈련을 합니다. 단식으로 인해 인슐린 수치

나는 보통 물, 커피(진한 크림을 넣어), 천일염을 넣은 시골국으로 3~5일을 버틴다. 단식을 하고부터 내 몸이 완전히 바뀌었다. 나는 매년 마라톤에 참가하는데 올해는 놀라운 일이 벌어졌다. 나는 경주 내내 에너지를 유지할 수 있었고 기록이 작년보다 30분 이상 향상되었다. 8년 전 마라톤을 시작한 이래 최고의 기록이었다. 단식으로 분명히 내가 더 건강하고 훨씬 강해진다!
— 카오리 O., 텍사스주, 휴스턴

가 낮아지고 아드레날린 수치가 높아져 에너지를 위한 지방 분해와 지방 연소가 자극됩니다.

아카데미상 후보에 올랐던 188cm의 휴 잭맨은 다양한 역할을 소화하기 위해 수시로 체중을 늘리고 줄여야 했습니다. 〈레미제라블〉을 찍기 위해 9kg을 줄여야 했을 때 그는 저탄수화물 식단을 따랐습니다. 2013년에 울버린 역에 근육이 필요하자 간헐적 단식을 이용했습니다.

단식 중에 운동할 수 있을까? 물론입니다. 혜택은 다음과 같습니다.

❶ 아드레날린이 증가해 더 열심히 훈련할 수 있다.

❷ 성장호르몬이 증가해 운동 후 회복이 빠르고 근육이 잘 생긴다.

❸ 지방산 산화가 증가해 지방이 더 많이 연소된다.

더 열심히 훈련할 수 있고, 근육이 생기고, 지방이 탄다니, 완벽하네요!

주의할 사항

건강 문제, 특히 당뇨병이 있다면 단식 중에 반드시 주의 깊게 관찰해야 한다. 인슐린을 투약하는 경우 적어도 매일 4회 혈당을 측정해야 한다. 몸이 떨리거나 땀을 흘리는 등의 저혈당 증상이 나타나면 즉시 혈당을 확인해야 한다.

혈압을 정기적으로 확인해야 한다. 널리 보급된 가정용 기기로 혈압을 잴 수 있다. 전해질 측정을 포함한 일반적인 혈액검사는 의사와 상담하라. 일반적인 전해질 외에도 우리는 칼슘, 인, 마그네슘 수치를 관찰한다.

어떤 이유로든 몸 상태가 심상치 않으면 즉시 단식을 멈추고 병원에 가라. 특히, 지속적인 메스꺼움, 구토, 현기증, 피로, 고/저혈당, 무기력은 간헐적이거나 지속적으로 단식하는 경우 정상이 아니므로 위험 신호다.

그러나 배고픔과 변비는 정상적인 증상이며 관리가 가능하다.

축제와 단식
삶의 리듬 이해하기

가족, 친구들과 한데 모여 축하하는 일은 삶에서 꼭 필요하다. 가끔씩 우리는 인생이 달콤하며 살아 있다는 것이 행운임을 스스로에게 상기시켜야 한다. 그리고 인류의 역사가 시작된 이래 우리는 언제나 축제를 통해 그렇게 했다. 먹는 행위는 삶을 축하하는 일이며, 중요한 행사를 축하할 때 우리는 잔치를 벌인다. 이 사실을 인정하지 않는 식단은 결국 실패할 것이다. 우리는 생일에 케이크를 먹는다. 추수감사절과 크리스마스 같은 휴일에는 음식을 차린다. 결혼식 연회를 준비한다. 기념일에는 멋진 레스토랑에 간다.

우리는 생일을 샐러드로 축하하지 않는다. 우리는 결혼식에서 식사 대신 에너지바를 먹지 않는다. 우리는 추수감사절에 녹색 채소 쉐이크를 맘껏 먹지 않는다.

인생의 모든 일이 그렇듯이, 체중은 지속적으로 증가하지 않는다. 체중은 간헐적으로 증가한다. 살면서 특정 기간에는 체중이 증가한다. 여기에는 정상적인 발달의 일부로 체중이 증가하는 사춘기와 당연히 체중

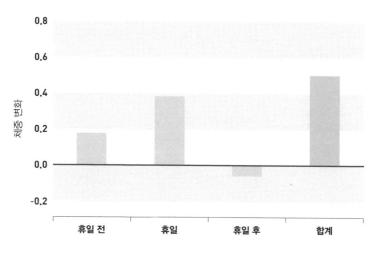

그림 15-1 체중 증가의 대부분은 연말연시에 발생한다. 인류가 항상 그래왔듯이 우리는 푸짐한 음식과 함께 명절을 즐긴다.

출처 : 야노브스키 외, 「휴일 체중 증가 추적연구」

이 증가해야 하는 임신기가 포함된다.

체중 증가는 매년 명절 기간에 대부분 발생한다. 추수감사절에서 새해까지의 기간은 6주에 불과하지만, 1년 평균 체중 증가량인 600g의 2/3가 이 기간에 증가한다.

체중이 일 년 내내 일정하게 증가하지 않는다면 체중을 줄이기 위한 노력 또한 다양할 필요가 있다. 특정 기간에 집중적으로 체중을 감량하고 다른 기간에는 체중을 유지하는 전략이 필요하다. 일정하게 지속적으로 칼로리를 줄이는 식단은 축제와 단식의 주기와 맞지 않으므로 실패할 수밖에 없다.

많이 먹어야 할 때가 있고 거의 먹지 않아야 할 때가 있다. 이는 자연스러운 삶의 순환이다. 대부분의 주요 종교는 크리스마스와 같은 특정 기간에는 축제를 준비하고 사순절과 같은 기간에는 단식을 함으로써 이 사실을 인정한다. 고대 문명에서도 이 간단한 삶의 리듬을 알고 있었다. 고대인들은 추수가 다가오면 축제를 열었지만, 겨울에는 대개 단식을 했다.

지난 50년 동안 우리는 모든 축제를 유지했고 모든 단식을 제거했다. 그러는 동안 정상적인 균형이 깨졌기 때문에 비만은 예측할 수 있었던 결과다. 축제를 하면 단식을 해야 한다. 정말로 그게 전부다.

하지만 비만이 단식을 없앤 결과라면, 축제를 모두 없앤다면 어떤 일이 벌어질까? 당신이 결혼 피로연에서 술을 마시지 않고, 케이크도 먹지 않으며, 식사를 하는 둥 마는 둥 하고, 전채요리를 먹지 않는다면, 어찌 될까? 그런 사람을 일컫는 말이 있다. 서양에서는 파티 푸퍼(흥을 깨는 사람)라고 한다. 파티 푸퍼가 되고 싶은 사람은 아무도 없다.

아마 6개월이나 12개월까지는 그럴 수 있을 것이다. 하지만 영원히 그럴 수 있을까? 꽤 어려운 일일 것이다. 인생을 살다 보면 좋은 일도 많고 안 좋은 일도 많다. 그래서 우리는 좋은 일을 축하해야 한다. 언제 안 좋은 일이 닥칠지 모르니까 말이다. 하지만 우리는 많이 먹는 기간과 아주 조금 먹는 기간의 균형을 맞춰야 한다. 모든 것이 균형의 문제다.

외식

음식을 함께 먹으며 사람들과 어울리는 일은 우리 삶에서 큰 역할을 한다. 우리는 종종 친구들과 만나 식사를 하거나 커피를 마신다. 이는 정상적이고 자연스러우며 세계 어느 곳에서든 인간 문화의 일부다. 이 문화에 맞서 싸우려는 것은 분명히 성공적인 전략이 아니다. 단식 중에 사람들과의 만남을 모두 피하는 것은 현명한 방법이 아니며, 이로 인해 단식을 장기적으로 실천하기 어려워질 가능성이 크다.

자신의 일정을 단식에 맞추지 말고 일정에 단식을 맞춰라. 저녁을 많이 먹어야 한다면 아침과 점심을 건너뛰어라. 단식을 일상에 도입하는 가장 쉬운 방법 중 하나는 아침 식사를 거르는 것이다. 아침에는 점심이나 저녁만큼 많이 먹지 않기 때문이다. 주중에는 아침을 걸러도 아무도 눈치 채지 못할 것이다. 아침을 거르면 16시간 단식을 아주 쉽게 할 수 있을 것이다.

근무일에 점심을 거르는 것도 상대적으로 쉽다. 점심시간에도 계속 일을 하라. 그러면 특별한 노력 없이 24시간 단식을 할 수 있다. 게다가 다른 이점도 있다. 일을 더 많이 할 수 있으니 퇴근이 빨라질 수 있다. 바쁜 탓에 배고픔을 잊을 수도 있다. 돈도 절약된다. 그리고 동료 중에 점심 파트너가 따로 있지 않는 한 아무도 눈치 채지 못할 것이다. 살을 빼면서 돈과 시간까지 절약하는 것 아닌가? 나쁜 거래는 아니다.

열 살이 채 안 된 아이들 4명과 먹는 우리 집의 저녁 식사 시간은 언제나 정신이 없다. 나는 아이들의 식사를 챙기는(음식 차리기, 음식 자르기, 물 추가하기, 떨어뜨린 포크 줍기 등) 동시에 가능한 아이들이 식사를 끝내는 시간에 맞춰 허겁지겁 식사를 마치게 된다. 단식할 때 나는 사실 저녁 식사 시간이 기다려진다. 우리는 다소 여유로운 마음으로 하루 동안 있었던 일을 이야기하고, 아이들이 식사를 마치면 내 일도 끝이다.

— 앰벌리 C., 사우스캐롤라이나주, 앤더슨

──── 단식 기간 후에 고혈당이 발생하면 이 새벽 현상(Dawn Phenomenon)에 익숙하지 않은 사람들은 종종 당혹스러워 한다. 한동안 먹지 않았는데 혈당이 왜 높아질까? 이 효과는 장기 단식에서도 나타난다.

새벽 효과라고도 불리는 이 현상은 약 30년 전에 처음 밝혀졌다. 이 현상은 제 2형 당뇨병 환자의 최대 75%에서 발생한다고 추정되며, 정도는 다양하지만 24시간 생체리듬에 기인한다.

기상 직전(오전 4시경)에 몸은 성장호르몬, 코르티솔, 글루카곤, 아드레날린을 더 많이 분비한다. 통틀어 역조절 호르몬(counterregulatory hormones)이라고 부르는 이 물질들은 인슐린의 혈당 강하 효과를 막아 혈당을 높인다.

이렇듯 24시간 생체리듬에 따라 정상적으로 호르몬이 증가함으로써 우리 몸이 하루를 준비하게 된다. 이때 우리는 깊은 잠에 빠져 있을 때처럼 편안할 수가 없다. 이 호르몬들이 우리가 잠에서 깨도록 천천히 준비를 시킨다. 글루카곤은 간이 포도당을 밀어내도록 지시하고, 아드레날린은 몸에 에너지를 준다. 성장호르몬은 세포 회복과 새로운 단백질 합성에 관여한다. 스트레스 호르몬이자 전신 활성제인 코르티솔 또한 증가한다. 이 호르몬들은 모두 이른 아침 시간대에 최고조에 달하고 낮에는 낮은 수치로 떨어진다.

이 호르몬들은 모두 하루를 준비하면서 혈당을 높이는 경향이 있기 때문에 이른 아침에는 혈당이 치솟을 거라고 예상할 수 있다. 하지만 일반적으로 그런 일은 발생하지 않는다. 왜일까? 이른 아침에는 혈당치가 너무 오르지 않도록 인슐린도 증가하기 때문이다.

따라서 당뇨병이 아니더라도 혈당은 24시간 생체리듬이 진행되는 동안 일정하지 않다. 당뇨병이 없는 사람인 경우, 이른 아침에 상승하는 혈당은 미미하기 때문에 알아채기가 쉽지 않다. 그러나 인슐린 저항성이 있는 사람들은 인슐린이 브레이크를 밟는 데 어려움을 겪는다. 몸이 신호를 듣지 않기 때문이다. 이 경우, 역조절 호르몬이 여전히 작동하므로, 이른 아침에는 정상 혈당보다 혈당치가 높다.

단식 중에는 이와 같은 현상이 하루 중 언제라도 나타날 수 있다. 단식 중에 일어나는 호르몬 변화에는 성장호르몬, 아드레날린, 글루카곤, 코르티솔(잠에서 깨기 전에 나오는 호르몬들과 동일)의 증가가 포함된다. 단식하면 인슐린이 떨어지지만 저장된 당분이 혈류로 방출되어 혈당 수치가 올라간다.

인슐린은 당을 혈액(보이는)에서 보이지 않는 조직(간)으로 이동시킨다. 쓰레기를 부엌에서 침대 밑으로 옮기는 것과 같다. 냄새는 같지만 볼 수는 없다. 인슐린 수치가 떨어지면, 그 쓰레기는 부엌으로 되돌아가기 시작하고 혈당치는 더 올라간다.

아침 혹은 장기 단식 중에 상승하는 포도당을 염려해야 할까? 그렇지 않다. 이렇게 생각해 보라. 만일 당신이 이틀 동안 단식하고 혈당이 오른다면 그 당은 어디에서 왔을까? 그것은 당신의 몸, 특히 간에서 왔을 수 있다. 그 포도당 분자는 항상 당신의 체내에 있었지만, 지금은 그것이 보이기 때문에 걱정하는 것이다.

단식 중에 혈당이 오르는 새벽 현상은 당신 탓이 아니다. 이는 정상이다. 단지 저장된 당을 제거하기 위해 할 일이 더 있다는 뜻이다. 그리고 시간이 지나면 단식이 그 일을 할 것이다.

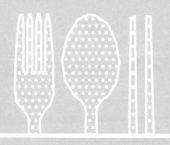

PART 3

단식을 돕는 레시피

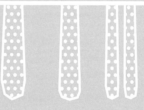

단식 음료

물

단식 중에는 하루 종일 물을 자주 마시는 것이 중요하다. 미네랄워터나 탄산수를 마실 수 있다.

물에 첨가할 수 있는 것	물에 첨가할 수 없는 것
■ 라임 ■ 레몬 ■ 다른 과일 조각(과일을 통째로 먹거나 과일 주스를 마시지 마라) ■ 식초(특히 생식초, 여과하지 않은 사과 사이다 식초) ■ 히말라야 소금 ■ 치아씨나 간 아마씨(물 1컵에 1큰술)	■ 분말이나 액상 타입의 감미료 (무가당이라도)

단식 중에는 다음 음료만 마실 수 있다. ▶ 물, 차와 커피(뜨겁거나 차가운), 수제 육수

커피

단식하는 날에 커피는 6잔까지 마실 수 있다. 일반 커피나 디카페인 커피 모두 가능하다. 블랙 커피가 바람직하지만, 원할 경우, 커피 한 잔에 특정 지방을 최대 1큰술 추가할 수 있다(아래 허용된 지방 목록 참조). 또한 무가당 아이스커피도 마실 수 있다. 평소처럼 커피를 내린 후 냉장고에 넣거나 얼음 위에 붓는다.

커피에 첨가할 수 있는 것	커피에 첨가할 수 없는 것
■ 코코넛 오일	■ 저지방 우유와 탈지분유를 피하라. 지방을 빼지 않은 전유가 더 낫다.
■ MCT 오일	■ 가루 유제품
■ 버터	■ 천연 또는 인공감미료
■ 기	
■ 진한 휘핑크림(지방35%)	
■ 크림과 우유 혼합	
■ 홀밀크	
■ 계피 가루	

허브차

단식 기간 동안 허브차를 무제한 마실 수 있다. 식욕을 억제하거나 혈당 수치를 낮추는 데 도움이 되거나 다른 이점을 지닌 허브차가 많다.

녹차	▪ 좋은 식욕 억제제
계피차이티	▪ 혈당 수치를 낮추는 데 도움이 된다. ▪ 단 음식에 대한 갈망을 억제하는 데 효과적이다.
페퍼민트차	▪ 좋은 식욕 억제제 ▪ 가스, 복부팽만과 같은 위장 불편감 완화에 좋다.
쓴 멜론차	▪ 혈당을 낮추는 데 도움이 된다.
홍차	▪ 혈당을 낮추는 데 도움이 된다.
우롱차	▪ 혈당을 낮추는 데 도움이 된다.

단식 기간 동안에 차를 블랙으로 마시는 것이 가장 좋지만 원하는 경우 차 한 잔당 특정 지방을 1큰술까지 추가할 수 있다(차에 허용되는 첨가 목록은 커피와 같다). 허브차를 만들어 냉장 보관하거나 얼음 위에 부어 무가당 아이스티를 만들 수 있다. 방탄 커피 대신 차를 이용해 방탄 차를 만들 수도 있다.

수제 육수

단식을 시작하고 처음 몇 번은 약간 어지러운 증상을 경험할 수 있다. 이는 많은 경우 탈수와 전해질 감소로 인해 발생하며 좋은 수제 육수를 섭취하면 쉽게 해결할 수 있다. 야채 육수나 동물, 생선의 고기나 뼈로 만든 육수 모두 효과가 있지만, 사골국은 다음과 같은 이점이 있다. 식물성 육수와 달리, 관절염이나 다른 관절 문제가 있는 사람에게 매우 유익한 젤라틴을 함유한다. 필요한 만큼 수제 육수를 마시면 단식 날을 견딜 수 있다. 시간이 지나면서, 단식 기간 동안 필요한 육수의 양이 점점 줄어들 것이다.

육수에 추가할 수 있는 것	육수에 추가할 수 없는 것
■ 땅에서 자라는 모든 야채 ■ 잎이 많은 채소 ■ 당근 ■ 양파 또는 골파 ■ 쓴 멜론 ■ 육류 ■ 동물 뼈 ■ 생선 ■ 생선 뼈 ■ 히말라야 소금 ■ 모든 허브(생허브나 말린 것) ■ 갈은 아마씨(육수 1컵에 1큰술)	■ 모든 종류의 야채 퓌레 ■ 감자, 참마, 사탕무 또는 순무 ■ 유기농일지라도 시중에서 파는 육수는 피하라.

단식 음료

24시간 단식법

────── 24시간 단식에서는 점심에서 이튿날 점심까지, 또는 저녁에서 이튿날 저녁까지 일주일에 세 번 단식할 것을 권장한다. 또한 이 방식에는 매일 16시간 단식이 포함된다(단식하지 않는 날에는 아침 식사를 건너뛰고 8시간 동안에만 먹는다). 우리는 이 방식이 체중 감량이 급하지 않은 환자에게 잘 맞는다는 점을 발견했다. 그러나 좀 더 약한 처방을 선호한다면 24시간 단식을 주 2회 하면 된다. 식사하는 날에는 정제된 탄수화물이 적고 천연 지방이 많은 식단을 따르는 것이 좋다. 가공되지 않은 자연식품만 먹도록 노력하고 가공식품이나 조리식품은 최대한 피하라.

이 방식에서는 매일 식사를 하므로 음식과 함께 복용해야 하는 약을 복용하는 경우 이상적이다. 또한 자신의 일정에 맞추기가 더 쉬울 수 있다. 예를 들어, 저녁 시간은 식사 시간일 뿐만 아니라 배우자와 자녀와 다시 만나는 시간이므로 많은 사람에게 중요하다. 이 방식에서는 가족과의 시간을 가질 수 있다. 이런 종류의 단식 일정은 일반적인 업무 일정에 맞추기가 쉽다.

다음 예에서는 일요일 밤 저녁 식사에서 월요일 밤 저녁 식사까지 단식한다. 일요일 7시 30분에 저녁 식사를 마치면 월요일 저녁 7시 30분까지 식사를 하지 않는다. 다음에 소개하는 식사 일정은 건강한 지방이 많은 저탄수화물 식단을 위한 제안이다.

	아침	점심	저녁
일	단식	딸기 케일, 샐러드	홈메이드 치킨 핑거/ 아보카도 튀김
월	단식	단식	닭고기 피망
화	단식	아루굴라, 프로슈토 샐러드	운동회 윙/ 채소와 발사믹 드레싱
수	단식	단식	치킨 돼지껍질말이
목	단식	토마토 오이, 아보카도 샐러드	닭다리, 베이컨말이/ 구운 피망
금	단식	단식	스테이크 파지타
토	단식	베리 파르페	곡물 없는 콜리플라워 피자

■ 주 3회 24시간 단식 요법의 예. 이는 저녁 식사에서 저녁 식사까지의 단식이지만 점심식사에서 점심식사까지의 단식도 가능하다.

36시간 단식 요법

—— 36시간 단식에서는 주중 적어도 3일 동안 하루 종일 단식한다. 24시간 단식 요법과는 달리, 단식일에 음식을 먹지 않고 단식 음료만 섭취한다. 전반적으로 이 방식은 24시간 단식보다 체중 감량에 더 효과적이며, 단식 기간이 길수록 혈당 저하 효과가 크므로 당뇨 전 단계 환자에게 더 좋을 수 있다. 또한 어떤 사람들은 24시간 단식할 때 단식일에 한 끼를 먹기보다 하루 종일 절식하는 것을 선호한다.

식사하는 날에는 정제 탄수화물이 적고 천연 지방이 많은 식단을 따르는 것이 좋다. 가공되지 않은 자연식품만 먹도록 노력하고 가공식품이나 조리식품은 최대한 피하라.

다음 예에서는 일요일 밤 저녁 식사 후부터 화요일 아침 식사 전까지 단식한다. 일요일 7시 30분에 저녁 식사를 마치면 화요일 아침 7시 30분 아침 식사를 할 때까지 단식한다. 단식하지 않는 날에는 아침 식사, 점심 식사, 저녁 식사를 모두 먹을 수 있다.

	아침	점심	저녁
일	곡물 없는 팬케이크	배 아루굴라 샐러드	곡물 없는 콜리플라워 피자/ 시금치 샐러드
월	단식	단식	단식
화	간단 홈메이드 베이컨	토마토, 오이 아보카도 샐러드	치킨 돼지껍질말이/ 머스터드 껍질콩
수	단식	단식	단식
목	미니 파지타	딸기 케일 샐러드	스테이크 파지타
금	단식	단식	단식
토	베리 파르페/ 방탄 커피	홈메이드 치킨핑거/ 아보카도 튀김	닭고기 피망

▪ 주 3회 36시간 단식 요법의 예. 단식일에는 어떤 종류의 식사나 간식도 먹지 않지만 단식 음료는 섭취할 수 있다.

42시간 단식법

——— 42시간 단식에서는 적어도 주 3회 하루 종일 단식하고 단식 중이건 아니건 매일 아침을 건너뛴다. 단식일에는 단식 음료만 허용된다.

집중 식이관리 프로그램에서는 일반적으로 제 2형 당뇨병 치료를 위해 42시간 단식 요법을 사용한다. 장기 단식 기간에는 혈당과 인슐린 수치가 더 오랜 기간 내려갈 수 있다. 하지만 약을 복용하는 경우 저혈당을 피하기 위해 단식하기 전에 담당 의사와 상의해야 한다. 혈당을 낮추려고 약을 과하게 복용하면 혈당이 너무 많이 떨어질 수 있다. 그때는 당분을 먹어 혈당을 올리는 수밖에 없기 때문에 단식을 지속할 수가 없다.

식사하는 날에는 정제 탄수화물이 적고 천연 지방이 많은 식단을 따르는 것이 좋다. 가공되지 않은 자연식품만 먹도록 노력하고 가공식품이나 조리식품은 최대한 피하라.

다음 예에서는 일요일 밤 저녁 식사에서 화요일 점심식사까지 단식한다. 일요일 7시 30분에 저녁 식사를 마치면 화요일 점심 1시 30분 점심 식사까지 단식한다. 단식하지 않는 날에는 아침은 거르고 점심식사, 저녁 식사만 먹을 수 있다.

	아침	점심	저녁
일	단식	아루굴라 프로슈토 샐러드	치킨 돼지껍질말이/ 콜리플라워 라이스
월	단식	단식	단식
화	단식	닭다리 베이컨말이/ 당근, 셀러리 스틱	배 아루굴라 샐러드
수	단식	단식	단식
목	단식	딸기 케일 샐러드/ 아보카도 조각	스테이크 파지타
금	단식	단식	단식
토	단식	곡물 없는 팬케이크	닭고기 피망

▪ 주 3회, 42시간 단식 요법의 예. 단식일에는 어떤 종류의 식사나 간식도 먹지 않지만, 단식 음료를 섭취할 수 있다. 단식일이든 아니든 아침 식사는 하지 않는다.

7~14일 단식법

────── 이 단식 요법에서는 식사나 간식 없이 7~14일 연속으로 절식한다. 단식 기간에는 단식 음료만 허용된다. IDM 프로그램에서는 심각한 당뇨병이나 병적인 비만을 치료하기 위해 이 요법을 사용하는데, 우리는 종종 이 방식으로 치료를 시작한 다음 42시간 단식 요법으로 전환할 것을 제안한다. 이 요법은 또한 체중 감량이 정체되고 휴일이나 휴가와 같이 체중이 증가하는 기간 후에 유용하다.

이 방식은 매우 집중적인 처방이며 반드시 의사의 감독 하에 시도해야 한다. 약을 복용하는 경우, 단식을 시작하기 전에 조정해야 할 것이다. 이 방식을 시도하는 경우에는 미량영양소 결핍을 예방하기 위해 일반 종합 비타민제를 매일 복용하는 것이 좋다. 단식 기간 내내 담당 의사가 혈액검사 수치를 주의 깊게 관찰해야 할 것이다.

이 방식에서는 일반적으로 단식 2일째가 가장 힘들다. 보통 날이 갈수록 견디기가 쉬워진다. 7일 후에는 대부분의 사람들이 단식을 영원히 할 수 있을 거라고 느낀다. 하지만 영양재개 증후군의 위험 때문에 우리는 많은 경우 단식 기간 14일을 넘기지 않는다. 그 대신, 7~14일 단식을 다시 하기 전에 36시간 단식이나 42시간 단식과 같은 격일 단식을 권장한다. 우리는 한 달에 한 번 7일 단식과 6주에 한 번 14일 단식을 권장한다.

이 방식에서는 예를 들어, 일요일 아침에 시작하여 토요일 밤까지 적어도 7일 내내 끼니나 간식을 먹지 않는다.

* 명심하건대, 단식 중 언제라도 몸 상태가 좋지 않으면, 이유를 막론하고 그만두어야 한다.

단식 책에 웬 레시피냐고요?

───── 간헐적 단식과 장기 단식은 건강한 식습관의 일부일 뿐이다. 건강한 식습관에는 두 가지 부분이 있다. 먹는 부분과 먹지 않는 부분(단식)이다. 우리는 단식을 광범위하게 다루었지만, 종합적인 계획에는 두 부분이 모두 필요하다. 분명히 무한정 단식할 수 없으므로 건강한 식단이 매우 중요하다(건강한 식단에 대한 자세한 내용은 1장을 참조하라).

메건 라모스는 토론토의 집중 식이관리 프로그램의 책임자다. 그녀는 수백 명의 환자들을 상대로 최적의 건강에 도달하기 위한 식이요법과 단식에 대한 내용을 전문적으로 상담한다. 그녀의 전문적인 지도를 따른 환자들은 비만과 제 2형 당뇨병, 대사증후군이 호전되었다. 대개 환자들은 약물 치료의 필요성을 줄이거나 없애고 여생 동안 건강한 식생활 습관을 유지하는 법을 배웠다. 이제 단식 치료법에 포함시킬 수 있는 메건의 완소 조리법을 알려 준다.

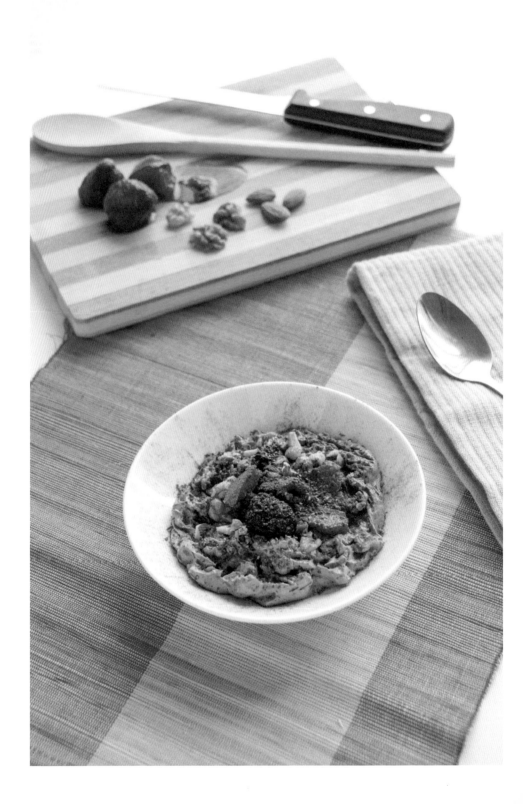

베리 파르페

준비 시간 : 15분 + 식히는 시간 30분(선택 사항) | 조리 시간 : - | 분량 : 2인분

재료

진한 휘핑크림 ½컵(지방 함량 35% 이상)

100% 순 코코아 가루 1큰술(선택 사항)

순 바닐라 추출물 1작은술(선택 사항)

아몬드 6개, 으깬 것

호두 6개, 으깬 것

딸기 3개, 잘게 다진 것

라즈베리 ⅓컵

블랙베리 ⅓컵

블루베리 10개

아마씨 ½큰술(선택 사항)

치아씨 ½큰술(선택 사항)

계피 1작은술, 서빙용(선택 사항)

조리법

1 진한 휘핑크림을 볼에 넣은 후 코코아 가루와 바닐라 엑스트랙(사용하는 경우)을 넣어 잘 섞는다.

2 핸드 믹서를 약 2~3분 간 돌려(중간 속도) 거꾸로 뒤집어도 거품이 떨어지지 않을 때까지 뻑뻑한 크림을 만든다.

3 선택 사항 : 날이 더울 때에는 휘핑크림을 냉동실에 30분 동안 넣어 둔다.

4 휘핑크림에 견과류와 준비한 베리들을 넣어 저어 준다.

5 아마씨와 치아씨(사용하는 경우)를 섞은 다음 원하면 계피를 뿌린다.

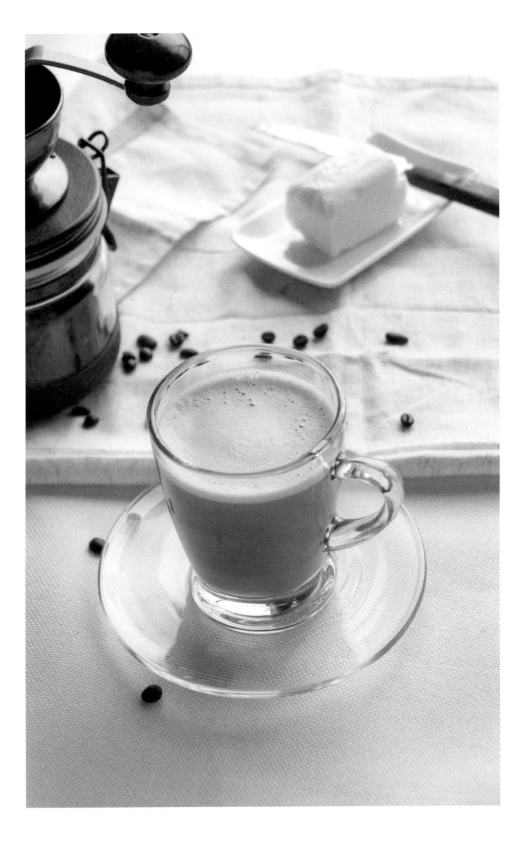

방탄 커피

방탄 커피는 최근 몇 년 동안 큰 인기를 끌고 있다. 단식하는 동안 포만감을 느끼기 위해 하루에 한 번씩 마실 수 있다. 기상 시간과 점심시간(점심을 먹지 않는 경우) 사이에 섭취하면 가장 도움이 된다.

준비 시간 : 2분 | 조리 시간 : − | 분량 : 1컵

재료

내린 커피 1컵
코코넛 오일 또는 MCT 오일 1~2큰술
버터 1~2큰술
진한 휘핑크림(지방 함량 35% 이상)

조리법

1 코코넛 오일, 버터, 크림을 커피에 넣는다.
2 크리미해질 때까지 핸드블랜더로 섞는다.

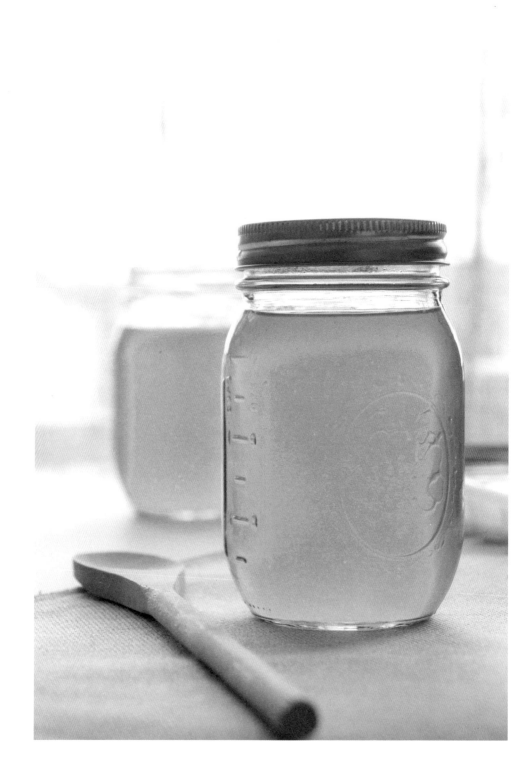

필수 사골국

준비 시간 : 10분 | 뼈의 종류에 따라 4∼48시간 | 분량 : 약 6리터

재료

물 약 6리터

거르지 않은 생 사과소다식초 2큰술

동물의 뼈 약 1kg(닭고기, 칠면조고기, 쇠고기, 돼지고기, 생선 또는 기타)

중간 크기 양파 1개, 거칠게 다진 것

큰 당근 3개, 거칠게 다진 것

셀러리 10줄기, 거칠게 다진 것

빨간 피망 1개, 거칠게 다진 것

녹색 피망 1개, 거칠게 다진 것

히말라야 소금 1큰술

검은 통후추1큰술

신선하거나 말린 허브 또는 향신료(선택 사항)

조리법

1 육수 냄비에 찬물 6리터를 붓는다.

2 찬물에 식초를 넣는다.

3 물, 식초 혼합물에 뼈를 넣고 30분 동안 둔다. 그동안 채소를 준비한다.

4 양파, 당근, 셀러리, 피망, 소금, 후추, 기타 허브 또는 말린 향신료(사용하는 경우)를 넣는다.

5 약간 센 불에서 거의 끓을 때까지 물을 끓인 다음 불을 낮춘다. 생선 뼈는 4∼8시간, 가금 뼈는 18∼24시간, 소나 돼지 뼈는 24∼48시간 뭉근히 끓인다.

6 30분 정도 남겨두고 신선한 허브를 추가한다(사용하는 경우).

7 불을 끄고 30분 동안 식힌다. 그런 다음 야채와 뼈, 비계를 건져 낸다.

8 최대 5일 동안 냉장고에 보관하거나 용기나 아이스 큐브, 트레이, 머핀 통으로 옮겨 담아 3∼4개월 동안 냉동실에 보관한다.

> **Tip** 풍미를 더하려면, 육수를 만들기 전에 뼈를 구이판에 올려 오븐에 넣고 섭씨 150도로 30분간 굽는다.

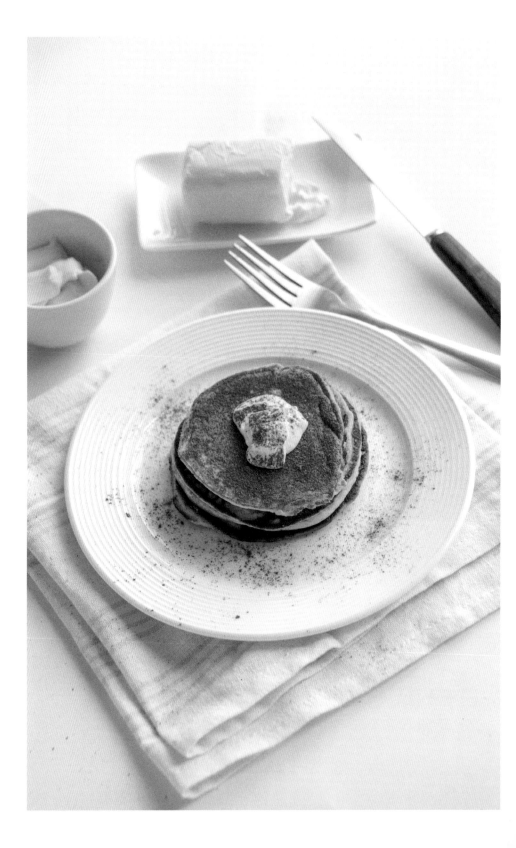

곡물 없는 팬케이크

준비 시간 : 10분 | 조리 시간 : 30분 | 분량 : 4~6개(약 2인분)

재료

계란 2개

진한 휘핑크림 ½컵(지방 함량 35% 이상) +
　토핑을 위한 추가분(선택 사항)

순 바닐라 엑스트랙 1작은술

유기농 꿀 또는 에리스리톨 ½작은술

코코넛 가루 ¼컵

베이킹 소다 ½작은술

히말라야 소금 ¼작은술

버터 또는 코코넛 오일 1큰술 + 토핑용 추가
　(선택 사항)

토핑용 계피(선택 사항)

조리법

1 중불에 프라이팬이나 철판을 예열한다.

2 작은 그릇에 계란, 크림, 바닐라, 꿀을 섞
　는다.

3 별도의 중간 크기의 그릇에 코코넛 가루,
　베이킹 소다 및 소금을 섞는다.

4 2를 3에 넣어 천천히 젓는다.

5 프라이팬에 버터를 녹인다.

6 반죽의 2~3큰술을 프라이팬에 부어 직
　경 3인치의 팬케이크 모양을 만든다. 황
　갈색이 될 때까지 양쪽 면을 2~3분씩 굽
　는다. 나머지 분량도 이를 반복한다.

7 원할 경우 휘핑크림, 버터 또는 계피로 토
　핑한다.

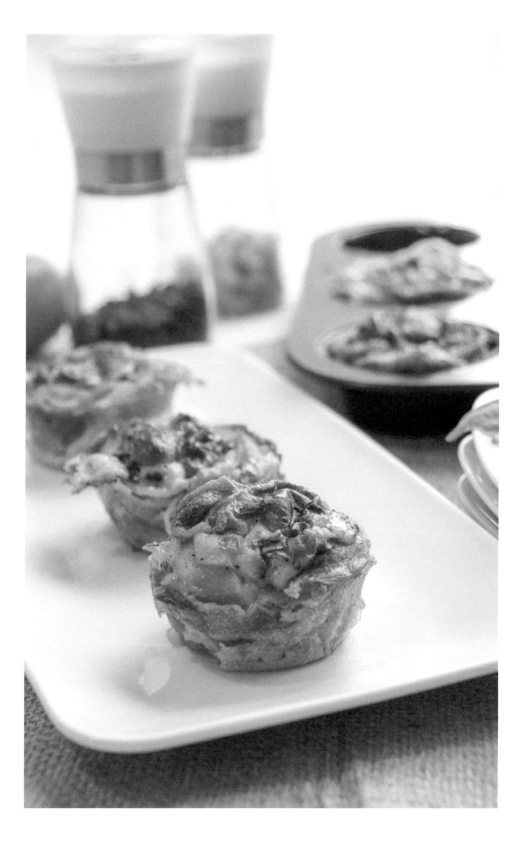

미니 프리타타

준비 시간 : 15분 | 조리 시간 : 20분 | 분량 : 6개(2~3인분)

재료

계란 6개

다진 시금치 1컵

체리 토마토 12개, 반으로 나눈 것

빨간 피망 ⅓컵, 깍둑썰기 한 것

녹색 피망 ⅓컵, 깍둑썰기 한 것

파 ½개, 잘게 썬 것

강판에 간 체다치즈 ½컵 + 토핑용 추가

 (선택 사항)

히말라야 소금 1큰술

통후추 간 것 1작은술

베이컨 6조각

조리법

1 오븐을 섭씨 150도로 예열한다. 6컵 머핀 틀 안쪽에 버터나 코코넛 오일로 기름칠을 한다.

2 중간 크기의 볼에 계란, 시금치, 토마토, 피망, 파, 치즈, 소금, 후추를 함께 섞는다.

3 각 머핀 컵 안에 베이컨 하나씩을 감는다. 여분이 있는 경우에는 잘라서 계란 믹스에 추가한다.

4 계란 혼합물로 각 머핀 컵의 4분의 3을 채운다. 치즈로 토핑한다(사용하는 경우).

5 오븐에 넣고 20분 동안 또는 맨 윗부분이 황금색이 될 때까지 굽는다.

6 오븐에서 꺼내 10분간 식힌 다음 낸다.

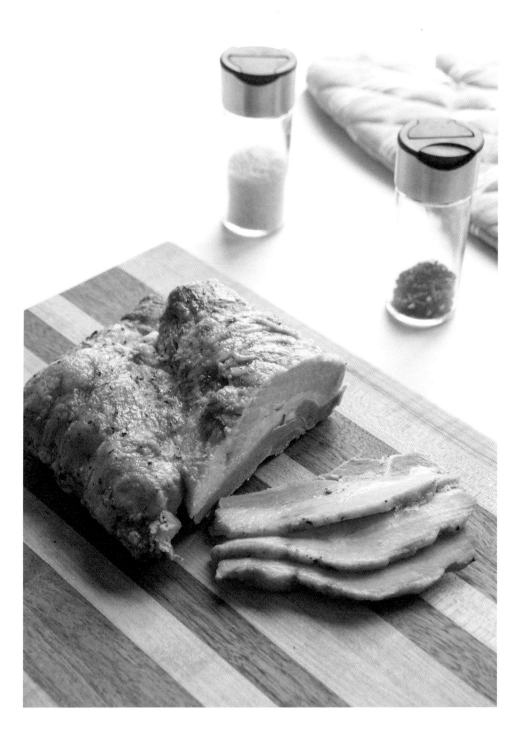

간단 홈메이드 베이컨

준비 시간 : 15분 + 절이는 시간 5~7일과 냉장 12시간 | 조리 시간 : 1.5~2시간 | 분량 : 베이컨 약 1kg

재료

돼지 뱃살 약 1kg

히말라야 소금 ⅔컵

검은 통후추 간 것 2큰술

취향에 맞는 말린 허브와 향신료(선택 사항)

조리법

1 매우 날카로운 칼로 돼지 배에서 껍질을 제거한다. 제거할 때 껍질이 찢어지지 않게 유의한다.

2 돼지 뱃살을 물로 헹군 후에 종이 타월로 말린다.

3 작은 그릇에 소금, 후추, 말린 허브와 향신료를 함께 섞는다. 돼지 뱃살 양쪽 면에 혼합물을 문지른다.

4 돼지 뱃살을 밀폐 용기에 넣고 5~7일 동안 냉장고에 보관한다. 오래 절일수록 풍미가 강해진다. 돼지 뱃살을 매일 뒤집는다(고기를 만지기 전에 손을 꼼꼼히 씻어야 한다).

5 5~7일 후에 돼지 뱃살을 냉장고에서 꺼내 소금, 후추, 기타 허브와 향신료를 씻어 낸다. 가볍게 두드려 말린다.

6 오븐을 섭씨 90도로 예열한다.

7 굽기 랙에 굽기 팬을 올린다. 뱃살의 지방 많은 부분이 위로 오게 랙에 올려놓는다.

8 고기의 내부 온도가 섭씨 65도가 될 때까지 굽는다. 보통 1시간 반에서 2시간 정도 걸린다.

9 고기를 오븐에서 꺼내 30분간 식힌다.

10 고기를 유산지에 싸서 밤새 또는 12시간 동안 냉장고에 둔다.

11 날카로운 칼로 고기를 원하는 두께로 썬다. 이제 베이컨을 요리하거나 최대 5일 동안 냉장고에 보관하거나 2개월까지 냉동실에 보관할 수 있다.

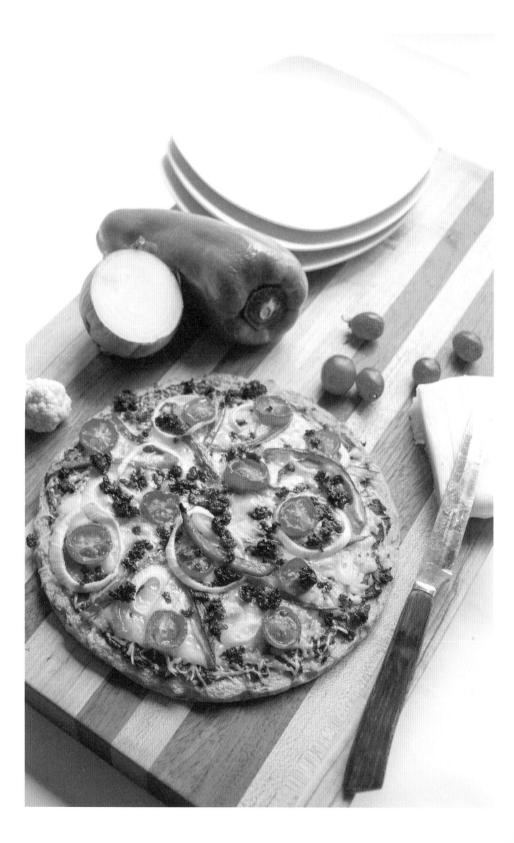

곡물 없는 콜리플라워 피자

준비 시간 : 10분 | 조리 시간 : 30~35분 | 분량 : 8인치 피자 1개(약 3인분)

재료

콜리플라워의 꽃 부분 1½컵(약 500g)
계란 2개, 살짝 거품 낸 것
히말라야 소금 1작은술
건조 오레가노 1작은술
마늘 분말 1작은술
원하는 피자 토핑

조리법

1 오븐을 섭씨 200도로 예열한다. 구이판에 유산지를 올려놓는다.

2 콜리플라워 꽃을 푸드 프로세서로 잘게 다진다. 큰 볼에 옮긴다.

3 2에 계란, 소금, 오레가노, 마늘 분말을 넣고 잘 섞는다.

4 콜리플라워 혼합물을 준비된 구이판 위로 옮겨 손을 이용해 피자 크러스트를 만든다.

5 20분 동안 또는 옅은 황금색이 날 때까지 굽는다.

6 원하는 토핑을 얹고 10분에서 15분 더 구워 낸다.

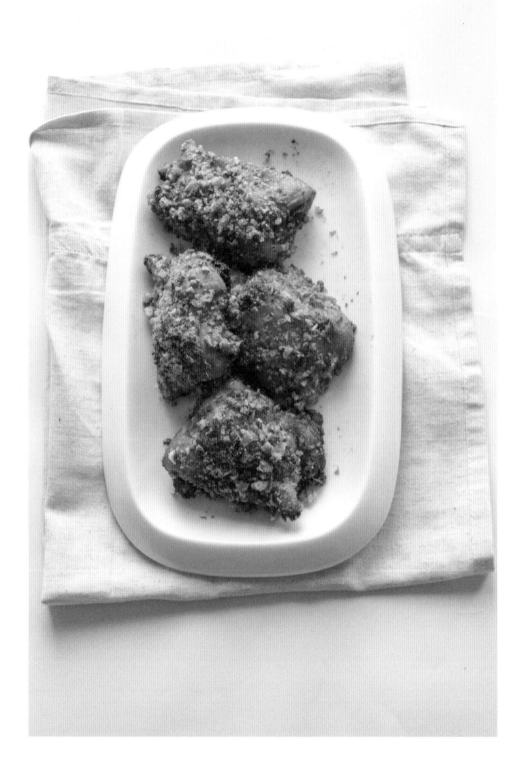

치킨 돼지껍질말이

준비 시간 : 15분 | 조리 시간 : 45분 | 분량 : 2인분

재료

돼지껍질 1¼컵
히말라야 소금 1큰술
통후추 갈은 것 2작은술
훈제 파프리카 2작은술
큰 계란 2개
닭고기 넓적다리살 4개, 껍질 벗기지 않은 채

조리법

1 오븐을 섭씨 190도로 예열한다. 구이판에 알루미늄 호일을 깐다.

2 돼지껍질을 밀봉 가능한 비닐봉지에 넣고 손으로 빵 부스러기 모양이 되도록 부순다. 돼지껍질에 소금, 후추, 훈제 파프리카를 넣고 향신료와 돼지껍질이 완전히 섞일 때까지 흔든다.

3 작은 볼에 달걀을 푼다.

4 닭 넓적다리살 중 하나를 계란 혼합물에 넣고 10초 동안 그대로 둔다.

5 달걀 입힌 넓적다리살에 부순 돼지 껍질과 조미료를 넣는다. 넓적다리살이 코팅될 때까지 흔들어 준 다음 준비된 구이판 위에 놓는다.

6 나머지 넓적다리살도 이를 반복한다.

7 구이판을 오븐에 넣고 45분 동안 또는 닭고기가 황갈색이 될 때까지 굽는다.

단식 책에 웬 레시피냐고요?

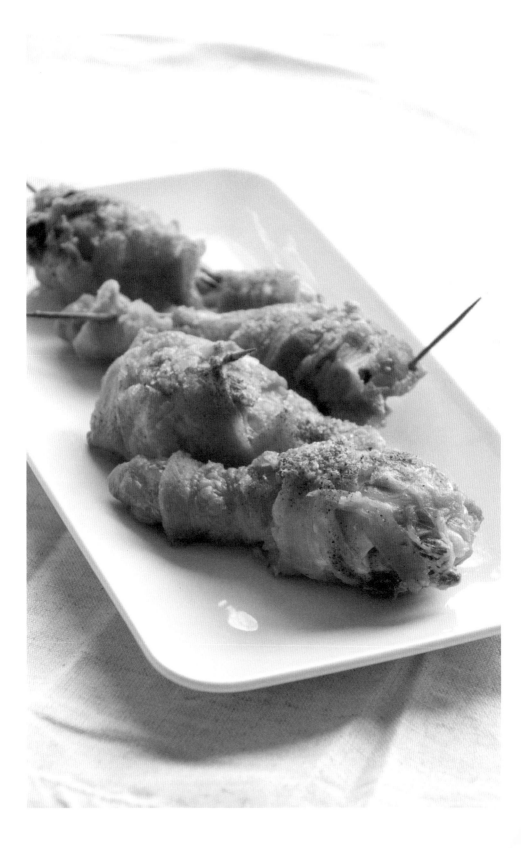

닭다리 베이컨말이

준비 시간 : 5분 | 조리 시간 : 45분 | 분량 : 2인분

재료

베이컨 4조각
닭다리 4개
히말라야 소금 1½작은술
통후추 금방 간 것 1작은술

조리법

1 오븐을 섭씨 200도로 예열한다. 알루미늄 호일을 구이판에 깐다.

2 베이컨으로 닭다리를 아래에서 위로 감싼다. 준비된 구이판에 올리고 소금과 후추로 간한다.

3 45분 동안 또는 베이컨이 맛있게 바삭해 보일 때까지 굽는다.

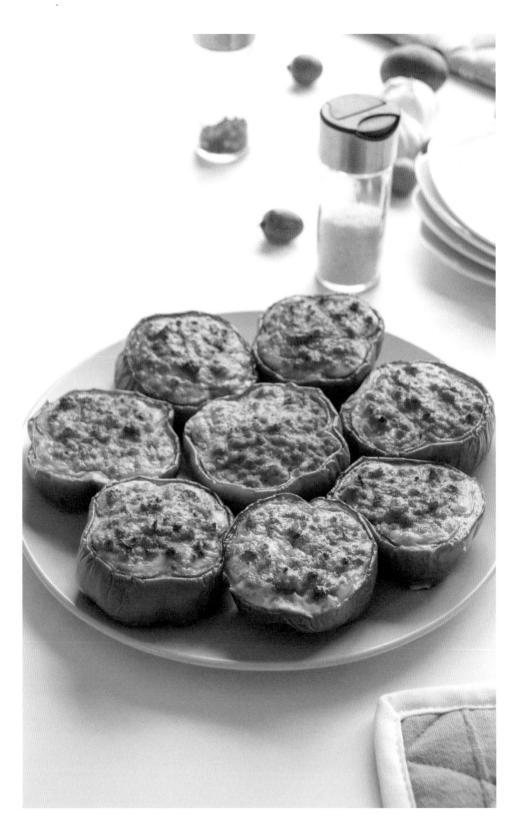

닭고기 피망

준비 시간 : 10분 | 조리 시간 : 1시간 30분 | 분량 : 4인분

재료

버터 1큰술

다진 마늘 1큰술

작은 양파 1개, 깍둑썰기 한 것

히말라야 소금 1작은술

통후추 금방 간 것 ½작은술

훈제 파프리카 1작은술

칠리 파우더 1작은술

포도 토마토 1컵, 반으로 자른 것

닭고기 간 것 약 500g

달걀 3개, 푼 것

큰 피망 4개, 반으로 자른 것

조리법

1 오븐을 섭씨 175도로 예열한다. 구이판에 유산지를 깐다.

2 중불로 프라이팬에 버터를 녹인다. 여기에 마늘, 양파, 소금, 후추, 파프리카, 칠리 파우더를 넣는다. 5분에서 7분 동안 소테식으로 볶는다.

3 토마토를 넣고 5~7분 더 볶는다.

4 간 닭고기를 넣고 황갈색이 될 때까지 약 15분 정도 익힌다. 가끔 저어 준다.

5 조리된 닭고기 혼합물을 중간 크기의 그릇에 옮겨 계란과 천천히 섞는다.

6 준비된 구이판에 피망 반쪽을 모두 위로 향하게 놓는다. 고기와 계란 혼합물을 피망 안에 채워 넣는다.

7 오븐에 피망을 넣고 피망이 약간 부드러워질 때까지 60분 동안 굽는다.

단식 책에 웬 레시피냐고요?

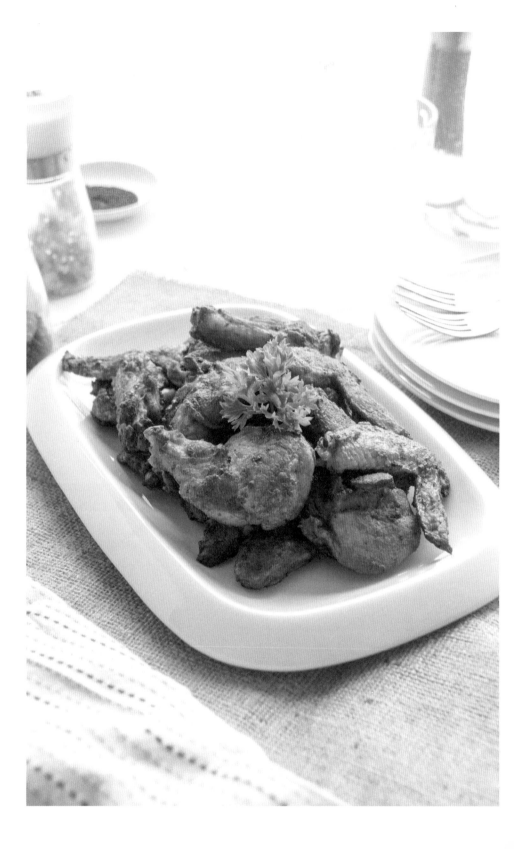

운동회 윙

준비시간 : 5분 | 조리시간 : 20분 정도 | 분량 : 닭날개 약 1kg

재료

닭날개 약 1kg
히말라야 소금 1큰술
통후추 갈은 것 1작은술
베이킹 파우더 1큰술
훈제 파프리카 1작은술
마늘 소금 1작은술(선택 사항)
코코넛 오일 2큰술
핫소스 2큰술(선택 사항)

조리법

1 닭날개를 씻어 종이 타월로 가볍게 두드려 말린다.

2 작은 그릇에 소금, 후추, 베이킹 파우더, 파프리카, 마늘 소금(사용하는 경우)을 넣는다.

3 닭날개를 밀봉 가능한 비닐봉지에 넣고 향신료 혼합물을 첨가한다. 봉지를 밀봉해 흔들어 날개에 혼합물을 고루 묻힌다.

4 프라이팬을 중불로 예열한다. 따뜻한 팬에 코코넛 오일을 녹인다.

5 날개를 프라이팬에 넣고 뚜껑을 덮은 후 10~12분 동안 익힌다.

6 날개를 뒤집고 황갈색이 될 때까지 10~12분 더 익힌다.

7 불을 끄고 5분간 식힌다.

8 원한다면 날개를 핫소스로 코팅한다.

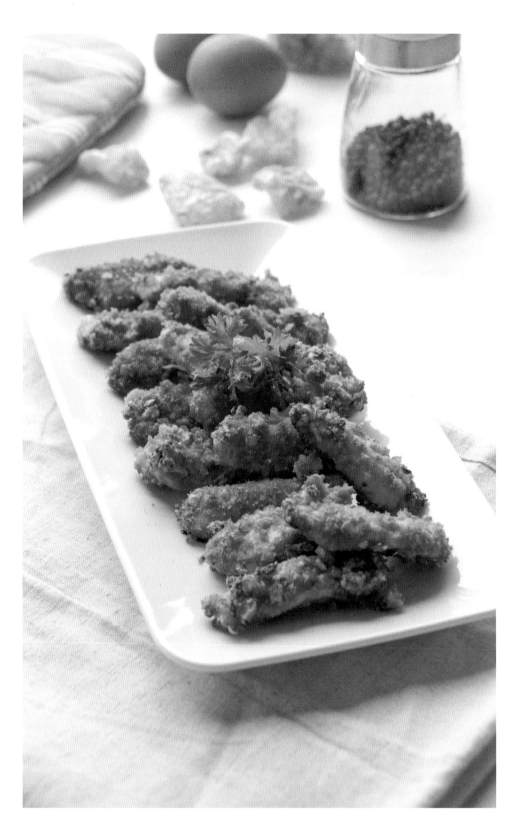

홈메이드 치킨 핑거

준비 시간 : 10분 | 조리 시간 : 20~30분 | 분량 : 2인분

재료

뼈 없는 닭가슴살 약 500g, 3×1인치로 자른 것
계란 2개
부순 돼지껍질/돼지기름을 짜낸 찌기 1컵
히말라야 소금 1큰술
통후추 간 것 1작은술
훈제 파프리카 1작은술
마늘 소금 1작은술(선택 사항)
서빙용 핫소스(선택 사항)

조리법

1 오븐을 섭씨 150도로 예열한다. 구이판에 알루미늄 호일을 깐다.
2 닭고기를 씻어 종이 타월로 가볍게 두드려 물기를 없앤다.
3 작은 그릇에 부순 돼지껍질, 소금, 후추, 훈제 파프리카, 마늘 소금(사용하는 경우)을 혼합한다. 혼합물을 밀봉 가능한 비닐봉지에 넣는다.
4 중간 크기 볼에 계란을 푼다. 닭고기를 계란에 담가 계란물을 입힌다.
5 계란물을 입힌 닭고기를 향신료 혼합물과 함께 비닐봉지에 넣는다. 봉지를 봉인하고 흔들어서 닭고기에 혼합물을 고루 묻힌다.
6 준비된 구이판에 닭고기를 놓고 오븐에 넣는다. 10~15분 동안 굽는다.
7 닭고기를 뒤집어서 황갈색이 될 때까지 10분에서 15분간 더 익힌다.
8 오븐에서 닭고기를 꺼내 5분간 식힌 후 낸다.
9 원한다면 핫소스를 곁들인다.

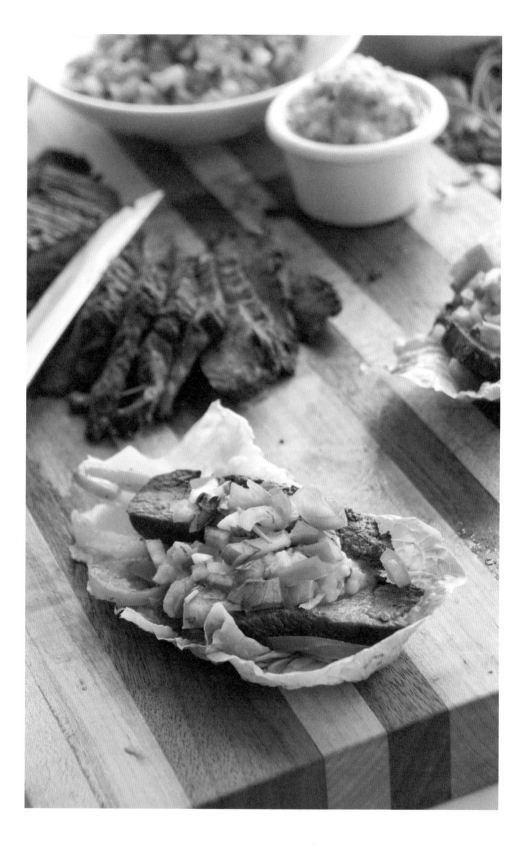

스테이크 파지타

준비 시간 : 10분 | 조리 시간 : 20분 | 분량 : 2~4인분

<table>
<tr><th>재료</th><th>조리법</th></tr>
</table>

재료

버터 2큰술
얇게 썬 빨간 피망 1개
얇게 썬 녹색 피망 1개
얇게 썬 노란 피망 1개
양파 ½개
히말라야 소금 1큰술
통후추 간 것 ½작은술
쇠고기 가슴살 약 500g
잎이 큰 양상추, 서빙용

토핑용(선택 사항)
사워크림
과카몰리
피코데가요(멕시코 샐러드)
라임 조각
강판에 간 체다 치즈

조리법

1 중불에 큰 프라이팬을 가열한다. 프라이팬에 버터 1큰술을 녹인다.

2 피망과 양파를 넣고 소금과 후추로 간을 한다. 피망이 부드러워질 때까지 15분에서 20분 동안 때때로 저으며 익힌다.

3 채소 조리 시간이 약 10분 남았을 때 두 번째 큰 프라이팬을 중불로 가열한다. 프라이팬에 남은 버터를 녹인다.

4 채소 조리 시간이 약 5분이 남았을 때, 스테이크를 소금과 후추로 간한 후에 썰어 버터 녹인 프라이팬에 넣는다. 고기의 양면을 각각 3~5분 동안 익힌다.

5 두 프라이팬의 불을 모두 끈다.

6 스테이크를 5~10분 동안 식힌 후에 썬다. 원하는 두께로 자른다.

7 얇게 썬 스테이크와 채소를 2~4등분으로 나누어 큰 양상추 잎에 담는다. 좋아하는 파지타 토핑을 얹어 먹는다.

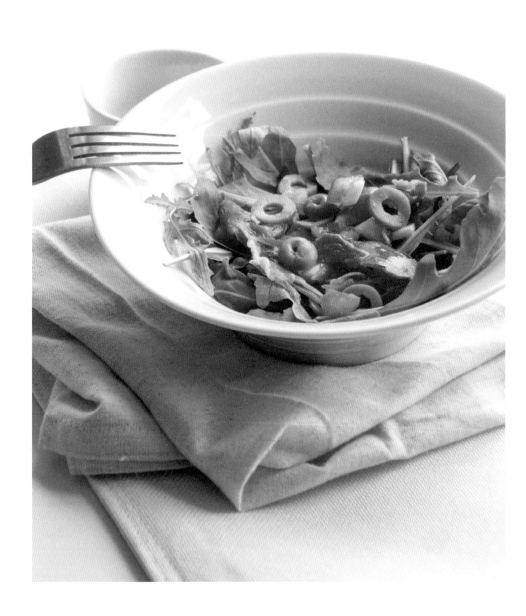

아루굴라와 프로슈토 샐러드

준비 시간 : 10분 | 조리 시간 : – | 분량 : 1인분

재료

아루굴라 2~3컵

프로슈토 얇은 조각 6~9개

잘게 자른 토마토 ½컵

썬 올리브 ½컵

드레싱 재료

엑스트라 버진 올리브 오일 1큰술

발사믹 식초 1작은술

조리법

1 중간 크기 볼에 아루굴라, 프로슈토, 토마토, 올리브를 함께 섞는다.

2 드레싱 만들기 : 올리브 오일과 식초를 섞는다.

3 드레싱으로 샐러드를 뒤적여 섞거나 드레싱을 따로 낸다.

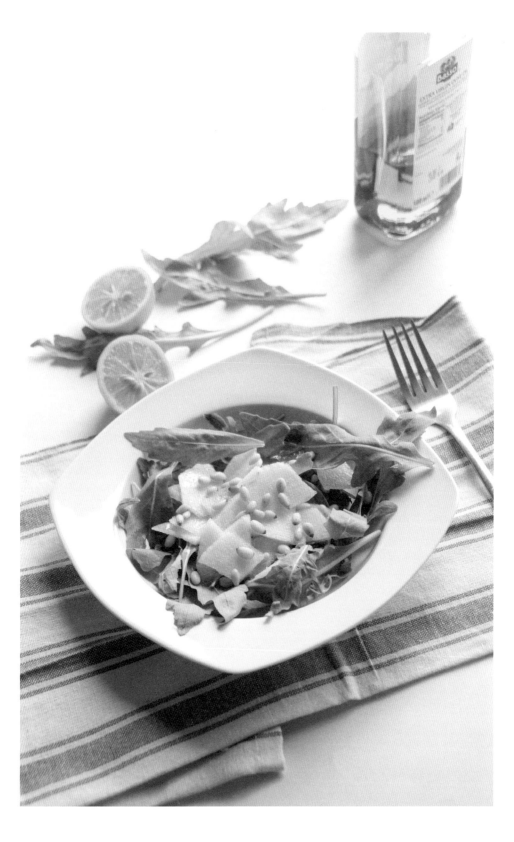

잣 넣은 배 아루굴라 샐러드

준비 시간 : 10분 | 조리 시간 : – | 분량 : 2인분

재료

아루굴라 4컵

배 1개, 얇게 썬 것

레몬 ½개

엑스트라 버진 올리브 오일 ¼컵

히말라야 소금과 간 후추

조리법

1 큰 그릇에 아루굴라, 배, 잣을 넣어 뒤적인다.

2 레몬을 짜 샐러드에 뿌린다.

3 올리브 오일을 샐러드 위에 붓는다.

4 소금과 후추로 원하는 간을 한다.

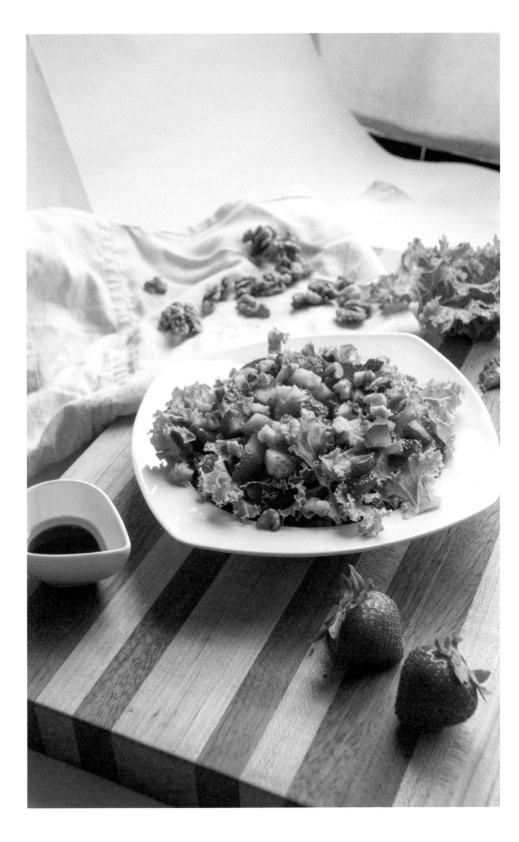

딸기 케일 샐러드

준비 시간 : 10분 | 조리 시간 : – | 분량 : 2인분

재료	조리법

재료

케일 4컵

딸기 12개, 잘게 썬 것

호두 1컵

발사믹 식초 1큰술

엑스트라 버진 올리브 오일 ¼컵

히말라야 소금과 간 후추

조리법

1 큰 그릇에 케일, 딸기, 호두를 넣어 뒤적인다.

2 식초와 올리브 오일을 샐러드 위에 붓는다.

3 소금과 후추로 원하는 간을 한다.

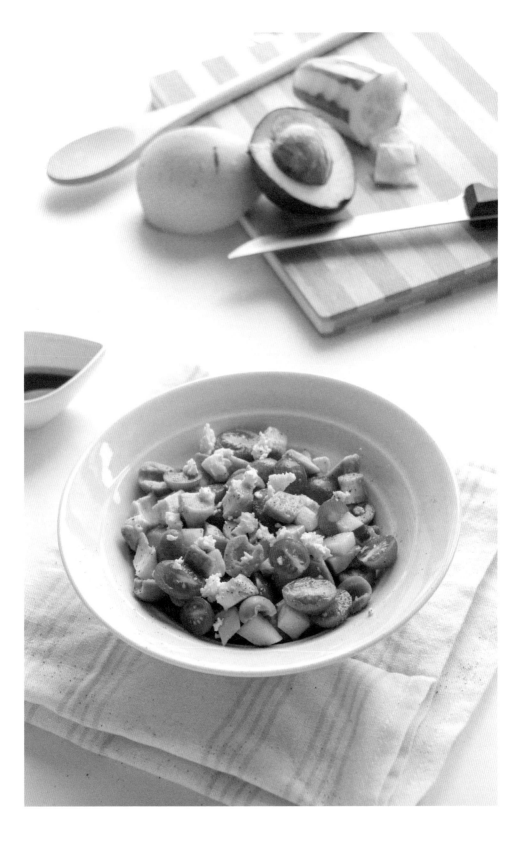

토마토, 오이, 아보카도 샐러드

준비 시간 : 15분 | 조리 시간 : - | 분량 : 2인분

재료

잘게 썬 오이 2컵(중간 크기 오이 약 1개)

체리 토마토 1컵, 반으로 자른 것

아보카도 1½컵(큰 아보카도 1개 정도)

녹색 올리브 1컵, 씨를 빼서 반으로 자른 것

페타 치즈 ½컵

발사믹 식초 1큰술

엑스트라 버진 올리브 오일 ¼컵

통후추 간 것 1/2작은술

히말라야 소금 1작은술

조리법

1 중간 크기의 그릇에 오이, 토마토, 아보카도, 올리브를 넣어 뒤적인다. 페타 치즈를 위에 뿌린다

2 발사믹 식초와 올리브 오일을 뿌려 뒤적인다.

3 소금과 후추로 간을 맞춘다.

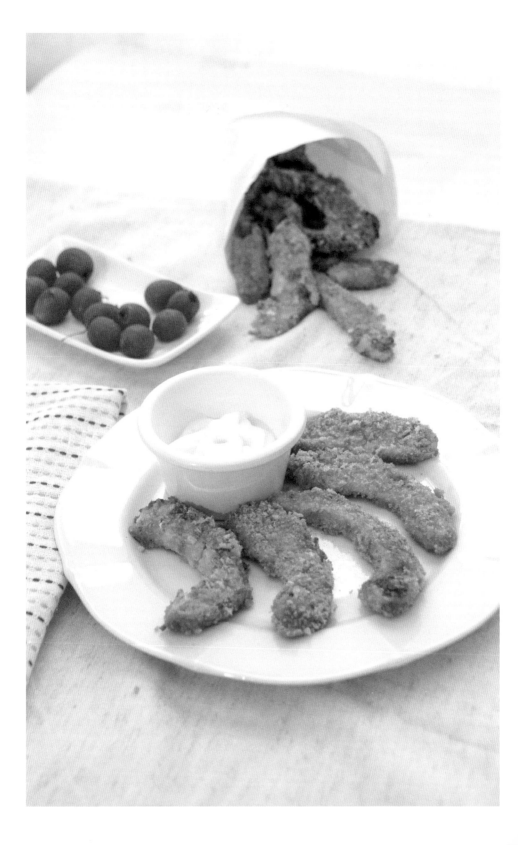

아보카도 튀김

준비 시간 : 15분 | 조리 시간 : 15분 | 분량 : 4인분

재료

돼지껍질 1컵

히말라야 소금 1큰술

말린 허브 또는 원하는 향신료

라임 주스, 1/2개

달걀 1개

큰 아보카도 2개, 1/4인치 두께로 자른 것

녹인 코코넛 오일이나 버터 2큰술

조리법

1 오븐을 섭씨 200도로 예열한다.

2 돼지껍질을 밀봉 가능한 비닐봉지에 넣고 손으로 잘게 부순다. 소금과 다른 말린 향신료나 허브를 섞는다.

3 작은 그릇에 라임 주스를 붓는다. 별도의 작은 그릇에 달걀을 풀어 거품을 낸다.

4 먼저 라임 주스에 아보카도 조각을 담근 다음 계란에 담근다. 약 10초 동안 달걀에 담근 후에 반대편으로 뒤집어 달걀물로 코팅한다.

5 계란 코팅된 아보카도 조각을 부순 돼지껍질 봉지에 넣고 흔들어 돼지껍질을 고루 묻힌다.

6 녹인 코코넛 오일을 베이킹 접시에 붓고 접시에 아보카도 조각을 놓는다.

7 15분 동안 또는 황갈색이 될 때까지 굽는다.

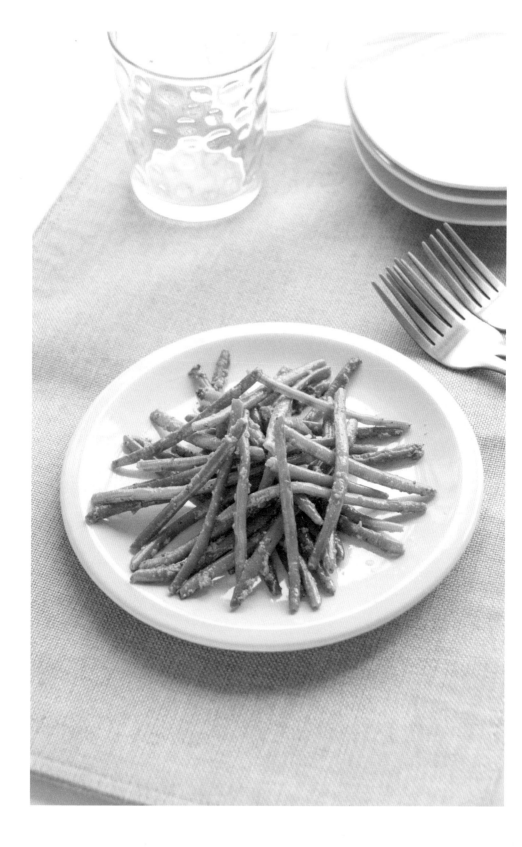

머스터드 껍질콩

준비 시간 : 10분 | 조리 시간 : 10분 | 분량 : 4인분

재료

다듬은 껍질콩, 약 500g
엑스트라 버진 올리브 오일 1큰술
겨자 1큰술(모든 종류)
히말라야 소금과 간 후추

조리법

1 중간 크기의 소스팬에 껍질콩이 충분히 잠길 수 있는 양의 물을 붓고 중간 센불로 끓인다. 콩을 넣고 아삭하게 부드러울 정도로 3분에서 4분 정도 익힌다. 또는 콩을 찔 수도 있다. 소스팬에 약 4분의 3 정도 물을 붓고 찜기를 올린다. 중간 센불로 물을 끓인다. 콩을 찜기에 넣고 약 5분 동안 아삭하게 부드러워질 때까지 찐다. 불을 끈다.

2 눌어붙지 않는 프라이팬에 올리브 오일을 넣고 중불로 5분간 익힌 후에 머스터드를 넣는다.

3 2에 익힌 콩을 넣고 잘 섞어 약 2분간 푹 익힌다.

4 프라이팬에서 콩을 꺼내 소금과 후추로 간을 하고 낸다.

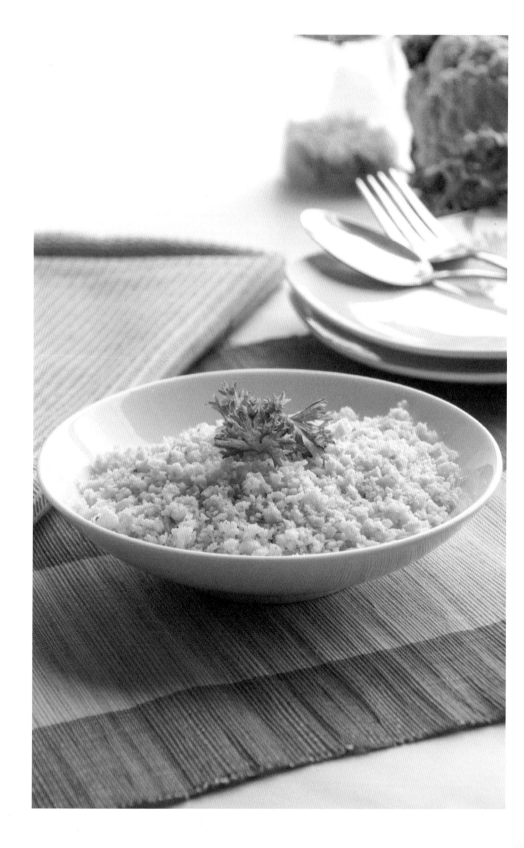

콜리플라워 라이스

준비 시간 : 10분 | 조리 시간 : 15분 | 분량 : 2인분

재료

콜리플라워 한 송이
히말라야 소금 ½큰술
원하는 허브나 향신료(선택 사항)

조리법

1 오븐을 섭씨 90도로 예열한다. 구이판에 유산지를 깐다.

2 콜리플라워 꽃 부분을 잘라내고 줄기는 사용하지 않는다.

3 콜리플라워를 손으로 비벼 갈거나 푸드 프로세서로 쌀처럼 보일 때까지 돌린다.

4 콜리플라워 쌀을 준비된 구이판에 펼치고 소금을 뿌린다.

5 구이판을 오븐에 넣고 12~15분간 구우면서 5분마다 뒤집는다. 콜리플라워 쌀이 갈색으로 변하기 전에 오븐에서 꺼낸다.

6 원하는 허브나 향신료를 추가한다.

CHAPTER 1 | 단식이란 무엇인가?

- A. S. Cornford, A. L. Barkan, and J. F. Horowitz, "Rapid Suppression of Growth Hormone Concentration by Overeating: Potential Mediation by Hyperinsulinemia," Journal of Clinical Endocrinology and Metabolism 96, no. 3 (2011): 824–30.

- Barry M. Popkin and Kiyah J. Duffey, "Does Hunger and Satiety Drive Eating Anymore?: Increasing Eating Occasions and Decreasing Time Between Eating Occasions in the United States," American Journal of Clinical Nutrition 91, no. 5 (2010): 1342–7.

- Christian Zauner, Bruno Schneeweiss, Alexander Kranz, Christian Madl, Klaus Ratheiser, Ludwig Kramer, Erich Roth, Barbara Schneider, and Kurt Lenz, "Resting Energy Expenditure in Short-Term Starvation Is Increased as a Result of an Increase in Serum Norepinephrine," American Journal of Clinical Nutrition 71, no. 6 (2000): 1511–5.

- Daniel Rudman, Axel G. Feller, Hoskote S. Nagraj, Gregory A. Gergans, Pardee Y. Lalitha, Allen F. Goldberg, Robert A. Schlenker, Lester Cohn, Inge W. Rudman, and Dale E. Mattson, "Effects of Human Growth Hormone in Men over 60 Years Old," New England Journal of Medicine 323 (1990): 1–6.

- Ernst J. Drenick, Marion E. Swendseid, William H. Blahd, and Stewart G. Tuttle, "Prolonged Starvation as Treatment for Severe Obesity," JAMA 187, no. 2 (1964): 100–05.

- George F. Cahill Jr., "Fuel Metabolism in Starvation," Annual Review of Nutrition 26 (2006): 1–22.

- Helene Nørrelund, Anne Lene Riis, and Niels Møller, "Effects of GH on Protein Metabolism During Dietary Restriction in Man," Growth Hormone & IGF Research 12, no. 4 (2002): 198–207.

- Helene Nørrelund, K. Sreekumaran Nair, Jens Otto Lunde Jørgensen, Jens Sandahl Christiansen, and Niels Møller, "The Protein-Retaining Effects of Growth Hormone During Fasting Involve Inhibition of Muscle-Protein Breakdown," Diabetes 50, no. 1 (2001): 96–104.

- J. Oscarsson, M. Ottosson, and S. Eden, "Effects of Growth Hormone on Lipoprotein Lipase and Hepatic Lipase," Journal of Endocrinological Investigation 22 (1999): 2–9.

- K. Y. Ho, J. D. Veldhuis, M. L. Johnson, R. Furlanetto, W. S. Evans, K. G. Alberti, and M. O. Thorner, "Fasting Enhances Growth Hormone Secretion and Amplifies the Complex Rhythms of Growth Hormone Secretion in Man," Journal of Clinical Investigation 81, no. 4 (1988): 968–75.

- Mary Lee Vance, "Can Growth Hormone Prevent Aging?," New England Journal of Medicine 348 (2003): 779–80.

- M. L. Hartman, J. D. Veldhuis, M. L. Johnson, M. M. Lee, K. G. Alberti, E. Samojlik, and M. O. Thorner, "Augmented Growth Hormone (GH) Secretory Burst Frequency and Amplitude Mediate Enhanced GH Secretion During a Two-Day Fast in Normal Men," Journal of Clinical Endocrinology and Metabolism 74, no. 4 (1992): 757–65.

- M. R. Blackman, J. D. Sorkin, T. Münzer, M. F. Bellantoni, J. Busby-Whitehead, T. E. Stevens, J. Jayme, et al., "Growth Hormone and Sex Steroid Administration in Healthy Aged Women and Men: A Randomized Controlled Trial," JAMA 288, no. 18 (2002): 2282–92

- Peter R. Kerndt, James L. Naughton, Charles E. Driscoll, and David A. Loxtercamp, "Fasting: The History, Pathophysiology and Complications," Western Journal of Medicine 137 (1982): 379–99.

- S. Klein, O. B. Holland, and R. R. Wolfe, "Importance of Blood Glucose Concentration in Regulating Lipolysis During Fasting in Humans," American Journal of Physiology—Endocrinology and Metabolism 258, no. 1 (1990): E32–E39.

- W. K. Stewart and Laura W. Fleming, "Features of a Successful Therapeutic Fast of 382 Days' Duration," Postgraduate Medical Journal 49 (1973): 203–9.

CHAPTER 2 | 단식의 역사

- Christos S. Mantzoros, ed., Obesity and Diabetes (Totowa, NJ: Humana Press, 2006).
- Hippocrates, Hippocratic Writings, ed. G. E. R. Lloyd (New York: Penguin Classics, 1983).
- I. C. Gilliland, "Total Fasting in the Treatment of Obesity," Postgraduate Medical Journal 44, no. 507 (1968): 58–61.
- Otto Folin and W. Denis, "On Starvation and Obesity, with Special Reference to Acidosis," Journal of Biological Chemistry 21 (1915): 183–192.

CHAPTER 3 | 단식에 대한 오해

- A. M. Johnstone, P. Faber, E. R. Gibney, M. Elia, G. Horgan, B. E. Golden, and R. J.

Stubbs, "Effect of an Acute Fast on Energy Compensation and Feeding Behaviour in Lean Men and Women," International Journal of Obesity 26, no. 12 (2002): 1623-8.

- Ancel Keys, Josef Brožek, Austin Henschel, Olaf Mickelsen, and Henry Longstreet Taylor, The Biology of Human Starvation, 2 vols. (Minneapolis, MN: University of Minnesota Press, 1950).

- Christian Zauner, Bruno Schneeweiss, Alexander Kranz, Christian Madl, Klaus Ratheiser, Ludwig Kramer, Erich Roth, Barbara Schneider, and Kurt Lenz, "Resting Energy Expenditure in Short-Term Starvation Is Increased as a Result of an Increase in Serum Norepinephrine," American Journal of Clinical Nutrition 71, no. 6 (2000): 1511-5.

- E. O. Diaz, A. M. Prentice, G. R. Goldberg, P. R. Murgatroyd, and W. A. Coward, "Metabolic Response to Experimental Overfeeding in Lean and Overweight Healthy Volunteers," American Journal of Clinical Nutrition 56, no. 4 (1992): 641-55.

- Helene Nørrelund, K. Sreekumaran Nair, Jens Otto Lunde Jørgensen, Jens Sandahl Christiansen, and Niels Møller, "The Protein-Retaining Effects of Growth Hormone During Fasting Involve Inhibition of Muscle-Protein Breakdown," Diabetes 50, no. 1 (2001): 96-104.

- Leonie K. Heilbronn, Steven R. Smith, Corby K. Martin, Stephen D. Anton, and Eric Ravussin, "Alternate-Day Fasting in Nonobese Subjects: Effects on Body Weight, Body Composition, and Energy Metabolism," American Journal of Clinical Nutrition 81, no. 1 (2005): 69-73.

- Marshall D. McCue, ed., Comparative Physiology of Fasting, Starvation, and Food Limitation (New York: Springer-Verlag Berlin Heidelberg, 2012).

- Surabhi Bhutani, Monica C. Klempel, Reed A. Berger, and Krista A. Varady, "Improvements in Coronary Heart Disease Risk Indicators by Alternate-Day Fasting Involve Adipose Tissue Modulations," Obesity 18, no. 11 (2010): 2152-9.

CHAPTER 5 | 단식으로 체중 감량하기

- Albert Stunkard and Mavis McLaren-Hume, "The Results of Treatment for Obesity: A Review of the Literature and Report of a Series," AMA Archive of Internal Medicine 103, no. 1 (1959): 79-85.

- Alison Fildes, Judith Charlton, Caroline Rudisill, Peter Littlejohns, A. Toby Prevost, and Martin C. Gulliford, "Probability of an Obese Person Attaining Normal Body Weight: Cohort Study Using Electronic Health Records, " American Journal of Public Health 105, no. 9 (2015): e54-9. doi:10.2105/AJPH.2015.302773

- Barbara V. Howard, JoAnn E. Manson, Marcia L. Stefanick, Shirley A. Beresford, Gail

Frank, Bobette Jones, Rebecca J. Rodabough, et al., "Low-Fat Dietary Pattern and Weight Change over 7 Years: The Women's Health Initiative Dietary Modification Trial," JAMA 295, no. 1 (2006): 39–49.

- "Best Weight-Loss Diets," US News & World Report, n.d., http://health.usnews.com/best-diet/biggest-loser-diet

- Centers for Disease Control, Obesity Prevalence Maps, September 11, 2015, http://www.cdc.gov/obesity/data/prevalence-maps.html.

- Christian Zauner, Bruno Schneeweiss, Alexander Kranz, Christian Madl, Klaus Ratheiser, Ludwig Kramer, Erich Roth, Barbara Schneider, and Kurt Lenz, "Resting Energy Expenditure in hort-Term Starvation Is Increased as a Result of an Increase in Serum Norepinephrine," American Journal of Clinical Nutrition 71, no. 6 (2000): 1511–5.

- Darcy L. Johannsen, Nicolas D. Knuth, Robert Huizenga, Jennifer C. Rood, Eric Ravussin, and Kevin D. Hall, "Metabolic Slowing with Massive Weight Loss Despite Preservation of Fat-Free Mass," Journal of Clinical Endocrinology and Metabolism 97, no. 7 (20120): 2489–96.

- Diabetes Prevention Program Research Group, "Reduction in the Incidence of Type 2 Diabetes with Lifestyle Intervention or Metformin," New England Journal of Medicine 346 (2002): 393–403.

- Erin Fothergill, Juen Guo, Lilian Howard, Jennifer C. Kerns, Nicolas D. Knuth, Robert Brychta, Kong Y. Chen, et al., "Persistent Metabolic Adaptation 6 Years After 'The Biggest Loser' Competition," Obesity (2016), online May 2, doi: 10.1002/oby.21538.

- Frank Q. Nuttall, Rami A. Almokayyad, and Mary C. Gannon, "Comparison of a Carbohydrate-Free Diet Vs. Fasting on Plasma Glucose, Insulin and Glucagon in Type 2 Diabetes," Metabolism: Clinical and Experimental 64, vol. 2 (2015): 253–62.

- Gina Kolata, "After 'The Biggest Loser,' Their Bodies Fought to Regain Weight," New York Times, May 2, 2016, http://www.nytimes.com/2016/05/02/health/biggest-loser-weight-loss.html.

- Hodan Farah Wells and Jean C. Buzby, Dietary Assessment of Major Trends in U.S. Food Consumption, 1970–2005, US Department of Agriculture: Economic Research Service, Economic Information Bulletin, Number 33, March 2008. http://www.ers.usda.gov/media/210681/eib33_1_.pdf.

- Ildiko Lingvay, Eve Guth, Arsalla Islam, and Edward Livingstone, "Rapid Improvement in Diabetes After Gastric Bypass Surgery: Is It the Diet or Surgery?," Diabetes Care 36, no. 9 (2013): 2741–7.

- J. Gjedsted, L. Gormsen, M. Buhl, H. Nørrelund H, O. Schmitz, S. Keiding, E. Tønnesen, et al., "Forearm and Leg Amino Acids Metabolism in the Basal State and During Combined Insulin and Amino Acid Stimulation After a 3-Day Fast," Acta Physiologica 197, no.

3 (2009): 197 205.

- John B. Dixon, Paul E. O'Brien, Julie Playfair, Leon Chapman, Linda M. Schachter, Stewart kinner, Joseph Proietto, et al., "Adjustable Gastric Banding and Conventional Therapy for Type 2 Diabetes," JAMA 299, no. 3 (2008): 316–23.

- Maarten R. Soeters, Nicolette M. Lammers, Peter F. Dubbelhuis, Mariëtte Ackermans, Cora F. Jonkers-Schuitema, Eric Fliers, Hans P. Sauerwein, et al., "Intermittent Fasting Does Not Affect Whole-Body Glucose, Lipid, or Protein Metabolism," American Journal of Clinical Nutrition 90, no. 5 (2009): 1244–51.

- Maureen Callahan, "'We're All Fat Again': More 'Biggest Loser' Contestants Reveal Secrets," New York Post, January 25, 2015, http://nypost.com/2015/01/25/were-all-fat-againmore-biggest-loser-contestants-reveal-secrets/.

- M. N. Harvie, M. Pegington, M. P. Mattson, J. Frystyk, B. Dillon, G. Evans, J. Cuzick, et al., "The Effects of Intermittent or Continuous Energy Restriction on Weight Loss and Metabolic Disease Risk Markers: A Randomized Trial in Young Overweight Women," International Journal of Obesity 35, no. 5 (2011): 714–22.

- Nicolas D. Knuth, Darcy L. Johannsen, Robyn A. Tamboli, Pamela A. Marks-Shulman, Robert Huizenga, Kong Y. Chen, Naji N. Abumrad, et al., "Metabolic Adaptation Following Massive Weight Loss Is Related to the Degree of Energy Imbalance and Changes in Circulating Leptin," Obesity 22, no. 12 (2014): 2563–9.

- Roberto A. Ferdman, "One of America's Healthiest Trends Has Had a Pretty Unexpected Side Effect," Washington Post, May 24, 2016, https://www.washingtonpost.com/news/wonk/wp/2016/05/24/one-of-americas-healthiesttrends-has-had-a-pretty-unexpected side-effect/.

- Sai Krupa Das, Susan B. Roberts, Megan A. McCrory, L. K. George Hsu, Scott A. Shikora, Joseph J. Kehayias, Gerard E. Dallal, et al., "Long-Term Changes in Energy Expenditure and Body Composition After Massive Weight Loss Induced by Gastric Bypass Surgery," American Journal of Clinical Nutrition 78, no. 1 (2003): 22–30.

- Samuel Klein, Luigi Fontana, V. Leroy Young, Andrew R. Coggan, Charles Kilo, Bruce W. Patterson, et al., "Absence of an Effect of Liposuction on Insulin Action and Risk Factors for Coronary Heart Disease," New England Journal of Medicine 350, no. 25 (2004): 2549–57. doi: 10.1056/NEJMoa033179.

- Thomas E. Inge, Anita P. Courcoulas, Todd M. Jenkins, Marc P. Michalsky, Michael A. Helmrath, Mary L. Brandt, Carroll M. Harmon, et al., "Weight Loss and Health Status 3 Years After Bariatric Surgery in Adolescents," New England Journal of Medicine 374, no. 2 (2016): 113–23. doi: 10.1056/NEJMoa1506699.

- W. J. Pories, K. G. MacDonald Jr., E. J. Morgan, M. K. Sinha, G. L. Dohm, M. S. Swanson, H. A. Barakat, et al., "Surgical Treatment of Obesity and Its Effect on Diabetes: 10-Y Follow-

Up," American Journal of Clinical Nutrition 55, no. 2 (1992): 582S-585S.

- Allan Mazur, "Why Were 'Starvation Diets' Promoted for Diabetes in the Pre-Insulin Period?," Nutrition Journal 10, no. 23 (2011), doi: 10.1186/1475-2891-10-23.
- Andy Menke, Sarah Casagrande, Linda Geiss, and Catherine C. Cowie, "Prevalence of and Trends in Diabetes Among Adults in the United States, 1988-2012," JAMA 314, no. 10 (2015): 1021-9, doi:10.1001/jama.2015.10029.
- Elliot P. Joslin, The Treatment of Diabetes Mellitus (Philadelphia: Lea & Febiger, 1916).
- Elliot P. Joslin, "The Treatment of Diabetes Mellitus," Canadian Medical Association Journal 6, no. 8 (1916): 673-84.
- Frederick Allen, "Prolonged Fasting in Diabetes," American Journal of Medical Sciences 150 (1915): 480-5.
- Frederick M. Allen, Edgar Stillman, and Reginald Fitz, Total Dietary Regulation in the Treatment of Diabetes (New York: Rockefeller Institute for Medical Research, 1917).
- "Frederick Allen," Diapedia: The Textbook of Diabetes (website), August 13, 2014, http://dx.doi.org/10.14496/dia.1104519416.6.
- Ildiko Lingvay, Eve Guth, Arsalla Islam, and Edward Livingstone, "Rapid Improvement in Diabetes After Gastric Bypass Surgery: Is It the Diet or Surgery?," Diabetes Care 36, no. 9 (2013): 2741-7.
- T. L. Cleave, The Saccharine Disease (Bristol, UK: John Wright & Sons Limited, 1974).

- Anne M. Cataldo, Deborah M. Peterhoff, Juan C. Troncoso, Teresa Gomez Isla, Bradley T. Hyman, nd Ralph A. Nixon, "Endocytic Pathway Abnormalities Precede Amyloid ß Deposition in Sporadic Alzheimer's Disease and Down Syndrome," American Journal of Pathology 157, no. 1 (2000); 277-86.
- Anne M. Cataldo, Deborah J. Hamilton, Jody L. Barnett, Peter A Paskevich, and Ralph A. Nixon, Properties of the Endosomal Lysosomal System in the Human Central Nervous System: Disturbances Mark Most Neurons in Populations at Risk to Degenerate in Alzheimer's Disease," ournal of Neuroscience 16, no. 1 (1996): 186-99.
- A. V. Witte, M. Fobker, R. Gellner, S. Knecht, and A. Flöel, "Caloric Restriction Improves Memory in Elderly Humans," Proceedings of the National Academy of Sciences of the

United States of America 106, no. 4 (2009): 1255-60.

- Danielle Glick, Sandra Barth, and Kay F. Macleod, "Autophagy: Cellular and Molecular Mechanisms," Journal of Pathology 221, no. 1 (2010): 3-12.
- Erin L. Glynn, Christopher S. Fry, Micah J. Drummond, Kyle L. Timmerman, Shaheen Dhanani, Elena Volpi, and Blake B. Rasmussen, "Excess Leucine Intake Enhances Muscle Anabolic Signaling But Not Net Protein Anabolism in Young Men and Women," Journal of Nutrition 140, no. 11 (2010): 1970-6.
- Harris R. Lieberman, Christina M. Caruso, Philip J. Niro, Gina E. Adam, Mark D. Kellogg, Bradley C. Nindl, and F. Matthew Kramer, "A Double-Blind, Placebo-Controlled Test of 2 D of Calorie Deprivation: Effects on Cognition, Activity, Sleep, and Interstitial Glucose Concentrations," American Journal of Clinical Nutrition 88, no. 3 (2008): 667-76.
- Helena Pópulo, Jose Manuel Lopes, and Paula Soares, "The mTOR Signalling Pathway in Human Cancer," International Journal of Molecular Sciences 13, no. 2 (2012): 1886-1918.
- Kristen C. Willeumier, Derek V. Taylor, and Daniel G. Amen, "Elevated BMI Is Associated with Decreased Blood Flow in the Prefrontal Cortex Using SPECT Imaging in Healthy Adults," Obesity 19, no. 5 (2011): 1095-7.
- Mark P. Mattson, "Energy Intake and Exercise as Determinants of Brain Health and Vulnerability to Injury and Disease," Cell Metabolism 16, no. 6 (2012): 706-22.
- Melanie M. Hippert, Patrick S. O'Toole, and Andrew Thorburn, "Autophagy in Cancer: Good, Bad, or Both?," Cancer Research 66, no. 19 (2006): 9349-51.
- Michael W. Green, Nicola A. Elliman, Peter J. Rogers, "Lack of Effect of Short-Term Fasting on Cognitive Function," Journal of Psychiatric Research 29, no.3 (1995): 245-53.
- Noboru Mizushima, "Autophagy: Process and Function," Genes & Development 21, no. 22 (2007): 2861-73.
- Per Nilsson, Krishnapriya Loganathan, Misaki Sekiguchi, Yukio Matsuba, Kelvin Hui, Satoshi Tsubuki, Motomasa Tanaka, Nobuhisa Iwata, Takashi Saito, and Takaomi C. Saido, "Aß Secretion and Plaque Formation Depend on Autophagy," Cell Reports 5, no. 1 (2013): 619-69.
- Valter D. Longo and Mark P. Mattson, "Fasting: Molecular Mechanisms and Clinical Applications," Cell Metabolism 19, no. 2 (2014): 181-92.
- Zhineng J. Yang, Cheng E. Chee, Shengbing Huang, and Frank A. Sinicrope, "The Role of Autophagy in Cancer: Therapeutic Implications," Molecular Cancer Therapeutics 10, no. 9 (2011): 1533-41.

CHAPTER 8 | 단식으로 심장 건강 살리기

A. B. Nichols, C. Ravenscroft, D. E. Lamphiear, and L. D. Ostrander Jr., "Daily Nutritional Intake and Serum Lipid Levels. The Tecumseh Study," American Journal of Clinical Nutrition 29, no. 12 (1976): 1384–92.

Ancel Keys, "Atherosclerosis: A Problem in Newer Public Health," Journal of Mount Sinai Hospital New York 20, no. 2 (1953): 118–39.

F. Hu, J. Manson, and W. Willet, "Type of Dietary Fat and Risk of Coronary Heart Disease: A Critical Review," Journal of the American College of Nutrition 20, no. 1 (2001): 5–19.

Gary J. Nelson, Perla C. Schmidt, and Darshan S. Kelley, "Low-Fat Diets Do Not Lower Plasma Cholesterol Levels in Healthy Men Compared to High-Fat Diets with Similar Fatty Acid Composition at Constant Caloric Intake," Lipids 30, no. 11 (1995): 969–76.

Gregory G. Schwartz, Markus Abt, Weihang Bao, David DeMicco, David Kallend, Michael Miller, Hardi Mundi, and Anders G. Olsson, "Fasting Triglycerides Predict Recurrent Ischemic Events in Patients with Acute Coronary Syndrome Treated with Statins," Journal of the American College of Cardiology 65, no. 21 (2015): 2267–75.

Igor E. Konstantinov, Nicolai Mejevoi, and Nikolai M. Anichkov, "Nikolai N. Anichkov and His Theory of Atherosclerosis," Texas Heart Institute Journal 33, no. 4 (2006): 417–23.

Michael Eades, "Framingham Follies," The Blog of Dr. Michael R. Eades, M.D., September 26, 2006, https://proteinpower.com/drmike/2006/09/26/framingham-follies/.

Michael Miller, Neil J. Stone, Christie Ballantyne, Vera Bittner, Michael H. Criqui, Henry N. Ginsberg, Anne Carol Goldberg, et al., "Triglycerides and Cardiovascular Disease: A Scientific Statement from the American Heart Association," Circulation 123, no. 20 (2011): 2292–333.

R. L. Rosenthal, "Effectiveness of Altering Serum Cholesterol Levels Without Drugs," Proceedings (Baylor University Medical Center) 13, no. 4 (2000): 351–5.

Surabhi Bhutani, Monica C. Klempel, Reed A. Berger, and Krista A. Varady, "Improvements in Coronary Heart Disease Risk Indicators by Alternate-Day Fasting Involve Adipose Tissue Modulations," Obesity 18, no. 11 (2010): 2152–9.

Zoë Harcombe, Julien S. Baker, Stephen Mark Cooper, Bruce Davies, Nicholas Sculthorpe, James J. DiNicolantonio, and Fergal Grace, "Evidence from Randomised Controlled Trials Did Not Support the Introduction of Dietary Fat Guidelines in 1977 and 1983: A Systematic Review and Meta-analysis," Open Heart 2, no. 1 (2015): e00196, doi: 10.1136/openhrt-2014-000196.

CHAPTER 9 │ 배고픔에 대해 당신이 알아야 할 것들

A. M. Johnstone, P. Faber, E. R. Gibney, M. Elia, G. Horgan, B. E. Golden, and R. J.

Stubbs, "Effect of an Acute Fast on Energy Compensation and Feeding Behaviour in Lean Men and Women," International Journal of Obesity 26, no. 12 (2002): 1623-28.

- Ameneh Madjd, Moira A. Taylor, Alireza Delavari, Reza Malekzadeh, Ian A. Macdonald, and Hamid R. Farshchi, "Effects on Weight Loss in Adults of Replacing Diet Beverages with Water During a Hypoenergetic Diet: A Randomized, 24-wk Clinical Trial," American Journal of Clinical Nutrition 102, no. 6: 1305-12. doi: 10.3945/ajcn.115.109397.
- I. C. Gilliland, "Total Fasting in the Treatment of Obesity," Postgraduate Medical Journal 44, no. 507 (1968): 58-61.

CHAPTER 10 | 단식하면 안 되는 사람들

- D. A. Johnston and K. G. Wormsley, "The Effects of Fasting on 24-h Gastric Secretion of Patients with Duodenal Ulcers Resistant to Ranitidine," Alimentary Pharmacology and Therapeutics 3, no. 5 (1989): 471-9, doi: 10.1111/j.1365-2036.1989.tb00238.x.
- E. J. Drenick, I. F. Hunt, and M. E. Swendseid, "Influence of Fasting and Refeeding on Body Composition," American Journal of Public Health 58, no. 3 (1968): 477-84.
- I. C. Gilliland, "Total Fasting in the Treatment of Obesity," Postgraduate Medical Journal 44, no. 507 (1968): 58-61.
- J. Runcie and T. J. Thomson,"Total Fasting, Hyperuricaemia and Gout," Postgraduate Medical Journal 45, no. 522 (1969): 251-3.
- Kristin K. Hoddy, Cynthia M. Kroeger, John F. Trepanowski, Adrienne R. Barnosky, Surabhi Bhutani, and Krista K. Varady, "Safety of Alternate Day Fasting and Effect on Disordered Eating Behaviors," Nutrition Journal 14, no. 44 (2015), doi: 10.1186/s12937-015-0029-9.
- M. R. Soules, M. C. Merriggiola, R. A. Steiner, D. K. Clifton, B. Toivola, and W. J. Bremner, "Short-Term Fasting in Normal Women: Absence of Effects on Gonadotrophin Secretion and the Menstrual Cycle," Clinical Endocrinology 40, no. 6 (1994): 725-31.

CHAPTER 12 | 간헐적 단식

- Daniela Jakubowicz, Maayan Barnea, Julio Wainstein, and Oren Froy, "High Caloric Intake at Breakfast vs. Dinner Differentially Influences Weight Loss of Overweight and Obese Women," Obesity 21 (2013): 2504-21.
- E. Van Cauter, E. T. Shapiro, H. Tillil, and K. S. Polonsky, "Circadian Modulation of Glucose and Insulin Responses to Meals: Relationship to Cortisol Rhythm," American Journal

of Physiology: Endocrinology and Metabolism 262, no. 4 (1992): E467–E475.

- F. A. Scheer, C. J. Morris, and S. A. Shea, "The Internal Circadian Clock Increases Hunger and Appetite in the Evening Independent of Food Intake and Other Behaviors," Obesity 21, no. 3 (2013): 421–3.
- L. Cordain, S. B. Eaton, J. Brand Miller, N. Mann, and K. Hill, "The Paradoxical Nature of Hunter-Gatherer Diets: Meat-Based, yet Non Atherogenic," European Journal of Clinical Nutrition 56, suppl. 1 (2002): S42-S52.
- Satchidananda Panda, John B. Hogenesch, and Steve A. Kay, "Circadian Rhythms from Flies to Human," Nature 417, no. 6886 (2002): 329–35, doi: 10.1038/417329a.
- U. Espelund, T. K. Hansen, K. Hollund, H. Beck-Nielsen, J. T. Clausen, B. S. Hansen, H. Orskoy, J. O. Jorgensen, and J. Frystyk, "Fasting Unmasks a Strong Inverse Association Between Ghrelin and Cortisol in Serum: Studies in Obese and Normal-Weight Subjects," Journal of Clinical Endocrinology and Metabolism 90, no. 2 (2005): 741–6.

CHAPTER 13 | 중기 단식

- Alison Fildes, Judith Charlton, Caroline Rudisill, Peter Littlejohns, A. Toby Prevost, and Martin C. Gulliford, "Probability of an Obese Person Attaining Normal Body Weight: Cohort Study Using Electronic Health Records," American Journal of Public Health 105, no. 9 (2015): e54–e59.
- Leonie K. Heilbronn, Steven R. Smith, Corby K. Martin, Stephen D. Anton, and Eric Ravussin, "Alternate-Day Fasting in Nonobese Subjects: Effects on Body Weight, Body Composition, and Energy Metabolism," American Journal of Clinical Nutrition 81, no. 1 (2005): 69–73.
- Surabhi Bhutani, Monica C. Klempel, Reed A. Berger, and Krista A. Varady, "Improvements in Coronary Heart Disease Risk Indicators by Alternate-Day Fasting Involve Adipose Tissue Modulations," Obesity 18, no. 11 (2010): 2152–9.

CHAPTER 14 | 장기 단식

- Ernst J. Drenick, Marion E. Swendseid, William H. Blahd, and Stewart G. Tuttle, "Prolonged Starvation as Treatment for Severe Obesity," JAMA 187, no. 2 (1964): 100–5.
- Francis Gano Benedict, A Study of Prolonged Fasting (Washington, DC: Carnegie Institute of Washington, 1915): 27, 42, 182.
- George F. Cahill Jr., "Fuel Metabolism in Starvation," Annual Review of Nutrition 26 (2006):

1-22.

- I. C. Gilliland, "Total Fasting in the Treatment of Obesity," Postgraduate Medical Journal 44, no. 507 (1968): 58-61.

- M. A. Camp and M. Allon, "Severe Hypophosphatemia in Hospitalized Patients," Mineral and Electrolyte Metabolism 16, no. 6 (1990): 365-8.

- M. A. Crook, V. Hally, and J. V. Panteli, "The Importance of the Refeeding Syndrome," Nutrition 17, nos. 7-8 (2001): 632-7.

- Otto Folin and W. Denis, "On Starvation and Obesity, with Special Reference to Acidosis," Journal of Biological Chemistry 21 (1915): 183-92.

- W. K. Steward and Laura W. Fleming, "Features of a Successful Therapeutic Fast of 382 Days' Duration," Postgraduate Medical Journal 49, no. 569 (1973): 203-9.

CHAPTER 15 단식 팁과 자주 하는 질문들

- A. M. Johnstone, P. Faber, E. R. Gibney, M. Elia, G. Horgan, B. E. Golden, and R. J. Stubbs, "Effect of an Acute Fast on Energy Compensation and Feeding Behaviour in Lean Men and Women," International Journal of Obesity 26, no. 12 (2002): 1623-8.

- Christian Zauner, Bruno Schneeweiss, Alexander Kranz, Christian Madl, Klaus Ratheiser, Ludwig Kramer, Erich Roth, Barbara Schneider, and Kurt Lenz, "Resting Energy Expenditure in Short-Term tarvation Is Increased as a Result of an Increase in Serum Norepinephrine," American Journal of Clinical Nutrition 71, no. 6 (2000): 1511-15.

- Delia E. Smith, Cora E. Lewis, Jennifer L. Caveny, Laura L. Perkins, Gregory L. Burke, and Diane E. Bild, "Longitudinal Changes in Adiposity Associated with Pregnancy: The CARDIA Study," JAMA 271, no. 22 (1994): 1747-51.

- D. F. Williamson, J. Madans, E. Pamuk, K. M. Flegal, J. S. Kendrick, and M. K. Serdula, "A Prospective Study of Childbearing and 10-Year Weight Gain in US White Women 25 to 45 Years of Age," International Journal of Obesity and Related Metabolic Disorders 18, no. 8 (1994): 561-9.

- Geremia B. Bolli, Pierpaolo De Feo, Salvatore De Cosmo, Gabriele Perriello, Mariarosa M. Ventura, Filippo Calcinaro, Claudio Lolli, et al., "Demonstration of a Dawn Phenomenon in Normal Human Volunteers," Diabetes 33, no. 12 (1984): 1150-3.

- Jack A. Yanovski, Susan Z. Yanovski, Kara N. Sovik, Tuc T. Nguyen, Patrick M. O'Neil, and Nancy G. Sebring, "A Prospective Study of Holiday Weight Gain," New England Journal of Medicine 342 (2000): 861-7.

- Joseph J. Knapik, Bruce H. Jones, Carol Meredith, and William J. Evans, "Influence of a 3.5 Day Fast on Physical Performance," European Journal of Applied Physiology and Occupational Physiology 56, no. 4 (1987): 428–32.

- Karen Van Proeyen, Karolina Szlufcik, Henri Nielens, Monique Ramaekers, and Peter J. Hespel, "Beneficial Metabolic Adaptations Due to Endurance Exercise Training in the Fasted State," Journal of Applied Physiology 110, no. 1 (2011): 236–45.

- K. De Bock, E. A. Richter, A. P. Russell, B. O. Eijnde, W. Derave, M. Ramaekers, E. Koninckx, et al., "Exercise in the Fasted State Facilitates Fibre Type-Specific Intramyocellular Lipid Breakdown and Stimulates Glycogen Resynthesis in Humans," Journal of Physiology 564 (Pt. 2) (2005): 649–60.

- K. De Bock, W. Derave, B. O. Eijnde, M. K. Hesselink, E. Koninckx, A. J. Rose, P. Schrauwen, et al., "Effect of Training in the Fasted State on Metabolic Responses During Exercise with Carbohydrate Intake," Journal of Applied Physiology 104, no. 4 (2008): 1045–55, doi: 10.1152/japplphysiol.01195.2007.

- Peter J. Campbell, Geremia B. Bolli, Philip E. Cryer, and John E. Gerich, "Pathogenesis of the Dawn Phenomenon in Patients With Insulin Dependent Diabetes Mellitus — Accelerated Glucose Production and Impaired Glucose Utilization Due to Nocturnal Surges in Growth Hormone Secretion," New England Journal of Medicine 312, no. 23 (1985): 1473–9.

- R. R. Wing, K. A. Matthews, L. H. Kuller, E. N. Meilahn, and P. L. Plantinga, "Weight Gain at the Time of Menopause," Archives of Internal Medicine 151, no. 1 (1991) 97–102.

_ 양 준 상 | 의사

—— 제이슨 펑은 인슐린 저항성 이론을 쉽게 이해할 수 있도록 풀어 냈다. 인슐린 저항성은 일정한 혈당을 유지하기 위해서 더 많은 인슐린 이 필요한 상태를 가리키는데, 그동안 의학계는 인슐린 수용체가 변형되 어 신호가 제대로 전달되지 못하면서 문제가 생긴다는 가설이 지배하고 있었다. 그러나 제이슨 펑은 단순하고 설득력 있는 이론을 제시했는데, 당분 쓰나미가 덮치자 대량의 인슐린이 등장해 당분을 세포 안으로 억지 로 밀어 넣고 있는 상태라는 것이다. 사실 현대인은 당분을 지나치게 많 이 먹고 있지 않는가.

우리 보건당국도 대사증후군을 중요한 질환으로 주목해 예방과 치료 에 많은 예산을 투입하고 있다. 대사증후군으로 진단받고 약물 치료를 하는 사람들이 늘어나고 있다. 정작 대사증후군의 정체는 세포 내 당분 과다로 질환의 원인은 당분 과다 섭취 때문이다. 즉 인슐린 저항성의 정 체는 당분 과잉으로 인슐린 과잉이 유발된 상태인 것이다. 따라서 당분 을 적게 먹으면 인슐린 저항성이 해소되고 대사증후군에서 탈출할 수 있 다. 쉬운 길을 두고 돌아가는 길을 선택할 것인가에 대해 보건당국과 의 학계, 환자 모두 진지하게 고민해야만 한다.

저탄수화물 식이요법을 하면 인슐린 과잉이 해소되면서 식후 혈당이 먼저 정상화된다. 그러나 어떤 분들은 공복 혈당이 오히려 증가해 걱정하는 경우도 있다. 공복 혈당이 떨어지는 데는 수 개월 이상의 시간이 소요된다. 이 현상은 제이슨 펑의 이론으로 쉽게 설명이 되는데 공복을 유지하는 중에도 과잉된 인슐린이 정상화되면서 세포 내에 쌓여 있던 당분이 밖으로 튀어나와서 혈당이 증가하는 것이다.

제이슨 펑은 인슐린 과잉을 해소할 방법을 고민한 끝에 저탄수화물 고지방 식이요법과 단식을 결합시켰다. 그는 『독소를 비우는 몸』에서 세상에 존재하는 수많은 형태의 단식을 연구하고 집대성했다. 단식, 그 단어만 들어도 고통, 배고픔, 힘없고 지친 상태를 떠올리는 사람도 있을 것이다. 그러나 단식은 당뇨병, 대사증후군, 심혈관 질환, 암 예방과 치료에 효과가 있다. 현대인이 앓고 있는 많은 질환들은 당분 과잉과 관련이 있는데 쌓여 있는 당분을 몸 밖으로 빼내는 가장 단순하고 효과적인 방법이 바로 단식이다. 단식은 2016년 노벨생리의학상을 수상한 오스미 요시노리 교수가 그 원리를 밝힌 자가포식(Autophagy) 현상을 유발하여 세포가 재정비할 기회를 갖도록 만든다.

사실 단식은 농업, 축산, 식품과 외식산업, 의학 등 다양한 이익집단 중 그 누구의 입맛에도 맞지 않는다. 이것은 단식의 이점을 홍보하고 밀어줄 세력이 없다는 뜻이기도 하다. 우리는 미디어에 비춰지는 단식투쟁 사례를 보며 단식에 대해 투쟁과 저항의 이미지를 얻었을 수 있고 그래서 더 고통스러운 과정으로 생각할 수 있다. 그러나 실제로 단식을 이어가다 보면 몸과 마음이 맑아지고 가벼워지는 느낌을 갖게 된다. 각종 보양식이나 영양제가 가져다줄 수 없는 우리 몸의 정화 과정을 느껴보고 싶다면 도전해 보자. 영수증도 생기지 않는 저렴하고 현명한 방법이다.

제이슨 펑은 이 책에서 16:8 단식에서 7일 이상의 단식까지 다양한 단식법을 개개인의 기호와 상태에 맞추어 처방하고 있다. 아침을 거르는 방법이 일반적이지만 저녁 식사를 생략하는 게 더 편한 사람도 있을 수 있다. 이 책은 특별한 비법이 아니라 단식의 원리를 적용한 다양한 형태의 단식법을 소개하고 있어 자신에게 적합한 방법을 선택하는 데 도움을 줄 것이라 생각한다.

단식을 마치면 충분한 영양 섭취에 신경써야 한다. 평소에 영양이 부족한 식사를 하던 사람은 단식을 유지하기도 힘들고, 이로움보다 부작용을 더 많이 겪을 수 있다. 단식할 때는 몸이 보내는 신호에 귀 기울여야 한다. 예를 들면, 1일 1식을 오랜 기간 지속하다가 피로를 느낀다면 한동안은 1일 2식을 하면서 단백질 섭취를 충분히 해야 한다. 단식을 끝내면 사골 육수나 흰쌀죽과 같은 부드러운 음식으로 식사를 시작할 수 있다.

제이슨 펑은 비만과 당뇨를 비롯한 만성질환 치료의 세계적으로 저명한 전문가로 동료 의사들을 교육하고 있으며 학회 활동도 활발하게 하고 있다. 그의 책이 한국어로 번역되어 소개된다고 생각하니 매우 반갑다. 이 책을 통해 많은 한국 독자들도 매끼 먹어야 한다는 강박에서 벗어날 수 있을 것이다. 이 책을 읽고 나면 삼시세끼, 아침밥 타령이 아니라 몸과 정신을 맑게 하는 '새로운 생각'을 통해 자기 주도적으로 건강을 관리할 수 있게 될 것이다.

가정의학과 의사

양준상

옮긴이의 글

나의 16:8 단식 새혁기

『지방을 태우는 몸』을 함께 작업했던 라이팅하우스 출판사의 검토 의뢰를 받고『독소를 비우는 몸』을 읽으며 나는 금세 이 책에 반하고 말았다. 동시대의 서양 의사로서는 (아마도) 최초로 단식 책을 집필한 제이슨 펑의 논리적이고 과학적인 설명이 내게는 너무도 흥미롭고 설득력 있게 다가왔기 때문이다. 그동안 숱하게 읽었던 기존의 단식 책들과는 달리 단식에 대한 모든 궁금증이 해소되어 답답했던 가슴이 뻥 뚫리는 느낌이랄까.

저자 제이슨 펑은『지방을 태우는 몸』의 주제인 저탄수화물 고지방 식이요법(케토제닉 다이어트)을 옹호하면서 이보다 더욱 강력한 치료 효과를 지닌 '단식'을 제안한다. 그는 비만과 당뇨 같은 만성질환의 치료법으로서 약 대신 단식을 처방하는, 아마도 지구상에 유일무이한(서양 의사로는) 매우 특별한 의사다.

이 분이 특별하고 대단하다고 말할 수밖에 없는 이유는, 공룡화된 제약산업, 한편으로는 식품산업과 복잡하게 이해관계가 얽혀 있는 현대 의료 시스템 안에서 약품이나 식품의 처방이 필요 없는 '단식' 치료법을 펼친다는 것은 너무나 무모하기 때문이다. '의료산업'이라는 거대 왕국에서 '내부의 적'으로 몰린다면 그 결말은 뻔하니까 말이다.

이 모든 어려움에도 불구하고 제이슨 펑이 고대의 치유법인 '단식'으로 방향을 급선회한 이유는, 여러 해 동안 당뇨병 환자와 비만, 대사 질환 환자들을 치료해 오면서, 서구 의학에서 당연시 여겼던 치료법(인슐린 투여)이 완전히 잘못되었음을 뼈아프게 깨달았기 때문이다. 병원이 제공하는 치료법을 충실히 따랐음에도 당뇨병이 개선되기는커녕 합병증에 시달리다 결국 사망에까지 이르는 환자들이 부지기수였으니 말이다.

의료 서비스를 이용하는 잠재적 환자로서의 나는 제이슨 펑의 용기 있고 양심적인 선택에 박수를 보내지 않을 수 없다. 요약하자면, 이 책은 독자들에게 매우 독보적이고 놀라운 지적 자극을 주면서도 환자 입장에서는 무척이나 다행스러운 책이다. 단식은 몸의 독소를 배출하고 자가포식(오토파지, 2016년 노벨 생리의학상 수상 연구)이라는 신체 재생 작용을 유도해 전반적인 건강에도 매우 유익하다. 특히 당뇨병 환자나 당뇨 전 단계인 사람에게는 구세주와 같은 역할을 할 수 있다(그 기전은 책에 자세히 설명되어 있다).

하지만 나를 비롯한 많은 사람들이 단식을 시도할 엄두조차 못 내는 이유는 크게 두 가지인 것 같다. 첫째는 배고픔이 두려워서일 것이다. 하지만 이 책에서 강조하듯이, 단식을 시작하고 이틀이 지나면 배가 별로 고프지 않다고 한다. 나도 이 새로운 사실을 알고 며칠간 단식을 해보고 싶었지만, 다소 저체중인 관계로 이 책에 소개된 '단식하면 안 되는 사람' 군에 속해 있어 시도하지는 못했다(제이슨 펑은 단식을 좀 더 수월하게 하도록 단식 중에 사골국과 같은 단식 음료를 허용한다. 단식의 효과는 동일하다고 한다).

하지만 나는 궁금증을 참지 못하고 비교적 쉬워 보이는 16:8 단식, 즉 16시간을 단식하고, 오전 10 – 11시~오후 5 – 6시 사이 8시간 동안에만 음식을 먹는 일일 단식을 시작했다(다른 시간대도 가능. 음식의 종류와 양만큼이나 먹는 시간대도 매우 중요하다고 한다). 되도록 저탄수화물 고지방 식사를 하려고 노력했지만 철저하게 지키지는 못하고 여건이 허락되는 대로 먹었다. 신기하게도 하루가 지나고 이틀이 지나도 배가 고프지도 않고 기력이 딸리지도 않았다. 오히려 기운이 더 솟고 정신이 더 또렷해지는 느낌이 들었다.

그런데 역시 책의 내용대로 '저체중'이 문제였다. 2~3일째부터 체중이 조금씩 줄기 시작했다. 체중이 더 빠지면 혹시라도 건강에 악영향이 올까봐 걱정이 되기 시작했지만, 결과가 궁금해 1주일 이상 16:8 단식을 계속했는데 아무리 신경 써서 먹어도 체중이 늘지 않고 조금씩 빠졌다. 하는 수 없이 일일 단식을 중단했다. 아쉬웠다.

그 후 2~3개월이 지나도 체중이 다시 돌아오지 않아 부득이 탄수화물 섭취량을 늘려서 어렵게 원래 체중을 회복했다(역시 살찌우는 데는 탄수화물이 최고). 복에 겨운 망언이라고 핀잔을 들을지 모르지만 나 같은 저체중도 몇 가지 이유로 과체중처럼 극복해야 할 문제라고 알고 있다.

장기 단식은 아니었지만, 이렇듯 단식은 무섭거나 어려운 것이 아니다. 책의 내용을 참고해서 일일 단식부터 시도해 보기를 독자 분들께 권한다. 막상 시작하면 의외로 쉽고 몸 상태가 더 좋아지는 느낌이다(무엇보다 머리가 맑아진다). 당연히 살도 빠진다.

두 번째로, 사람들이 단식을 꺼리는 또 하나의 이유는 건강에 그렇게 중요하다는 근육량이 줄어들까 두려워서일 것이다. 항상 체중과 함께 근육량 부족에 시달렸던 나 역시 그랬으니까 말이다. 하지만 이 책은 놀라운 사실을 알려 준다. 음식과 근육 성장은 거의 관련이 없기 때문에, 단식 중에 운동을 하면 근육량을 유지하거나 오히려 늘릴 수 있다고 한다 (평소의 영양 상태가 양호하다면). 즉, 근육 성장은 음식 섭취가 아닌 운동의 결과라는 것이다. 단식 중에는 기운이 없을 거라 생각했는데, 되레 단식 중에 운동을 해서 근육을 늘리라니… 근육량을 갈구하던 나는 눈이 휘둥 그레졌다. 이를 계기로 단식을 하든 안 하든, 무엇을 먹든, 운동을 더 열심히 하게 되었으니 건강과 근육량에 좋은 영향을 준 것임에 틀림없다.

감사하게도 탁월한 건강서를 여러 권 번역하면서 나는 점점 건강해지고 지혜로워졌다. 체질적으로 위 기능이 약한(한의학 진단) 나는 알 수 없는 구토증과 어지럼증을 해결하고자 다양한 의사와 치료사들과 어울리면서 우연찮게 첫 건강서를 번역하게 되었다. 그 후로 나 자신뿐 아니라 많은 사람들을 치유로 인도하는 유익하고 감사한 책들을 꾸준히 번역하고 있으니, 기회가 위기의 모습으로 찾아온 것이라고 할지, 인생의 아이러니라고 해야 할지. 아무튼 축복받은 삶이라고 생각한다.

가끔 또래의 중년 여성들이 다이어트 비법을 물어오곤 한다. 『지방을 태우는 몸』을 번역하고는 "탄수화물 적게 드시고요, 식용유 대신에 코코넛 오일, 올리브 오일 많이 사용하시면 좋아요"라고 말했지만, 『독소를 비우는 몸』을 번역한 후로는 한 마디를 더할 수 있다. "하루 중 8시간 동안에만 먹는 일일 단식도 해보세요! 하나도 안 어려워요. 살도 쭉쭉 빠지고요."

또 한 번 굉장한 책을 소개해 주신 라이팅하우스 정상우 대표님과 진료로 바쁜 와중에도 성심껏 감수해 주신 양준상 선생님께 심심한 감사를 전하며, 10년 전부터, 힘들게 쌓은 의학 지식을 기꺼이 공유해 주시는 윤승일 원장님, 오동호 원장님, 김명오 자연치유센터 원장님, 그리고 번역

표현과 영어 독해 문제로 인한 괴롭힘을 불평 없이 받아준 친구 이경주와 후배 정앨리스, 김경희에게 해묵은 고마움을 전한다.

이 책에서 소개하는 저탄수화물 고지방 식단과 일일 단식, 단기 단식, 장기 단식이 독자 여러분의 건강과 날씬한 몸매를 되돌리는 기분 좋은 선물이 되기를 기원한다(건강 문제가 염려 되거나 몸에 이상 징후가 발견되면 반드시 의사와 상의하기 바란다).

역자 이문영

독소를 비우는 몸

초판 1쇄 발행 2018년 6월 15일
초판 12쇄 발행 2024년 4월 15일

지은이 제이슨 펑, 지미 무어
옮긴이 이문영
감수자 양준상

발행인 정상우
편집인 주정림
디자인 석운디자인
펴낸곳 (주)라이팅하우스
출판신고 제2022-000174호(2012년 5월 23일)
주소 경기도 고양시 덕양구 으뜸로 110 오피스동 1401호
주문전화 070-7542-8070 팩스 0505-116-8965
이메일 book@writinghouse.co.kr
홈페이지 www.writinghouse.co.kr

한국어출판권 ⓒ 라이팅하우스, 2018
ISBN 978-89-98075-54-5 03510

Illustrations by Justin-Aaron Velasco
Food photography (recipes) by Tom Estrera
Food preparation and styling by Luzviminda Estrera